Glomerulonephritiden

Krankheitsbilder und nephrologische Therapiekonzepte

UNI-MED

UNI-MED Verlag AG
Bremen - London - Boston

Müller-Deile, Janina; Schiffer, Mario:
Glomerulonephritiden – Krankheitsbilder und nephrologische Therapiekonzepte / Janina Müller-Deile, Mario Schiffer.-
1. Auflage - Bremen: UNI-MED, 2023
(UNI-MED SCIENCE)
ISBN 978-3-8374-1654-1

Printed in Europe

UNI-MED. Die beste Medizin.

In der Reihe UNI-MED SCIENCE werden aktuelle Forschungsergebnisse zur Diagnostik und Therapie wichtiger Erkrankungen "state of the art" dargestellt. Die Publikationen zeichnen sich durch höchste wissenschaftliche Kompetenz und anspruchsvolle Präsentation aus. Die Autoren sind Meinungsbildner auf ihren Fachgebieten.

Der Verlag dankt der Firma Vifor Pharma Deutschland GmbH, für die Unterstützung der Produktion dieser Auflage. Der Verlag versichert, dass der Industriepartner keinerlei Einflussnahme auf den Inhalt des Buches, insbesondere auch nicht auf Therapieempfehlungen, nehmen konnte.

Vorwort und Danksagung

Glomerulonephritiden sind Nierenerkrankungen, bei denen es zu einer in der Regel abakteriellen Entzündung der Filterkörperchen (Glomeruli) in der Niere kommt. Die Ursachen für eine Glomerulonephritis sind mannigfaltig und für viele primäre (idiopathische) Glomerulonephritiden ist die Ursache der Entstehung noch nicht vollständig geklärt. Sekundäre Glomerulonephritiden liegen vor, wenn sie im Rahmen anderer Krankheiten auftreten, wie zum Beispiel bei Kollagenosen, Vaskulitiden, Tumorerkrankungen oder Infektionskrankheiten. In vielen Fällen richten sich dabei Auto-Antikörper gegen Strukturproteine des Glomerulus. Da Glomerulonephritiden einen sehr komplexen Teilbereich der Nephrologie darstellen, kommt aus Sicht der Autoren dieses Kapitel in klassischen Lehrbüchern der Nephrologie oftmals zu kurz. Daher wollten wir dieses Thema ausgliedern und ein separates Lehrbuch erstellen, das dem Leser nicht nur Grundlagen der Pathophysiologie liefert sondern auch die wesentlichen histologischen Kriterien darstellt, die man sonst in dieser Breite nur in spezifischen Lehrbüchern der Nephropathologie findet. Darüber hinaus bietet dieses Buch eine Fülle konkreter, theoretisch fundierter Handlungsempfehlungen, die im praktischen Alltag die Umsetzung der Guidelines zur Diagnostik und Therapie von Glomerulonephritiden erleichtern sollen.

Wir hoffen, dies ist uns in der Zusammenarbeit mit den Co-Autoren gelungen und möchten uns an dieser Stelle für die Unterstützung der Autoren und das zur Verfügung stellen des Bildmaterials durch die Abteilung Nephropathologie des Universitätsklinikums Erlangen insbesondere bei Frau Professorin Kerstin Amann, Frau Professorin Maike Büttner und Herrn Professor Christoph Daniel bedanken.

Im Januar 2023,

Janina Müller-Deile und
Mario Schiffer

Alle histologischen Bilder stammen von der Nephropathologie Erlangen der Friedrich Alexander Universität Erlangen-Nürnberg.

Autoren

Prof. Dr. med. Kerstin Amann
Nephropathologie der FAU Erlangen
Universitätsklinikum Erlangen
Krankenhausstraße 8-10
91054 Erlangen

Histologische Bilder

Dr. med. Michael S. Balzer
Medizinische Klinik mit Schwerpunkt Nephrologie und Internistische Intensivmedizin
Charité Campus Mitte
Luisenstraße 13
10117 Berlin

Kap. 7.2.

Prof. Dr. med. Maike Büttner-Herold
Nephropathologie der FAU Erlangen
Universitätsklinikum Erlangen
Krankenhausstraße 8-10
91054 Erlangen

Histologische Bilder

Prof. Dr. med. Clemens Cohen
Klinik für Nieren- Hochdruck und Rheumakrankheiten
München Klinik Harlaching
Sanatoriumsplatz 2
81545 München

Kap. 7.1.

Prof. Dr. rer. nat. Christoph Daniel
Nephropathologie der FAU Erlangen
Universitätsklinikum Erlangen
Krankenhausstraße 8-10
91054 Erlangen

Histologische Bilder

Dr. med. Susanne Fleig
Uniklinik RWTH Aachen
Klinik für Altersmedizin (Medizinische Klinik VI)
Pauwelsstraße 30
52074 Aachen

Kap. 7.5.

Dr. med. Tilman Jobst-Schwan
Medizinische Klinik 4, Nephrologie der FAU Erlangen
Universitätsklinikum Erlangen
Ulmenweg 18
91054 Erlangen

Kap. 4.7.

Dr. med. Christine Möckel
Klinik für Nieren- Hochdruck und Rheumakrankheiten
München Klinik Harlaching
Sanatoriumsplatz 2
81545 München

Kap. 7.1.

Prof. Dr. med. Janina Müller-Deile
Medizinische Klinik 4, Nephrologie der FAU Erlangen
Universitätsklinikum Erlangen
Ulmenweg 18
91054 Erlangen

Kap. 1., 2., 4., 6.3., 8., 9.

Prof. Dr. med. Elke Neumann-Haefelin
Klinik für Innere Medizin IV, Nephrologie und Allgemeinmedizin
Universitätsklinik Freiburg
Hugstetter Straße 55
79106 Freiburg

Kap. 6.4.

Dr. med. Renzo Opromolla
Klinik für Nieren- Hochdruck und Rheumakrankheiten
München Klinik Harlaching
Sanatoriumsplatz 2
81545 München

Kap. 7.1.

Dr. med. Sebastian Röder
Medizinische Klinik 4, Nephrologie der FAU Erlangen
Universitätsklinikum Erlangen
Ulmenweg 18
91054 Erlangen

Kap. 5.

Priv.-Doz. Dr. med. Heiko Schenk
Abteilung für Nephrologie und Hochdruckerkrankungen
Medizinische Hochschule Hannover
Carl-Neubergstraße 1
30625 Hannover

Kap. 3., 4.

Prof. Dr. med. Mario Schiffer, MBA
Medizinische Klinik 4, Nephrologie der FAU Erlangen
Universitätsklinikum Erlangen
Ulmenweg 18
91054 Erlangen

Kap. 1., 6.1., 6.2.

Dr. med. Ulf Schönermarck
Medizinische Klinik und Poliklinik IV
Nephrologisches Zentrum
Klinikum der Universität München – Campus Großhadern, LMU München
Marchioninistraße 15
81377 München

Kap. 7.3.

Dr. med. Claudia Seikrit
Klinik für Nieren- und Hochdruckkrankheiten, Medizinische Klinik II
Universitätsklinikum Aachen
Pauwelsstraße 30
52074 Aachen

Kap. 6.5.

Dr. med. Alexander Zorob
Medizinische Klinik 4, Nephrologie der FAU Erlangen
Universitätsklinikum Erlangen
Ulmenweg 18
91054 Erlangen

Kap. 7.4.

Inhaltsverzeichnis

1. Aufbau und Funktion der glomerulären Filtrationsbarriere

Mario Schiffer
Janina Müller-Deile

1.1. Der Glomerulus

Jede Niere enthält ungefähr eine Million Glomeruli in der Nierenrinde. Dies ist der Ort der Filtration des Primärharns. Ein Glomerulus ist vereinfacht ausgedrückt ein Kapillarknäuel mit einem afferenten und einem efferenten Gefäß, das sich innerhalb der Baumannschen Kapsel in ein Schlingenkonvolut aufteilt (☞ Abb. 1.1).

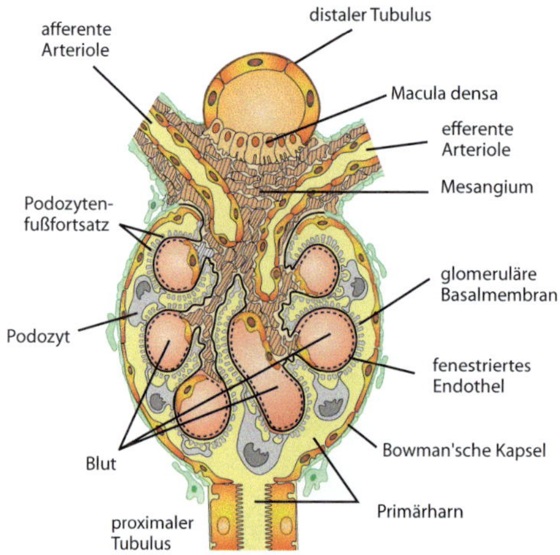

Abb. 1.1: Schematische Darstellung des Glomerulus.

Die Kapillaren aus dem Vas afferens verbinden sich wieder in unmittelbarer Nachbarschaft des eintretenden Vas afferens in das dünnere Vas efferens und die Vasa efferentia verzweigen sich dann in eine Kapillarnetz, das die Tubuli des entsprechenden Nephrons wie ein Geflecht umgibt und vereinigen sich dann später wieder zu Venolen und münden in die Venae arcuatae. Der Glomerulus bildet den Startpunkt der funktionellen Einheit des Nephrons und das Kapillarknäuel des Glomerulus ragt in die Baumannsche Kapsel hinein, die vom Kapselepithel ausgekleidet wird. Am Harnpol wird der im Glomerulus filtrierte Primärurin in das Tubulussystem des Nephrons drainiert und dort mit Hilfe von aktiven Transportern und Wasserkanälen aufkonzentriert. Erkrankungen der glomerulären Kapillaren bezeichnet man als Glomerulonephritiden. Diese Erkrankungen können entweder primär oder sekundär auftreten und sind entweder durch eine immunologische Genese verursacht, oder entstehen durch pathologische Ablagerungen von Proteinkomplexen bzw. -matrix. Auf diese Erkrankungen wird im Einzelnen im Verlauf dieses Buches eingegangen. Eine Glomerulonephritis kann sich in verschiedenen klinischen Verlaufsformen präsentieren und kann in variablem Ausmaß einhergehen mit glomerulärer Hämaturie, Proteinurie, Hypertonie und verminderter glomerulärer Filtrationsrate. Dabei bestimmt die Lokalisation und Hauptbeteiligung der glomerulären Zelltypen das klinische Bild. Darauf wird im Kap. 3. genauer eingegangen.

1.2. Die glomeruläre Filtrationsbarriere

Die glomerulären Kapillaren besitzen eine kontinuierliche Basalmembran, in der elektronenmikroskopisch drei Schichten voneinander abgegrenzt werden können: Die Lamina externa, die mittlere Lamina densa und die Lamina rara interna. Auf der Innenseite liegen die glomerulären Endothelzellen direkt der Basalmembran an und bilden viele elektronenmikroskopisch erkennbare Poren (Fenestrae), die ungefähr 30 % der endothelialen Oberfläche ausmachen. Auf der Außenseite der Basalmembran sind die glomerulären Kapillaren komplett von Epithelzellen bedeckt, den sogenannten Podozyten. Aus den Zellkörpern der Podozyten ragen zahlreiche Fußfortsätze (primäre und sekundäre) heraus, die die Kapillaroberfläche vollständig umschließen und fingerförmig miteinander verflochten sind. Die mikroskopischen Spalten zwischen den Ausläufern haben eine Breite von etwa 24 Nanometern und dazwischen stellt sich ein elektronendichtes Diaphragma dar, die sogenannte Schlitzmembran (☞ Abb. 1.2). Mittlerweile ist bekannt, dass sowohl die endotheliale als auch die podozytäre Oberfläche komplett überzogen ist mit einer Schicht aus Heparansulfat und Sialinsäuren, der sogenannten Glykokalyx. Die elektronegativen Ladungen an der Oberfläche der Glykokalyx tragen aktiv mit zur Filtrationsbarriere bei, da sie negativ geladenen Anionen der Plasmaproteine schon durch Ladungsabstoßung den Durchtritt durch die Schlitzporen verwehren.

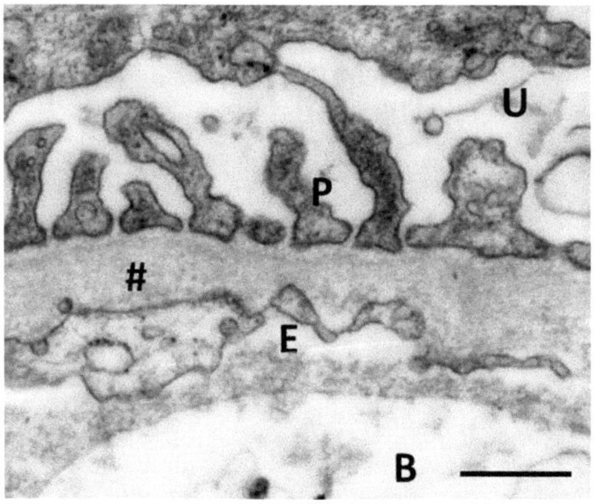

a

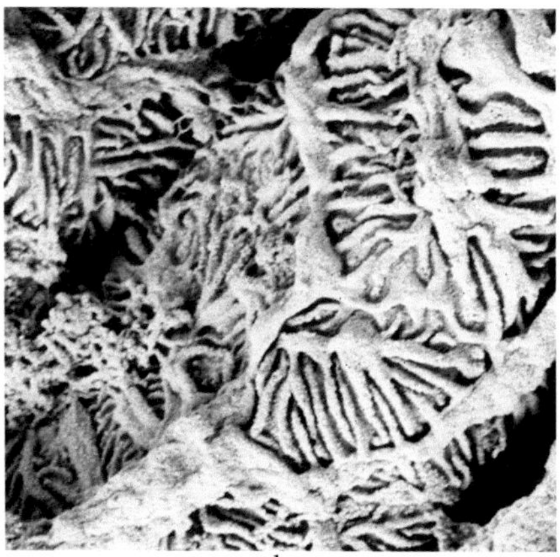

b

Abb. 1.2a+b: **a:** Transmissionselektronenmikroskopische Aufnahme der glomerulären Filtrationsbarriere mit Podozyten (P), glomerulärer Basalmembran (#) und fenestrierten glomerulären Endothelzellen (E). Blutseite (B), Urinseite (U). Maßstabsbalken 500 nm. **b:** Rasterelektronenmikroskopische Aufnahme einer glomerulären Kapillarschlinge. Zu sehen sind die interdigitierenden Fußfortsätze.

Die Kapillarschlingen sind in kleinere läppchenartige Strukturen zusammengefasst, deren Zentrum das Mesangium bildet. Die Mesangialzellen haben, neben Stützfunktion und Matrixproduktion, auch immunologische Funktionen. Da die Basalmembran im Mesangialbereich auf die folgende Kapillarschlinge des Glomerulums überschlägt, sind die Mesangialzellen nur durch die Basalmembran an dieser Stelle von den glomerulären Endothelzellen getrennt, sodass das Plasma das Mesangium an dieser Stelle durchströmen kann und die Mesangiumzellen an dieser Stelle Makromoleküle aufnehmen und entfernen können. Die Basalmembran der Baumannschen Kapsel setzt sich ohne Unterbrechung an der dem vaskulären Pol gegenüberliegenden Seite in den proximalen Tubulus fort. Im Verlauf des Tubulussystems, kehrt im ersten Abschnitt des distalen Tubulus, der Tubulus zum Glomerulum zurück. Hier verdichten sich dicht am Vas afferens die Kerne, weshalb dieser Abschnitt als Macula densa bezeichnet wird. Kurz vor Aufteilung des Vas afferens ändern die glatten Muskelzellen der Gefäßwand ihren Phänotyp und wandeln sich in epitheloidartige Zellen um, die Granula enthalten, was als juxtaglomerulärer Apparat bezeichnet wird und gemeinsam mit den benachbarten Zellen der Macula densa eine funktionelle Einheit darstellt. Diese besonderen anatomischen Gegebenheiten deuten schon darauf hin, dass der glomeruläre Blutfluss ausgeprägten Regelkreisläufen unterliegt, die den Filtrationsdruck innerhalb der glomerulären Kapillare regulieren. Prominentestes Beispiel ist die Wirkung der ACE-Hemmer, die die vasokonstriktorische Wirkung von Angiotensin II am Vas efferens aufheben und damit den glomerulären Filtrationsdruck senken. Dies ist eines der pathophysiologischen Konzepte, über die wir therapeutisch die Proteinurie beeinflussen können. Ähnlich funktioniert, auch über eine Regulation des Filtrationsdrucks, der glomeruläre Feedback bei Gabe von SGLT-2-Inhibitoren und der Antagonismus am Mineralokortikoid-Rezeptor. Diese Konzepte finden gerade aktuell Eingang in die Therapieachsen zur Proteinurie beziehungsweise Progressionshemmung der chronischen Niereninsuffizienz, da die Reduktion der Eiweißausscheidung am Glomerulus einen wichtigen pathophysiologischen Risikofaktor für das Fortschreiten einer Niereninsuffizienz darstellt. Dementsprechend ist die "Gesundheit des Glomerulus" ein wichtiger Faktor für die Gesamtgesundheit der Niere. Glykokalyx, fenestriertes Endothel, glomeruläre Basalmembran und podozytäre Fußfortsätze bilden als funktionelle Einheit die Filtrationsbarriere der Niere. Zwischen den podozytären Fußfortsätzen spannt sich die Schlitzmembran auf, die aus Transmembranproteinen besteht, die einen Komplex bilden und die Schlitzmembran mit dem intrazellulären Aktinzytoskelett verbinden. Diese funktionelle Einheit hat wichtige Signaltransduktionsfunktionen, die sämtliche zellbiologische Prozesse innerhalb des Podozyten beeinflussen können. Das erste Schlitzmembranprotein, das identifiziert wurde, war Nephrin und das Gen für Nephrin ist mutiert, bei dem angeborenen nephrotischen Syndrom vom finnischen Typ (NPHS1) [1]. Nephrin hat einen sehr kleinen intrazellulären Anteil, eine Transmembrandomäne und einen sehr großen extrazellulären Anteil mit acht IgG-Motiven und einem proximalen Fibronektin-Motiv. Die Nephrinmoleküle interagieren miteinander und der intrazelluläre Teil dient als Signaltransduktionsknotenpunkt, an dem viele Tyrosinkinasen andocken. Die Entdeckung von Nephrin 1998 führte zu einer enormen Erweiterung des Forschungsfeldes und über die kommenden Jahre wurden viele weitere Schlitzmembran beziehungsweise Schlitzmembran-assoziierte Moleküle entdeckt, deren Mutation zum nephrotischen Syndrom führt. Dazu gehören Neph1 und Neph2, FAT1 und FAT2, Podocin, CD2AP MAGI-1, ZO-1, CASK und weitere Moleküle werden stetig identifiziert, die diesen Pool der Schlitzmembran-Komplex-Struktur erweitern. Heute weiß man, dass die initialen Gedanken von Rodewald und Karnovsky, dass es sich bei der Schlitzmembran um eine poröse Filterstruktur handelt, nicht zutreffend sind. Vielmehr geht man davon aus, dass hier *Sensing*-Mechanismen eine wichtige Rolle spielen, die einen direkten Einfluss auf die Morphologie der auf der Basalmembran aufsitzenden Podozyten haben können [2]. Letztlich kann man festhalten, dass nicht nur funktionsbeeinträchtigende Mutationen von Schlitzmembranproteinen, sondern generell Strukturmoleküle aus unterschiedlichsten Bereichen der Zellbiologie des Podozyten, zu einer negativen Beeinflussung des podozytären Phänotyps führen, was letztlich in einer Proteinurie mündet. Dabei ist es egal, ob es sich um nukleäre, zytoskeletale oder auch metabolische Strukturmoleküle handelt, der Podozyt ist offenbar durch seine hochdifferenzierten Eigenschaften ein hochempfindlicher Zelltyp, der empfindlich auf Mutationen reagiert und wenig Kompensationsmöglichkeiten hat.

Literatur

1. Kestilä M, Lenkkeri U, Männikkö M, Lamerdin J, McCready P, Putaala H, Ruotsalainen V, Morita T, Nissinen M, Herva R, Kashtan CE, Peltonen L, Holmberg C, Olsen A, Tryggvason K. Positionally cloned gene for a novel glomerular protein—nephrin—is mutated in congenital nephrotic syndrome. Mol Cell 1998;1(4):575-82.
2. Rodewald R, Karnovsky MJ. Porous substructure of the glomerular slit diaphragm in the rat and mouse. J Cell Biol 1974;60(2):423-33.

2. Glomerulonephritiden allgemein

Janina Müller-Deile

2.1. Definition

Eine Glomerulonephritis ist eine in der Regel beide Nieren befallende abakterielle Entzündung der Glomeruli.

2.2. Epidemiologie

Die Inzidenz und Prävalenz der unterschiedlichen Glomerulonephritiden sind von ethnischen Faktoren, vom Alter des untersuchten Kollektives, vom gesundheitsökonomischen Status eines Landes und der Anzahl der durchgeführten Nierenbiopsien abhängig. Die IgA-Nephropathie ist die häufigste primäre Glomerulonephritis. Im Kindesalter ist die häufigste Ursache des nephrotischen Syndroms die *Minimal Change*-Glomerulonephritis, wohingegen bei Erwachsenen die membranöse Glomerulonephritis die häufigste Ursache eines nephrotisches Syndroms darstellt. Wird keine Nierenbiopsie durchgeführt oder der Verdacht auf eine Glomerulonephritis im bereits vorgeschrittenen Stadium gestellt, so findet man häufig die unscharfe Diagnose "chronische Glomerulonephritis".

2.3. Einteilung der Glomerulonephritiden

2.3.1. Primäre und sekundäre Glomerulonephritiden

Man unterscheidet primäre Glomerulonephritiden und sekundäre Glomerulonephritiden bei Systemerkrankungen. Zu den primären Glomerulonephritiden zählen die *Minimal Change*-Glomerulonephritis, die fokale segmentale Glomerulonephritis, die membranöse Glomerulonephritis, die IgA-Glomerulonephritis, die membranoproliferative Glomerulonephritis und die rasch progrediente Glomerulonephritis. Zu den sekundären Glomerulonephritiden zählen die diabetische Nephropathie, die Lupus-Nephritis, das Goodpasture-Syndrom, die ANCA-assoziierte Vaskulitis, Glomerulonephritiden bei Infektionen oder paraneoplastisch bei malignen Erkrankungen, die Amyloidose und die Leichtketten-Glomerulopathie.

2.3.2. Nephrotisches Syndrom

Klinisch lassen sich primär nephrotische von primär nephritische Verlaufsformen abgrenzen. Einige Glomerulonephritiden zeigen jedoch Merkmale sowohl nephritischer als auch nephrotischer Verläufe auf.

Die Zeichen eines nephrotischen Syndroms sind Proteinurie >3,5 g/d, Ödeme, Hypalbuminämie, Hypoproteinämie und Hyperlipidämie [1-3]. Glomerulonephritiden mit vornehmlich nephrotischem Syndrom sind *Minimal Change*-Glomerulonephritis (MCD), fokale segementale Glomerulonephritis, (FSGS), membranöse Glomerulonephritis (MGN), membranoproliferative Glomerulonephritis (MPGN), rasch progrediente Glomerulonephritis (RPGN), Amyloidose und Leichtketten-Glomerulopathie.

Bei vielen Erkrankungen mit nephrotischem Syndrom zeigt sich elektronenmikroskopisch eine Verschmelzung der podozytären Fußfortsätze (Podozyteneffacement) (☞ Abb. 2.1).

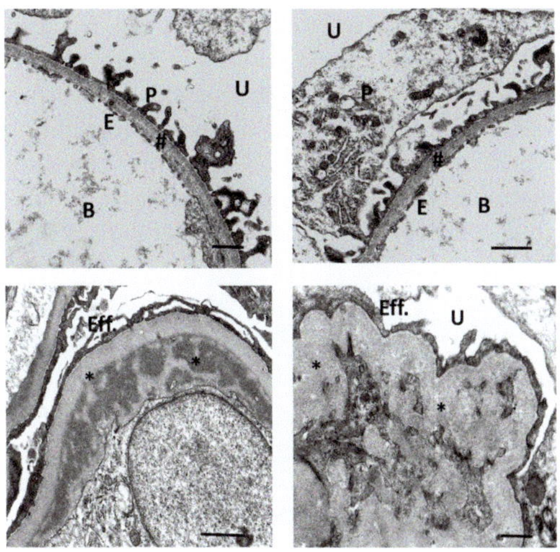

Abb. 2.1: Pathologische Veränderungen der Filtrationsbarriere.
Obere Reihe: normale glomeruläre Filtrationsbarriere mit Podozytenfußfortsätzen (P), glomerulärer Basalmembran (#), glomerulären Endothelzellen (E), Blutseite (B), Urinseite (U).
Untere Reihe: glomeruläre Filtrationsbarriere mit Podozyteneffacement (Eff.) und verbreiterter glomerulärer Basalmembran (*). Maßstab 1 μm.

	Assoziationen mit anderen Erkrankungen/Medikamenten	Prävalenz in der Adoleszenz	Prävalenz bei Erwachsenen
Minimal Change- Glomerulonephritis (MCD)	Atopische Erkrankungen, M. Hodgkin, NSAR	23 %	21 %
Membranöse Glomerulonephritis (MGN)	NSAR, Hepatitis B/C, SLE, Maligne Erkrankungen	24 %	37 %
Fokal Segmentale Glomerulosklerose (FSGS)	Heroin, Bisphosphonate, HIV-Infektion	19 %	13 %
Membranoproliferative Glomerulonephritis (MPGN)	Hepatitis C, Kryoglobulinämie, C3/4-Nephritis-Faktor	13 %	4 %
Amyloidose mit renaler Beteiligung	Multiples Myelom, Rheumatoide Arthritis, genetische Fiebersyndrome	5 %	13 %
Sonstige Glomerulonephritiden		ca. 14-16 %	ca. 12 %

Tab. 2.1: Assoziation mit anderen Erkrankungen und Prävalenz von ausgewählten Erkrankungen mit nephrotischem Syndrom.

2.3.3. Nephritisches Syndrom

Das nephritische Syndrom äußert sich in der "Volhard-Trias" mit arterieller Hypertonie, glomerulärer Hämaturie (☞ Abb. 2.2) und Ödemen [4]. Zusätzlich können subnephrotische Proteinurie, Zylindurie, Oligurie und akutes Nierenversagen auftreten. Glomerulonephritiden mit vornehmlich nephritischem Syndrom sind IgA-Nephropathie (IgA-GN), Goodpasture-Syndrom, ANCA-assoziierte Vaskulitis, Glomerulonephritiden bei verschiedenen Infektionen, rasch progrediente Glomerulonephritis (RPGN), postinfektiöse Glomerulonephritis, membranoproliferative Glomerulonephritis (MPGN) und glomeruläre Beteiligungen als paraneoplastisches Phänomen bei Lymphomen oder soliden Tumoren.

2.3.3.1. Rasch progrediente Glomerulonephritis

Die rasch progrediente Glomerulonephritis (RPGN) ist ein nephrologischer Notfall. Sie zeichnet sich durch rasche Zunahme der Retentionswerte bei gleichzeitig vorliegender Glomerulonephritis-Symptomatik aus. Die RPGN verläuft in der Regel als akutes nephritisches Syndrom. Es zeigt sich ein nephritisches Sediment (Mikrohämaturie, dysmorphe Erythrozyten bzw. Akanthozyten oder Erythrozytenzylinder). Bei ausgeprägtem glomerulärem Schaden kann zusätzlich eine nephrotische Proteinurie vorliegen. Das his-

	Assoziationen mit anderen Erkrankungen	Besonderheiten zur Häufigkeit
IgA-Nephropathie	Respiratorische und gastrointestinale Infekte	Ca. 30 % der GN in Europa, Häufung bei Männern
Nephritis bei systemischem Lupus erythematodes (SLE)	Multisystembeteiligung bei SLE	Häufung bei Frauen
Postinfektiöse Glomerulonephritis	Streptokokken (Pharyngitis, Impetigo), Endocarditis, Shunt (Hydrozephalus)	Insgesamt häufiger bei Kindern und Älteren
Nephritis bei Vaskulitis	Multisystembeteiligung bei jeweiliger Vaskulitis	Variabel
Anti-GBM-Goodpasture-Syndrom	Pulmonale Hämorrhagie	Gehäuft zwischen dem 20.-30. und 60.-70. Lebensjahr

Tab. 2.2: Assoziation mit anderen Erkrankungen und Prävalenz von ausgewählten Erkrankungen mit nephritischem Syndrom.

tologische Korrelat der RPGN ist eine fokale Nekrose und Thrombose der Glomeruli und Proliferation von Endothelzellen, Mesangium und Podozyten. Hierdurch bilden sich halbmondförmige fibrinöse Veränderungen im Glomerulus [5, 6]. Man unterscheidet drei verschiedene Typen der RPGN:

- Der Typ 1 ist durch Antikörper gegen die glomeruläre Basalmembran bedingt und somit beim Goodpasture-Syndrom anzutreffen. Dieser Typ macht ca. 12 % der RPGN-Fälle aus.
- Der Typ 2 der RPGN, der ca. 44 % der Fälle darstellt, wird durch Ablagerung von Immunkomplexen verursacht. Dieser Typ tritt beispielsweise bei Lupus erythematodes auf. Das mikroskopische Bild zeigt eine charakteristische granuläre Anfärbbarkeit.
- Der Typ 3 der RPGN der die restlichen 44 % der Fälle ausmacht, zeichnet sich durch das Fehlen von Immunkomplexen und Antibasalmembran-Antikörpern in der Immunhistologie und Elektronenmikroskopie aus (pauci-immun). Die meisten Patienten dieses RPGN-Typs leiden an einer ANCA-Vaskulitis.

Unbehandelt ist das Risiko einer chronischen dialysepflichtigen Niereninsuffizienz bei der RPGN hoch [5, 6]. Die Prognose und Therapie richten sich nach der Grunderkrankung. Die Krankheitsbilder Goodpasture-Syndrom, Lupus-Nephritis und ANCA-Vaskulitis werden in den Kap. 7.1., 7.3. und 7.4. diese Buches näher erläutert.

2.3.4. Pulmorenales Syndrom

Auch das pulmorenale Syndrom stellt einen nephrologischen Notfall dar und ist durch eine alveoläre Hämorrhagie in Kombination mit einer RPGN charakterisiert.

Die Ursachen eines pulmorenalen Syndroms umfassen Goodpasture-Syndrom, ANCA-assoziierte Vaskulitis, systemischer Lupus erythematodes, Purpura Schönlein-Henoch, kryoglobulinämische Vaskulitis, Vaskulitis bei rheumatoider Arthritis und Vaskulitis bei Virusinfekten [7, 8].

Ein pulmorenales Syndrom muss von Krankheiten mit pulmonalen Infiltraten und begleitender Niereninsuffizienz abgegrenzt werden. Diese Konstellation kann zum Beispiel bei pneumogener Sepsis, akuter Niereninsuffizienz mit pulmonaler Überwässerung, kardio-pulmonalem Syndrom oder Bronchialkarzinom vorkommen [9-11]. Neben den renalen Zeichen der RPGN treten beim pulmorenalen Syndrom Dyspnoe, Husten und ggf. Hämoptysen und Fieber auf.

Im Röntgen-Thorax zeigen sich unspezifische, variabel konfigurierte pulmonale Infiltrate als Ausdruck einer alveolären Hämorrhagie. Im CT-Thorax lassen sich meist diffuse milchglasartige Verdichtungen im Rahmen der Grunderkrankung (z.B. ANCA-assoziierte Vaskulitis) darstellen.

Die Therapie des pulmorenalen Syndroms basiert auf supportiven Maßnahmen (Intensivstation, Dialyse, Beatmung), Immunsuppression abhängig von der Grunderkrankung [7, 8] und Plasmapherese. Auf einzelne Krankheitsbilder, die als pulmorenales Syndrom verlaufen können, wird in den Kap. 7.1., 7.3. und 7.4. näher eingegangen.

Literatur

1. Tapia C and K Bashir, Nephrotic Syndrome, in Stat Pearls. 2021, Stat Pearls Publishing. Copyright © 2021, Stat Pearls Publishing LLC: Treasure Island (FL).

2. McCloskey O, Maxwell AP. Diagnosis and management of nephrotic syndrome. Practitioner, 2017;261 (1801):11-5.

3. Wang CS,. Greenbaum LA. Nephrotic Syndrome. Pediatr Clin North Am 2019;66(1):73-85.

4. Lamba P et al. Nephritic Syndrome. Prim Care 2020; 47(4):615-629.

5. Chen YX, Chen N. Pathogenesis of rapidly progressive glomerulonephritis: what do we learn? Contrib Nephrol 2013;181:207-15.

6. Naik RH, Shawar SH. Rapidly Progressive Glomerulonephritis, in Stat Pearls. 2021, Stat Pearls Publishing. Copyright © 2021, Stat Pearls Publishing LLC: Treasure Island (FL).

7. West SC et al. Pulmonary-renal syndrome: a life threatening but treatable condition. Postgrad Med J 2013;89(1051):274-83.

8. Hié M et al. The pulmonary-renal syndrome: a diagnostic and therapeutic emergency for the internist and the intensivist. Rev Med Interne 2013;34(11):679-86.

9. Husain-Syed F et al. Cardio-Pulmonary-Renal Interactions: A Multidisciplinary Approach. J Am Coll Cardiol 2015;65(22):2433-48.

10. Husain-Syed F et al. Congestive nephropathy: a neglected entity? Proposal for diagnostic criteria and future perspectives. ESC Heart Fail 2021;8(1):183-203.

11. Tschöpe C et al. Myocarditis and inflammatory cardiomyopathy: current evidence and future directions. Nat Rev Cardiol 2021;18(3):169-193.

3. Leitsymptome von Glomerulonephritiden und deren Pathogenese

Heiko Schenk

3.1. Leitsymptome

Die klinische Symptomatik und laborchemische Auffälligkeiten variieren bei den verschiedenen Glomerulonephritiden (GN). Periphere sowie periorbitale Ödeme sind besonders bei hohem Urin-Eiweißverlust prominent. Eine sichere Differenzierung der Genese der Ödeme ist nicht trivial, da diese auch bei einer Herzinsuffizienz oder einer Leberzirrhose analog vorhanden sein können. Weißliche Verfärbungen im Nagelbett (Muehrcke-Bänder) und Xanthelasmen treten bei nephrotischer Proteinurie vermehrt auf. Eine sichtbare Hämaturie, eine Oligurie sowie Zeichen eines Hypertonus als Komponenten des nephritischen Syndroms lassen sich bei diversen Glomerulonephritiden finden.

3.2. Pathogenese der Proteinurie

Die glomeruläre Filtrationsbarriere ist durch eine hohe Permeabilität für Elektrolyte, Mikromoleküle sowie Wasser gekennzeichnet, wohingegen Makromoleküle wie Albumin auf Grund der Ladung, Größe und Form die Barriere unter physiologischen Umständen nicht überwinden können [1]. Der renale Proteinverlust (Proteinurie) stellt eine elementare Komponente nahezu aller Glomerulonephritiden dar und ist Gegenstand aktueller Forschung [4].

In der Klinik sprechen wir von einer glomerulären, oder selektiven Proteinurie, wenn wir primär Albumin, oder Moleküle mit einem höheren Molekulargewicht im Urin identifizieren können. Dies entsteht dadurch, dass Moleküle, die kleiner als 68 Kilodalton sind, ohnehin frei filtriert werden und für diese Moleküle im gesunden Tubulussystem ein differenzierter Rückresorptionsmechanismus besteht, der dafür sorgt, dass diese Moleküle nicht im Endharn landen, sondern tubulär rückresorbiert werden können. Höhermolekulare Proteine, wie das Albumin, werden normalerweise durch die oben beschriebene Filtrationsbarriere im Blut zurückgehalten.

Neueste Daten zeigen, dass geschädigte Podozyten eine erhöhte Durchlässigkeit für Flüssigkeit und Albumin erlauben, da deren Kompression der glomerulären Filtrationsbarriere gegen den Filtrationsdruck gestört ist [5]. Sowohl die Größenselektivität der Filtrationsbarriere als auch die negative Ladung der glomerulären Barriere für Makromoleküle wie Albumin scheinen eine relevante Rolle in der Barrierefunktion inne zu haben [5, 6]. Die Ladungsselektivität basiert auf der Fülle negativ geladener Moleküle in der gesamten Filtrationsbarriere, wobei die Glykokalyx des fenestrierten Endothels mit den vorliegenden Heparansulfat-Proteoglykanen eine abweisende Wirkung auf das negativ geladene Albumin hat. Durch die die Fußfortsätze der Podozyten verbindende Schlitzmembran werden Größe- und Formselektivität generiert, sodass größere Moleküle wie Albumin diese nicht durchdringen.

Ist die Filtrationsbarriere geschädigt, gelangt übermäßig viel Albumin in den Primärharn (☞ Abb. 3.1) und die Rückresorptionsmechanismen des Tubulus sind nicht in der Lage, dieses Albumin in den filtrierten Mengen zurück zu resorbieren. Am Anfang schafft es das Tubulussystem allerdings noch, weiterhin die niedrigmolekularen Substanzen über die regulären Rückresorptionsmechanismen wiederaufzunehmen. Erst bei länger bestehender Proteinurie wird das Tubulussystem geschädigt und die Rückresorptionsmechanismen sind überlastet, sodass dann auch Moleküle mit einem niedrigeren Molekulargewicht im Urin nachweisbar werden. Dies nennt man unselektive Proteinurie. Wichtig ist, zu verstehen, dass es sich bei der Filtrationsbarriere um eine funktionelle Einheit handelt. Das bedeutet, die Funktionseinschränkung einer der oben beschriebenen Komponenten ist bereits ausreichend, um die Barrierefunktion zu beeinträchtigen beziehungsweise aufzuheben. Dabei ist es unerheblich, ob die Störung im Bereich der Glykokalyx, im Bereich der Endothelzellen, im Bereich der glomerulären Basalmembran, oder im Bereich der Podozyten vorliegt. Daher führen ätiologisch völlig unterschiedliche Mechanismen, wie zum Beispiel Präeklampsie mit der begleitenden Endotheliose, Störungen der glomerulären Basalmembranzusammensetzung beim Diabetes, oder bei Kollagenmutationen, Störungen der Podozytenfunktion beziehungsweise die Zerstörung der Glykokalyx, jeweils initial zu einer glomerulären Proteinurie. Eine unselektive, nicht nur glomeruläre Proteinurie deutet auf einen bereits fortgeschrittenen Schädigungszustand des Tubulus hin und ist dementsprechend mit einer schlechteren Prognose assoziiert, im Vergleich zu einer rein glomerulären Proteinurie bei Diagnosestellung.

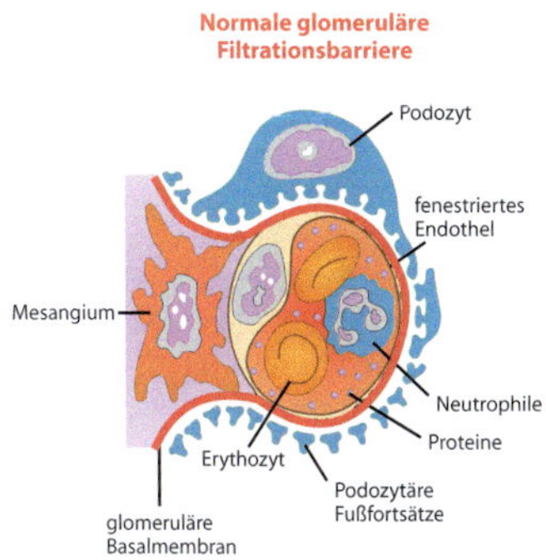

a

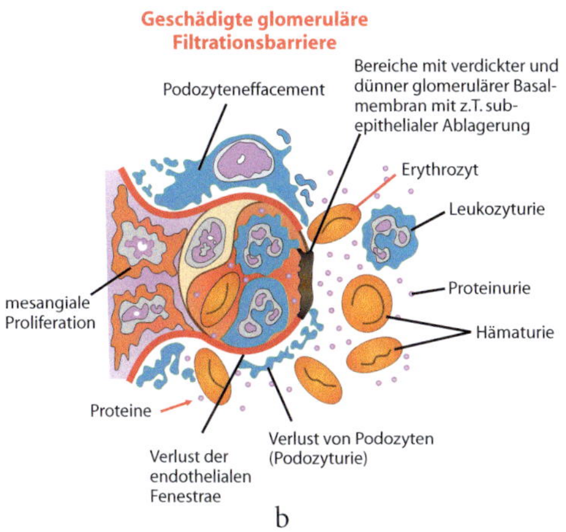

b

Abb. 3.1a+b: Schematische Darstellung der Veränderungen an der glomerulären Filtrationsbarriere.
a: Normale glomeruläre Filtrationsbarriere, die große Proteine und Blutzellen auf der Blutseite behält und primär Wasser und wasserlösliche Giftstoffe durchlässt.
b: Vermehrte Durchlässigkeit der glomerulären Filtrationsbarriere bei glomerulären Erkrankungen. Je nach Schädigung ist die Barriere für Blutzellen und Proteine durchlässig.

3.3. Pathogenese der Ödeme

Die Ausbildung von Ödemen ist von mehreren Faktoren abhängig. Einerseits führt der renale Verlust von Albumin zu einer Reduktion des onkotischen Drucks, was eine Flüssigkeitsverschiebung vom Blutgefäß ins Interstitium bedingt, andererseits führt dieser intravasale Volumenverlust zu einer Aktivierung des Renin-Angiotensin-Systems, wodurch eine Aldosteron-vermittelte Natrium- und Flüssigkeitsretention bedingt wird. Verstärkend wirkt die epitheliale Natriumkanal (ENaC)-Aktivierung, welche eine weitere Flüssigkeitsretention zur Folge hat [7]. Die Kompensationsmechanismen für den Verlust des onkotischen Drucks mit RAS-Aktivierung und ENaC-Stimulation bedingen eine Zunahme des hydrostatischen Druckes und Aggravieren durch einen gesteigerten Verlust von Flüssigkeit ins Interstitium die Problematik.

Beim nephrotischen Syndrom werden neben Proteinen auch unterschiedliche Proteasen in den Urin filtriert. Neuerdings wurde auch gezeigt, dass Proteasen im Urin von Patienten mit nephrotischem Syndrom eine ENaC-mediierte Salzrestriktion hervorrufen können. Verschiedene Proteasen wurden beschrieben. Wahrscheinlich handelt es sich jedoch um einen Cocktail an unterschiedlichen Proteasen [8].

Hinzu kommt, dass die Niere selbst für die gegenregulierenden Effekte bspw. von atrialem natriuretischen Peptid (ANP) bei Glomerulonephritiden wenig empfänglich ist. Auch die Produktion von Angiotensin II durch infiltrierende Leukozyten im Rahmen der Inflammation bei einer Glomerulonephritis kann die Bildung von Ödemen verstärken [9].

3.4. Pathogenese der Dyslipidämie

Die in Glomerulonephritiden vorliegende Dyslipidämie insbesondere beim nephrotischen Syndrom ist durch eine Erhöhung des *Low-Density*-Lipoproteins (LDL), *Intermediate-* (IDL) als auch *Very-Low-Density*-Lipoproteins (VLDL) bei gleichzeitiger Reduktion vom *High-Density*-Lipoprotein (HDL) gekennzeichnet [10]. Verschiedene Mechanismen tragen zur Entwicklung der Dyslipidämie bei. Als Konsequenz des renalen Albuminverlustes mit hieraus bedingter Hypalbuminämie steigert die Leber die Synthese von LDL, IDL und VLDL und auch Lipoprotein(a), darüber hinaus führt eine gestörte Aktivität der Lipoprotein-Lipase zu einer zusätzlichen VLDL-Zunahme. Die weiterhin vorliegende HDL-Reduktion ist trotz gesteigerter hepatischer Sekretion primär als Folge des Verlustes über den Urin anzusehen. Gleichzeitig besteht häufig eine Erhöhung der Triglyceride. Das Lipidprofil bei Glomerulonephritiden, insbesondere bei Vorliegen eines nephrotischen Syndroms, ist oft als Hochrisikoprofil für kardiovaskuläre Erkrankungen zu werten. Vorhandene Dyslipidämien können durch verschiedene Medikationen wie Diuretika, Kortikosteroide sowie Calcineurininhibitoren (CNI) und mTOR-Inhibitoren weiter verstärkt werden [11]. Die gesteigerte Ausscheidung von Lipiden zeigt sich unter anderem durch eine Zunahme von hyalinen Zylindern im Urin mit Fettkörperanteilen.

3.5. Pathogenese der Hyperkoagulation

Glomerulonephritiden, dies gilt besonders bei einem nephrotischen Syndrom, zeichnen sich insgesamt durch eine vorliegende Dysregulation der Hämostase aus, die sowohl auf quantitativen Veränderungen von pro- und antikoagulatorischen Gerinnungsfaktoren als auch auf einer qualitativen funktionellen Störung von Komponenten der Blutgerinnung beruht. Durch die gesteigerte hepatische Synthese u.a. von Fibrinogen, den Faktoren V und VII sowie dem Von-Willebrand-Faktor (VWF) und dem Protein C ist die Entstehung sowohl arterieller Thrombosen als auch venöser Thrombembolien wahrscheinlicher. Als zusätzliche Faktoren, die zu einer Thromboseneigung führen, sind Krankheits- und Therapie-bedingte Immobilität und Infektionen zu nennen. Weiterhin zeigt sich bei Glomerulonephritiden eine verstärkte Plättchenaggregation. Eine deutliche Zunahme für Thromboembolien tritt auf, wenn die Serum-Albumin-Konzentration unter 20 g/l fällt. Bei einer membranösen Glomerulonephritis treten Embolien insbesondere venöser Art wie bspw. der Nierenvenenthrombose schon vermehrt bei einer Serum-Albumin-Konzentration von 25 g/l auf, sodass eine therapeutische Antikoagulation hier häufig noch bei höherer Serum-Albumin-Konzentration initiiert wird [12]. Die Serum-Albumin-Konzentration ist somit der primäre laborchemische Parameter zur Beurteilung einer Thromboseneigung beim nephrotischen Syndrom. In der Folge treten bei bis zu 10 % der Patienten mit einem nephrotischen Syndrom arterielle oder venöse embolische Ereignisse auf.

Literatur

1. Pavenstädt H, Kriz W, Kretzler M. Cell biology of the glomerular podocyte. Physiol Rev 2003;83:253-307.

2. Smithies O. Why the kidney glomerulus does not clog: a gel permeation/diffusion hypothesis of renal function. Proc Natl Acad Sci U S A 2003;100:4108-4113.

3. Fissell WH, Miner JH. What is the glomerular ultrafiltration barrier? J Am Soc Nephrol 2018;29:2262-2264.

4. Moeller MJ, Tenten V. Renal albumin filtration: alternative models to the standard physical barriers. Nat Rev Nephrol 2013;9:266-277.

5. Butt L, Unnersjö-Jess D, Höhne M, Edwards A, Binz-Lotter J, Reilly D, Hahnfeldt R, Ziegler V, Fremter K, Rinschen MM, Helmstädter M, Ebert LK, Castrop H, Hackl MJ, Walz G, Brinkkoetter PT, Liebau MC, Tory K, Hoyer PF, Beck BB, Brismar H, Blom H, Schermer B, Benzing T. A molecular mechanism explaining albuminuria in kidney disease. Nat Metab 2020;2:461-474

6. Lund U, Rippe A, Venturoli D, Tenstad O, Grubb A, Rippe B. Glomerular filtration rate dependence of sieving of albumin and some neutral proteins in rat kidneys. Am J Physiol Renal Physiol 2003;284:F1226-34.

7. Svenningsen P, Friis UG, Versland JB, Buhl KB, Møller Frederiksen B, Andersen H, Zachar RM, Bistrup C, Skøtt O, Jørgensen JS, Andersen RF, Jensen BL. Mechanisms of renal NaCl retention in proteinuric disease. Acta Physiol (Oxf) 2013;207:536-545.

8. Althaus M, Lawong RY. Proteolytic ENaC activation in health and disease—a complicated puzzle. Pflugers Arch - Eur J Physiol 2022;474:177-179.

9. Rodríguez-Iturbe B, Herrera-Acosta J, Johnson RJ. Interstitial inflammation, sodium retention, and the pathogenesis of nephrotic edema: a unifying hypothesis. Kidney Int 2002;62:1379-1384.

10. Wheeler DC, Bernard DB. Lipid abnormalities in the nephrotic syndrome: causes, consequences, and treatment. Am J Kidney Dis 1994;23:331-346.

11. Wanner C, Tonelli M. Kidney Disease: Improving global outcomes lipid guideline development work group members. KDIGO Clinical Practice Guideline for Lipid Management in CKD: summary of recommendation statements and clinical approach to the patient. Kidney Int 2014;85:1303-1309.

12. Barbour SJ, Greenwald A, Djurdjev O, Levin A, Hladunewich MA, Nachman PH, Hogan SL, Cattran DC, Reich HN. Disease-specific risk of venous thromboembolic events is increased in idiopathic glomerulonephritis. Kidney Int 2012;81:190-195.

13. Johnson R, Feehally J, Floege J, Tonelli M. Comprehensive Clinical Nephrology. Elsevier, 2019.

4. Diagnostik bei Glomerulonephritiden allgemein

Heiko Schenk
Janina Müller-Deile

4.1. Anamnese

In vielen Fällen werden von Betroffenen mit einer Glomerulonephritis keine typischen Beschwerden angegeben, die auf diese speziell hindeuten. Das Vorliegen von Ödemen insbesondere der Augenlider, ein schäumender Urin aber auch erinnerte erhöhte Blutdruckwerte können besonders in Kombination auf eine Glomerulonephritis hinweisen. Das Erfragen von Vorerkrankungen hat einen hohen Stellenwert, da beispielsweise Systemerkrankungen wie ein Lupus erythematodes oder auch eine ANCA-assoziierte Vaskulitis mit einer Glomerulonephritis assoziiert sind. Die Familienanamnese spielt nicht nur bei Erkrankungen wie dem Morbus Alport eine Rolle, welcher typischerweise u.a. mit einer Hörminderung vergesellschaftet ist. Maligne Neoplasien wie Lymphome, GI-Tumore aber auch Mamma- und Bronchial-Karzinome treten gehäuft bei membranöser und *Minimal Change*-Glomerulonephritis auf. Tumore wie bspw. das Nierenzellkarzinom oder Lymphome erhöhen das Risiko einer Amyloid-assoziierten Glomerulopathie. Auch die Medikamenten- und Toxikologieanamnese sind elementar, da z.B. die Einnahme von NSAR die Wahrscheinlichkeit einer MCD oder MGN erhöht, während Heroin besonders mit einer fokal-segmentalen Glomerulosklerose (FSGS) assoziiert ist. Die Einnahme von CNI überdies erhöht das Risiko für ein atypisches hämolytisch-urämisches Syndrom (aHUS).

4.2. Labor

Das Ausmaß der laborchemischen Diagnostik bei Neudiagnose einer GN sollte sowohl einige allgemeine als auch GN-spezifische Parameter umfassen. Im Folgenden werden diese genannt, weitere laborchemische Diagnostik sollte ja nach klinischem/histopathologischem Verdacht erfolgen.

4.3. Urinanalyse

Im Rahmen der Urinanalyse bei Verdacht auf das Vorliegen einer Glomerulonephritis werden verschiedene Methoden der Urinanalyse genutzt. Neben den physikalischen Charakteristika wie Farbe, Geruch und relativer Dichte liegt der Fokus auf chemischen Charakteristika wie pH, Hämoglobin, Glukose und Protein, die mittels Urinteststreifen semiquantitativ bestimmt werden können. Besonders relevant für die Diagnostik ist die Erkennung einer Hämaturie, wobei die Teststreifen die Peroxidase-Aktivität der Häm-Gruppe, welche die Reaktion zwischen einem Peroxid und einem Farbstoff katalysiert, nutzen. In Gegenwart von Erythrozyten bilden sich grüne Punkte, bei freiem Hämoglobin entsteht ein homogener grüner Farbumschlag. Eine Urinmikroskopie muss sich bei Hämaturie anschließen. Der Nachweis von Protein wird beim Urinstreifen durch Reaktion von Albumin mit einem Puffer erbracht, wobei die pH-Änderung proportional zur Albuminkonzentra-

Allgemeine Parameter	Diagnostische Relevanz
Blutbild	Leukozytose bei Inflammation (z.B. Vaskulitis, Infektion), Eosinophilie bei EGPA
Kreatinin, Harnstoff, Cystatin C, eGFR	Beurteilung der exkretorischen Nierenfunktion
Elektrolyte, venöse BGA	Vorliegen einer Elektrolytstörung oder Störung des Säure-Basen-Haushaltes
Albumin, Protein, Gesamt-IgG	Verlust von Proteinen und Immunglobulinen insb. beim nephrotischen Syndrom, Ig-Erhöhung u.a. bei SLE und Vaskulitiden
LDH, Komplementfaktoren (C3, C4, CH50), Fragmentozyten	Veränderungen hinweisend auf mögliches hämolytisch-urämisches Syndrom (HUS) oder andere Komplementdysfunktion
HbA_{1c}	Sicherung eines Diabetes mellitus

Tab. 4.1: Parameter, die bei Glomerulonephritis bestimmt werden [1-3].

Spezifische Parameter	Diagnostische Relevanz
Hepatitis B, C, HIV	Virale Hepatitis: Assoziation mit u.a. membranöser und membranoproliferativer Glomerulonephritis, Kryoglobulinämie
Kryokrit	Assoziation mit u.a. mit membranoproliferativer Glomerulonephritis, Kryoglobulinämie
ANA, Anti-dsDNA-Antikörper	Kollagenosen, SLE/Lupus-Nephritis
pANCA, cANCA, Anti-PR3/-MPO-Antikörper	ANCA-assoziierte Vaskulitiden (AAV)
Freie Leichtketten, Immunfixation	Multiples Myelom, Leichtkettennephropathie, AL-Amyloidose
Anti-GBM-Antikörper	Goodpasture-Syndrom
Anti-PLA2R-Antikörper	Membranöse Glomerulonephritis
suPAR	FSGS, chronische Nierenerkrankung
Anti-Nephrin-Antikörper	Experimentell bei *Minimal Change*-Glomerulonephritis
Blutkulturen	Systemischer bakterielle Infektion u.a. postinfektiöse Glomerulonephritis

Tab. 4.2: Diagnostische Relevanz der spezifischen Parameter.

tion ist. Zur quantitativen Bestimmung der Protein- bzw. Albumin-Ausscheidung sollte ein 24-Stunden-Urin gesammelt werden und hieraus die Messung erfolgen. Ein Spot-Urin ist der 24-Stunden-Messung unterlegen, sodass aktuell die Empfehlung für eine Messung aus dem 24-Stunden-Urin gilt [4].

Urinsediment bei nephrotischem Syndrom

Klassische Befunde im Urinsediment beim nephrotischen Syndrom sind Zylinder, wobei der Nachweis von fettreichen, epithelialen, granulären sowie hyalinen und hyalin-granulären Zylindern häufig ist. Fettreiche Zylinder sind besonders häufig bei ausgeprägter Proteinurie im nephrotischen Bereich. Granuläre, hyaline und deren Kombination sind mit diversen Nierenerkrankungen assoziiert, können jedoch auch beim Gesunden auftreten. Die epithelialen Zylinder sind ebenfalls mit diversen Pathologien der Niere assoziiert. Untypisch für das nephrotische Syndrom sind hingegen Erythrozyten- oder Hämoglobin-Zylinder sowie Leukozyten-Zylinder und Wachs-Zylinder. Das Vorliegen von Erythrozyten im Urin kann besonders bei einer *Minimal Change Disease* möglich sein, diese können seltener aber auch bei einer membranösen Glomerulonephritis oder einer FSGS vorhanden sein.

Urinsediment bei nephritischem Syndrom

Anders als beim nephrotischen sind beim nephritischen Syndrom Erythrozyten- und Hämoglobin-Zylinder charakteristisch. Inwieweit eine Hämaturie als glomeruläre Hämaturie klassifiziert werden kann wird aktuell nicht einheitlich betrachtet. Der Anteil von dysmorphen Erythrozyten, der für eine glomeruläre Hämaturie vorliegen muss, variiert je nach Quelle zwischen 10 und 80 %. Das Vorliegen von mehr als 5 % Akanthozyten ist ebenfalls typisch für eine glomeruläre Hämaturie (☞ Abb. 4.1). Eine Leukozyturie ist häufig und in der Regel wenig ausgeprägt. Leukozyten-Zylinder und Wachs-Zylinder können ebenfalls vorkommen, insbesondere bei einer Lupus-Nephritis.

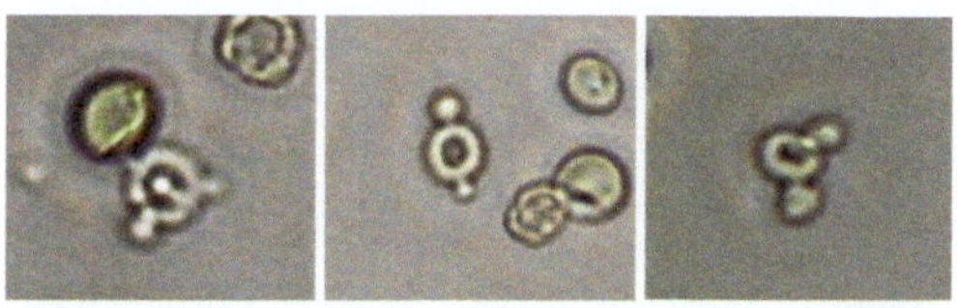

Abb. 4.1: Glomeruläre Hämaturie. Unterschiedlich konfigurierte Akanthozyten im Urinsediment. Im mittleren Bild sind zusätzlich zwei normale Erythrozyten zu sehen.

4.4. Ultraschall

Die Sonographie und Duplex-Sonographie der Nieren stellen in aller Regel das erste Verfahren zur Bildgebung der Nieren dar und erlauben sowohl eine allgemeine als auch spezielle Diagnostik bei Vorliegen oder Verdacht auf eine Glomerulonephritis. Durch die Sonographie lassen sich zunächst Lageanomalien oder auch das Vorliegen einer Einnierigkeit identifizieren, welches u.a. der Beurteilung der Risiken einer Nierenbiopsie dient. Weiterhin lassen sich über Nierengröße, der Parenchymbreite und -echogenität Aussagen zum Progress der chronischen Nierenerkrankung machen, welche für weitere diagnostische aber auch therapeutische Optionen von großer Relevanz sein können. Auf Grund der Assoziation zwischen Glomerulonephritiden wie der membranösen Glomerulonephritis mit Tumorerkrankungen kann die Sonographie dem Screening abdomineller Tumore dienen. Darüber hinaus findet sich gerade bei der membranösen Glomerulonephritis eine Häufung venöser Thrombosen wie auch der Nierenvenenthrombose, sodass die Duplexsonographie eine wichtige Rolle in der Diagnostik einnimmt.

4.5. Nierenbiopsie

Die Nierenbiopsie stellt den Goldstandard für die Diagnostik der jeweiligen glomerulären Erkrankung bei Vorliegen einer Proteinurie oder einer glomerulären Hämaturie dar [4]. Auf die Durchführung einer Biopsie kann normalerweise nicht verzichtet werden, wenn die Ergebnisse dieser Einfluss auf Therapiemodalitäten haben oder sich aus dem Ergebnis prognostische Informationen ableiten lassen. Von einer Nierenbiopsie zur Diagnosesicherung ausgenommen sind neben dem Steroid-sensitiven nephrotischen Syndrom vor dem 12. Lebensjahr auch oft die Poststreptokokken-Glomerulonephritis. Bei zugrundeliegenden Erkrankungen wie dem Morbus Fabry oder bei einem Morbus Alport, aber auch bei einer PLA2R-Antikörper-positiven membranösen Glomerulonephritis, sollte die Indikation zur Biopsie kritisch gesehen werden. Eine vorsichtige Abwägung sollte auch bei vorhandenen relativen Kontraindikationen wie beispielsweise einer Gerinnungsstörung oder anatomischen Besonderheiten (z.B. Einnierigkeit) erfolgen. Relevante Komplikationen wie beispielsweise eine passagere Mikrohämaturie oder auch ein perirenales Hämatom oder die Notwendigkeit der radiologischen oder operativen Interventionen sind bei möglichen Kontraindikationen ungleich häufiger und ggf. auch schwerwiegender. Damit die Aussagekraft einer Nierenbiopsie größtmöglich ist, sollte diese diverse Qualitätsstandards erfüllen. Neben der Analysemethode, die eine lichtmikroskopische, immunhistologische und elektronenmikroskopische Beurteilung beinhalten sollte, sollten in der Regel mindestens acht bis zehn Glomeruli sowohl zur Sicherung als auch zum Ausschluss vorliegen. In besonderen Fällen, wie bspw. bei einer membranösen Glomerulonephritis kann auch bereits ein einzelnes Glomerulus zur Diagnosesicherung ausreichend sein, während bei einer FSGS ggf. mehrere glomeruläre Anteile notwendig sein können.

4.6. Histologie allgemein

Das Nierenbiopsat sollte immer von einem erfahrenen Nephropathologen untersucht werden. Bei Verdacht auf Glomerulonephritis sollte immer eine Tripeldiagnostik erfolgen. Das Biopsat sollte des Weiteren möglichst >10 Glomeruli enthalten. Zur Tripeldiagnostik zählen:

- 1. **Histologie:** beurteilt werden Glomeruli (Vernarbung, Zellzahl, mesangiale Matrix, Basalmembran, Kapillaren, Nekrose, Mikrothromben), Tubuli (Infiltrat, Entzündungszellen, Atrophie, Bürstensaumverlust, tubuläre Basalmembran), Gefäße (Verkalkung, Thrombose, Fibrose, intramurales Infiltrat) und Interstitium (Zellgehalt, Infiltration von Entzündungszellen)
- 2. **Immunhistologie:** Färbung mit AK, z.B. gegen C3/C, IgA, IgM, IgG, C1q, C4d, Fibrinogen
- 3. **Elektronenmikroskopie:** Beurteilung von Podozyten (Effacement?), Endothel (Verlust von Fenestrierung? Schwellung?), Basalmembran (Ablagerungen? Dicke?), Mesangium

Anschauliche Beispiele dieser Tripeldiagnostik befinden sich in den Unterkapiteln zu den Glomerulonephritiden.

4.7. Genetik

Tilman Jobst-Schwan

Für eine mögliche genetische Ursache einer renalen Erkrankung ist generell das Erkrankungsalter der Patienten zu beachten. Je jünger die Patienten sind, desto höher ist die Wahrscheinlichkeit einer (mono-)genetischen Ursache [5]. Insbesondere bei Neugeborenen und Kindern, aber auch Erwachsenen unter 30 Jahren sollte eine genetische Ursache in Betracht gezogen werden.

Der wichtigste Ausgangspunkt ist hier die detaillierte Familienanamnese:

- Gibt es ebenfalls von derselben Erkrankung betroffene Familienangehörige, insbesondere Geschwister, Eltern, Großeltern aber auch Tanten/Onkel, Cousinen/Cousins?
- Was ist der ethnische Hintergrund? Sind die Eltern miteinander verwandt? In arabischen Gesellschaften [6], und in ultraorthodoxen Israeliten oder in Indien (Kasten) besteht hierfür eine höhere Wahrscheinlichkeit. Aber auch in anderen Ethnien kann ohne direkte Verwandtschaft eine entfernte Blutverwandtschaft vorhanden sein, die über Jahrhunderte zu einer Anreicherung von genetischen Varianten geführt hat (z.B. Sinti und Roma oder abgelegene Alpentäler [7]). Bei afroamerikanischem Hintergrund besteht eine hohe Wahrscheinlichkeit der FSGS-Risikovarianten G1 und G2 im *APOL1*-Gen [8].
- Eine Erstellung des Familienstammbaums ist sehr hilfreich, insbesondere, um zwischen dominanten und rezessiven Vererbungsmustern zu unterschieden (☞ Abb. 4.2). Bei der hereditären Nephritis, dem Alport-Syndrom, treten in mehr als 50 % X-chromosomale Vererbungsmuster (OMIM #301050, Gen *COL4A5*, ☞ Abb. 4.2C) auf, ca. 30 % sind autosomal dominant (OMIM #104200, Gene *COL4A3* und *COL4A4*, ☞ Abb. 4.2A/B). Autosomal rezessive Muster sind hingegen seltener (OMIM #203780, Gene *COL4A3* und *COL4A4*, ☞ Abb. 4.2E) [9].

Sind mehrere Familienmitglieder betroffen, ist die Wahrscheinlichkeit einer genetischen Erkrankung hoch (mögliche Ausnahme: Balkan-Nephropathie [lokal bedingte Anreicherung von nephrotoxischen Stoffen in Getreide] [10]). Bei fehlender Betroffenheit von Verwandten ist eine genetische Erkrankung besonders bei jungen Patienten jedoch nicht ausgeschlossen; es besteht die Möglichkeit für eine *De novo*-Mutation.

Bestätigt sich durch die Anamnese der Verdacht auf eine genetische Ursache, sollten bei primär glomerulären Erkrankungen eine umfassende Untersuchung aller Organe ergänzt werden, da bei genetischen Ursachen eine hohe Wahrscheinlichkeit zur syndromalen Erkrankung mit Betroffenheit mehrerer Organe besteht (☞ Tab. 4.3) [11]. Beim Alport-Syndrom können z.B. okuläre Veränderungen (z.B. anteriorer Lentikonus) oder sensorineurale Hörverluste auftreten.

Für spezifisch podozytäre Erkrankungen kommt hier besonders eine neuronale Beteiligung in Frage (ähnliche Expressionsmuster von Neuronen und Podozyten) [12] wie beispielsweise beim Galloway-Mowat-Syndrom (GAMOS, OMIM#251300), Pierson-Syndrom (OMIM#609049) und Charcot-Marie-Tooth-FSGS (OMIM#614455). Die klinische

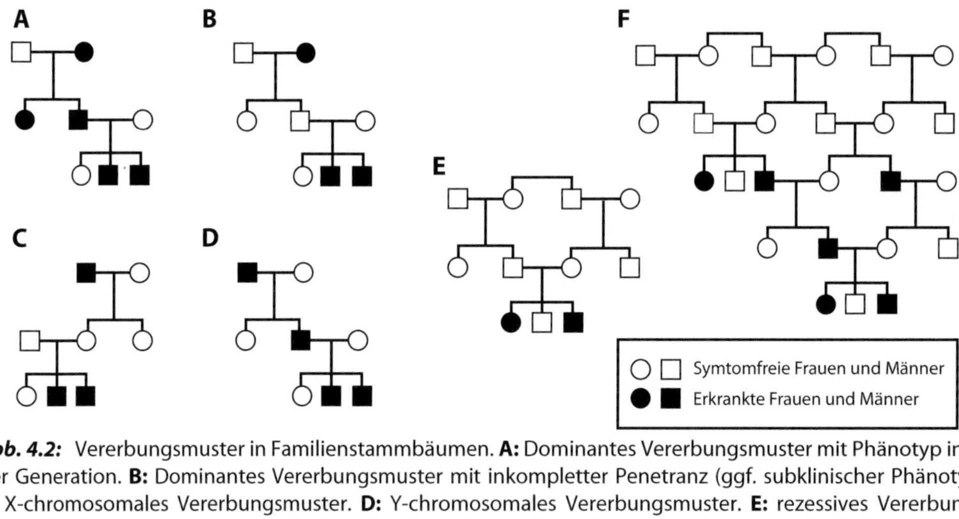

Abb. 4.2: Vererbungsmuster in Familienstammbäumen. **A:** Dominantes Vererbungsmuster mit Phänotyp in jeder Generation. **B:** Dominantes Vererbungsmuster mit inkompletter Penetranz (ggf. subklinischer Phänotyp). **C:** X-chromosomales Vererbungsmuster. **D:** Y-chromosomales Vererbungsmuster. **E:** rezessives Vererbungsmuster bei konsanguiner Verwandtschaft der Eltern (Doppellinie als Zeichen der Verwandtschaft). **F:** Pseudodominantes Vererbungsmuster bei mehrfacher Konsanguinität.

Synopse der OMIM-Website (https://www.omim.org/) beschreibt für die jeweilige Registrierungsnummer des Krankheitsbildes eine Übersicht inklusive Auflistung der krankheitsverursachenden Gene.

Generell kann jeder niedergelassene Facharzt über Laborschein 10 genetische Analysen veranlassen, es besteht jedoch ethisch begründet keine Erlaubnis zur Diagnosemitteilung der genetischen Ergebnisse ohne entsprechende Qualifizierung. Bei erfahrenen Fachärzten besteht die Möglichkeit der "Qualifikation zur fachgebundenen genetischen Beratung" und damit verbunden die Berechtigung zur Diagnosemitteilung der genetischen Diagnostik. Ist diese Qualifikation nicht vorhanden, sollte zur genetischen Diagnostik die Überweisung an eine humangenetische Abteilung erfolgen.

Prinzipiell wird bei den meisten vererbten Erkrankungen von einer Funktionsveränderung (Funktionsverlust oder Überfunktion) von einzelnen Proteinen durch monogenetische Mutationen ausgegangen. In der Vergangenheit wurden hier die wahrscheinlichsten Kandidatengene per Sanger-Sequenzierung der proteinkodierenden Exon-Sequenzen als Panel analysiert, was eine sehr aufwendige Labordiagnostik war. Aktuell basiert jedoch die genetische Analyse auf der *Whole Exome Sequencing* (WES)-Technik [13], die die Gesamtheit aller proteincodierenden Exon-Sequenzen des kompletten Genoms automatisiert sequenziert und registriert. Die WES-Daten werden dann primär für die bekannten Krankheitsgene analysiert. Werden Varianten von bekannten Krankheitsgenen identifiziert, müssen diese nach strikten Richtlinien des *American College of Medical Genetics and Genomic* (ACMG) [14] bewertet werden, um krankheitsverursachende Mutationen konkret zu beschreiben. Ergeben sich nicht genügend Hinweise auf die gesicherte Pathogenese der Variante, wird sie als Variante unklarer Signifikanz (VUS) bezeichnet. Bei ausreichenden positiven Punkten wird die Variante als benigne bezeichnet und damit trotz Lokalisation in bekannten Krankheitsgenen als nicht krankheitsverursachend eingeordnet.

Vorbeschriebene Varianten werden in der ClinVar Datenbank (https://www.ncbi.nlm.nih.gov/clinvar/) international hinterlegt. Insbesondere vorbeschriebene Varianten sind eindeutiger einzuordnen und erlauben somit eine schnellere Bewertung der Krankheitsursache. Beispielsweise sind bei kindlichem Beginn glomerulärer Erkrankungen insbesondere *NPHS1*- (Nephrin), *NPHS2*- (Podocin) und *WT1*-Mutationen aufgrund ihrer relativen Häufigkeit oft als ursächlich erkennbar [5], wohingegen seltene Varianten z.B. in *COQ8B/ADCK4* schwer zu beurteilen sind und daher häufig als VUS eingeordnet werden. Ob VUS pathogen sind, lässt sich nur in etablierten funktionellen Experimenten von entsprechend spezialisierten Forschungslaboren meist auf wissenschaftlicher Basis beurteilen.

Mittlerweile konnten mehr als 60 Gene identifiziert werden, die mutiert ein nephrotisches Syndrom auslösen können und in den meisten Fällen zu Steroidresistenz führen. Diese Mutationen betreffen hauptsächlich das Aktin-Zytoskelett, nukläre Gene oder Transkriptionsfaktoren, Schlitzmembranproteine, mitochondriale Proteine und lysosomale Proteine des Podozyten aber auch Strukturen der glomerulären Basalmembran (☞ Tab. 4.3) [11].

Außerdem besteht die Möglichkeit einer Phänokopie, z.B. verursacht eine Mutation des bekannten nephritischen Krankheitsgens (*COL4A5* u.a.) ein nephrotisches Syndrom ohne jegliche Hämaturie [15]. Im Rahmen der WES-Technik kann daher bei fehlenden Mutationen in den ursprünglichen Phänotyp-spezifischen Gen-Panels die genetische Analyse auf weitere bekannte Krankheitsgene erweitert werden.

Trotz dieser Schwierigkeiten besteht eine große Aussagekraft der genetischen Analyse im Generellen unabhängig von der Relevanz einer familiären Planung. Insbesondere bei jungen Patienten ergibt sich aus der Diagnose einer pathogenen Mutation oft eine therapeutische Konsequenz. Beispielsweise ergibt sich bei den sehr seltenen Mutationen in Genen, die die Enzyme des CoQ_{10}-Stoffwechsels kodieren (*PDSS1, PDSS2, COQ2, COQ6* und *COQ8B/ADCK4*), die Möglichkeit, durch orale CoQ_{10}-Substitution (frei käufliche Nahrungsergänzungsmittel) den CoQ_{10}-Mangel und die damit verbundene mitochondriale Dysfunktion zu beheben [16]. Hierdurch wird die Progression der organischen Schädigung (Niere, Herz, Neuronen) aufgehoben; eine Erhaltung u.a. der Nierenfunktion ist somit möglich.

Gen	Vererbung	Erkrankungs-beginn	Extrarenale Manifestatation	Syndrom-Bezeichnung
Zytoskelett-, Gerüst- und Membranproteine				
ACTN4	AD	Erwachsene		
ANLN	AD	Erwachsene		
APOL1	Biallel	Erwachsene		
ARHGAP24	AD	Kinder und Erwachsene		
ARHGDIA	AR	Kinder	Intelligenzminderung, Krampfanfälle, kortikale Blindheit, Schwerhörigkeit	
AVIL	AR	Kinder	Mikrozephalie, Intelligenzminderung, Katarakt, Netzhautdystrophie, Schwerhörigkeit, Kleinwuchs	
CDK20	AR	Kinder		
DLC1	AR	Kinder und Erwachsene		
EMP2	AR	Kinder		
INF2	AD	Erwachsene	Chronische periphere motorische und sensorische Neuropathie, Hyporeflexie/Areflexie, Schwerhörigkeit, Pes cavus, Hammerzehen, Muskelatrophie und -schwäche	Charcot-Marie-Tooth-Syndrom
ITSN1	AR	Kinder		
ITSN2	AR	Kinder		
KANK1	AR	Erwachsene (früh)	Intelligenzminderung	
KANK2	AR	Kinder		
KANK4	AR	Kinder	Intelligenzminderung, Gesichtsdysmorphie, Kleinwuchs, Vorhofseptumdefekt, Kardiomyopathie	
MAGI2	AR	Kinder	Hydrozephalus, Mikrozephalie, schwere globale Entwicklungsverzögerung	
MYH9	AD	Kinder	Intelligenzminderung, Katarakte, Makrothrombozytopenie, Leberwerterhöhung	Epstein-Fechtner-Syndrom
MYO1E	AR	Kinder		
NPHP4	AR	Erwachsene		
PODXL	AD	Erwachsene		
PTPRO	AR	Kinder		
TNS2	AR	Kinder		
Endosom und lysosomale Proteine				
ANKFY1	AR	Kinder		
GAPVD1	AR	Kinder		

Gen	Vererbung	Erkrankungs-beginn	Extrarenale Manifestatation	Syndrom-Bezeichnung
SCARB2	AR	Erwachsene (früh)	Progressive myoklonische Krampfanfälle, Tremor, Ataxie, Dysarthrie, Kleinhirnatrophie, horizontale Sakkaden, Dysphagie	Progressive myoklonische Epilepsie, mit oder ohne Nierenversagen
Glomeruläre Basalmembran				
COL4A3	AR (AD)	Kinder und Erwachsene	Lenticonus anterior, Katarakte, Kurzsichtigkeit, Schwerhörigkeit	Alport-Syndrom
COL4A4	AR	Kinder und Erwachsene	Lenticonus anterior, Katarakte, Kurzsichtigkeit, Schwerhörigkeit	Alport-Syndrom
COL4A5	"X-linked" dominant	Kinder und Erwachsene	Lenticonus anterior, Katarakte, Kurzsichtigkeit, Schwerhörigkeit	Alport-Syndrom
FN1	AD	Erwachsene		
GPC5	Variabel	Kinder und Erwachsene		
ITGA3	AR	Kinder	Mikrozephalie, Entwicklungsverzögerung, rundes Gesicht, prominente Stirn, Retrognathie, vergrößerte Ohren, feine/spärliche Augenbrauen/Wimpern, Hypertelorismus, vorstehende Nase, kleiner Mund, Epidermolysis bullosa, schmale Brust, Klinodaktylie, interstitielle Lungenerkrankung, wiederholte Infektionen der Atemwege, Gynäkomastie, feines Haar, spärliches Kopfhaar, dystrophische Nägel, distale Onycholyse nach geringfügigem Trauma	
ITGB4	AR	Kinder	Epidermolysis bullosa, Pylorusatresie, Harnröhrenstenose, dystrophische Nägel, Alopezie	
LAMA5	AD	Erwachsene		
LAMB2	AR	Kinder	Psychomotorische Entwicklungsverzögerung, Areflexie, Augenanomalien, Mikrokorie, Blindheit, angeborenes myasthenisches Syndrom	Pierson-Syndrom
Metabolische und zytosolische Proteine				
CFH	AR	Kinder	Krampfanfälle, Koma, Hemiparese, Hypokomplementämie, hämolytische Anämie, Thrombozytopenie, thrombotische Mikroangiopathie	Atypisches hämolytisch-urämisches Syndrom (aHUS)
DGKE	AR	Kinder	Hämolytische Anämie, Thrombozytopenie	Atypisches hämolytisch-urämisches Syndrom (aHUS)
SPRY2	AD	Erwachsene		

Gen	Vererbung	Erkrankungsbeginn	Extrarenale Manifestatation	Syndrom-Bezeichnung
TTC21B	AR	Kinder und Erwachsene		
Mitochondriale Proteine				
ADCK4	AR	Kinder und Erwachsene (früh)	Entwicklungsverzögerung	
COQ2	AR	Kinder	Krampfanfälle, Kleinhirnatrophie, Kleinhirnataxie, progressive Enzephalomyopathie, Entwicklungsverzögerung, Nystagmus, Sehverlust, Sehkraftverlust, Retinitis pigmentosa, Schwerhörigkeit, progressive Muskelschwäche, Anämie, Panzytopenie, Laktatazidose, hypertrophe Kardiomyopathie, Leberversagen	Primäre Coenzym Q_{10}-Defizienz
COQ6	AR	Kinder	Krampfanfälle, Schwerhörigkeit	Primäre Coenzym Q_{10}-Defizienz
MTTL1	Mitochondrial	Erwachsene	Enzephalopathie, Laktatazidose, schlaganfallähnliche Episoden, Schwerhörigkeit, Myopathie, Diabetes	
PDSS2	AR	Kinder	Enzephalomyopathie, Ataxie, Krampfanfälle, kortikale Blindheit, Schwerhörigkeit, Wachstumsverzögerung	Primäre Coenzym Q_{10}-Defizienz
Nukläre Proteine und Transkriptionsfaktoren				
LMX1B	AD	Kinder und Erwachsene	Ptosis, Glaukom, abnormale Irispigmentierung, Keratokonus, Katarakt, Mikrokornea, Mikrophakie, Schwerhörigkeit, Lippen-Kiefer-Gaumen-Spalte, Skelettdefekte, Skoliose, Spina bifida, Kleinwuchs, Klinodaktylie, muskuläre Aplasien, fehlende Patella, Ellenbogendeformation, hypoplastische Nägel	Nail-Patella-Syndrom
NUP107	AR	Kinder	Mikrozephalie, Entwicklungsverzögerung/Kleinwuchs, Dysmorphische Gesichtszüge, schräge Stirn, bitemporale Verengung, glattes Philtrum, Mikrognathie, Lippen-Kiefer-Gaumen-Spalte, Skoliose, Cubitus valgus, Klinodaktylie, gespaltener Daumen, Arachnodaktylie, Hallux valgus, dilatative Kardiomyopathie, Ventrikelseptumdefekt	Galloway-Mowat-Syndrom

Gen	Vererbung	Erkrankungs-beginn	Extrarenale Manifestatation	Syndrom-Bezeichnung
NUP133	AR	Kinder	Mikrozephalie, Krampfanfälle Entwicklungsverzögerung/Kleinwuchs, Strabismus, dysmorphe Gesichtszüge, reduzierter Zahnschmelz, muskuläre Hypotonie	Galloway-Mowat-Syndrom
NUP205	AR	Kinder		
NUP93	AR	Kinder		
NXF5	"X-linked" rezessiv	Erwachsene	Kardiale Reizleitungsstörungen	
PAX2	AD	Erwachsene	Arnold-Chiari-Malformation Typ 1, Intelligenzminderung, Krampfanfälle, Sehnervkolobome, Schwerhörigkeit, überdehnungsfähige/weiche Haut, vesikoureteraler Reflux, pyeloureterale Duplikation	Renales Kolobom-Syndrom
SMARCAL1	AR	Kinder	Zerebrale Infarkte, Moyamoya, Hornhauttrübungen, Kurzsichtigkeit, Astigmatismus, grobe Nasenspitze und Nasenbrücke, Hyperpigmentierung, Kleinwuchs, Mikrodontie, Spondyloepiphysealdysplasie, Osteopenie, Lendenlordose, Brustkyphose, T-Zell-Immundefizienz, Neutropenie, Lymphopenie, Thrombozytopenie, Anämie, vorspringendes Abdomen, rekurrierende Infekte	Schimkesche immunoossäre Dysplasie
WDR73	AR	Kinder	Mikrozephalie, Entwicklungsverzögerungen, Krampfanfälle, Ataxie, Kleinhirnatrophie, Hyperreflexie, Hirnatrophie, Dandy-Walker-Fehlbildung, Pachygyrie, Mikrophthalmie, Hypertelorismus, Epikanthusfalten, Ptosis, Hornhauttrübungen, Katarakte, hypoplastische Iris, Strabismus, Optikusatrophie, Nystagmus, schräge Stirn, flacher Hinterkopf, kleines Mittelgesicht, Mikrognathie, anormale Ohren, hoher Gaumen, weiter Mund, Hypopigmentierung, Kleinwuchs, Kamptodaktylie, schlanke Finger, Hiatushernie, hypoplastische Nägel	Galloway-Mowat-Syndrom

Gen	Vererbung	Erkrankungs-beginn	Extrarenale Manifestatation	Syndrom-Bezeichnung
WT1	AD	Kinder und Erwachsene	Männlicher Pseudohermaphroditismus, Wilms-Tumor	Deny-Drash-Syndrom
			Männlicher Pseudohermaphroditismus, Gonadoblastom	Frasier-Syndrom
XPO5	AR	Kinder		
TPRKB	AR	Kinder	Mikrozephalie, verzögerte psychomotorische Entwicklung, Spastik, Ataxie, Pachygyrie, vergrößerte Hirnventrikel, Epikanthusfalten, tief sitzende Augen, Hypertelorismus, Schwerhörigkeit, Dysmorphismus, langes Gesicht, vorstehendes Kinn	Galloway-Mowat-Syndrom
LAGE3	"X-linked" rezessiv	Kinder	Mikrozephalie, psychomotorische Entwicklungsverzögerung, Spastik, Hirnatrophie, Kleinhirnatrophie, Krampfanfälle, Intelligenzminderung, Nystagmus, Esotropie, schmale Stirn, Mikrognathie, hoher Gaumen, Kleinwuchs, Skoliose, Arachnodaktylie	Galloway-Mowat-Syndrom
OSGEP	AR	Kinder	Mikrozephalie, Krampfanfälle, Hirnatrophie, Intelligenzminderung, Entwicklungsverzögerung, Spastik, Pachygyria, Lissenzephalie, Kleinhirnatrophie, vergrößerte Hirnventrikel, Mikrophthalmie, Strabismus, Sehstörung, schmale/schräge Stirn, Mikrognathie, kleines Mittelgesicht, anormale Ohren, Hypertelorismus, Epikanthusfalten, kleiner Mund, hoher Gaumen, Kleinwuchs, Arachnodaktylie, Hüftluxation, Kamptodaktylie, Hiatushernie	Galloway-Mowat-Syndrom
TP53RK	AR	Kinder	Mikrozephalie, verzögerte psychomotorische Entwicklung, Hirnatrophie, Krampfanfälle, Spastik, Kleinhirnhypoplasie, Hypertelorismus, Sehstörung, große Ohren, Hyperpigmentierung, Kleinwuchs, konisch zulaufende Finger	Galloway-Mowat-Syndrom

Gen	Vererbung	Erkrankungs-beginn	Extrarenale Manifestatation	Syndrom-Bezeichnung
Proteinfaltung, Stabilität und endoplasmatisches Retikulum				
SGPL1	AR	Kinder und Erwachsene	Mikrozephalie, Entwicklungsverzögerung, Ataxie, Krampfanfälle, periphere Neuropathie, Ptosis, Strabismus, Schwerhörigkeit, Ichthyose, Hyperpigmentierung, Lymphopenie, T-Zell-Immundefizienz, Nebenniereninsufizienz durch Nebennierenverkalkungen, Glukokortikoidmangel, Hypoglykämie, Hypothyreose, Hypogonadismus, Kryptorchismus, rekurrierende pulmonale Infekte	Charcot-Marie-Tooth-Syndrom
Schlitzmembran Proteine				
CD2AP	AR/AD	Kinder und Erwachsene		
NPHS1	AR	Kinder und (selten) Erwachsene		
NPHS2	AR	Kinder und Erwachsene		
CRB2	AR	Kinder	Hydrozephalus, Ventrikulomegalie, erweiterte Hirnventrikel, fokale Hyperplasie des Plexus choroideus, Krampfanfälle, Polydaktylie, Ventrikelseptumdefekt	
FAT1	AR	Kinder	Entwicklungsverzögerung, Hydrozephalus, Pachygyrie, bilaterale Blepharoptose, Lungenarterienstenose, vesikourethraler Reflux, Ewing-Sarkom, Hodgkin-Lymphom	
PLCE1	AR	Kinder		
TRPC6	AD	Erwachsene (selten Kinder)		

Tab. 4.3: Gene, die an der Pathogenese glomerulärer Erkrankungen beteiligt sind (modifiziert von [11]). AR = autosomal-rezessiv, AD = autosomal-dominant.

Bei den häufigeren Mutationen, die die Expression und Funktion rein podozytär exprimierter Proteine (v.a. *NPHS1, NPHS2*) beeinträchtigen, ergibt sich ebenfalls eine therapeutische Konsequenz. Eine immunsuppressive Therapie ist hier z.B. nicht notwendig und im Falle einer Nierentransplantation führt diese patienteneigene Mutation nicht zu einem Rezidiv der Grunderkrankung im Transplantat [17]. Falls eine Lebendspende durch einen Angehörigen gewünscht wird, ist dies nur angeraten, wenn bei ihm die Patientenmutation humangenetisch ausgeschlossen werden kann.

Literatur

1. Wei C et al. Circulating urokinase receptor as a cause of focal segmental glomerulosclerosis. Nat Med 2011; 17(8):952-60.

2. Watts AJB et al. Discovery of autoantibodies targeting nephrin in minimal change disease supports a novel autoimmune etiology. J Am Soc Nephrol 2022;33(1):238-252.

3. Musia³a A et al. Biomarkers in primary focal segmental glomerulosclerosis in optimal diagnostic-therapeutic strategy. J Clin Med 2022;11(12).

4. Rovin BH et al. Executive summary of the KDIGO 2021 Guideline for the Management of Glomerular Diseases. Kidney Int 2021;100(4):753-779.

5. Sadowski CE et al. A single-gene cause in 29.5% of cases of steroid-resistant nephrotic syndrome. J Am Soc Nephrol 2015;26(6):1279-89.

6. Jalkh N et al. Genome-wide inbreeding estimation within Lebanese communities using SNP arrays. European Journal of Human Genetics 2015;23(10):1364-1369.

7. Boetsch G, M Prost, E Rabino-Massa. Evolution of consanguinity in a French alpine valley: The Vallouise in the Brianon REGION (17th-19th centuries). Human Biology 2002;74(2):285-300.

8. Genovese G et al. Association of trypanolytic ApoL1 variants with kidney disease in African Americans. Science 2010;329(5993):841-5.

9. Fallerini C et al. Unbiased next generation sequencing analysis confirms the existence of autosomal dominant Alport syndrome in a relevant fraction of cases. Clin Genet 2014;86(3):252-7.

10. Grollman AP et al. Aristolochic acid and the etiology of endemic (Balkan) nephropathy. Proc Natl Acad Sci U S A 2007;104(29):12129-34.

11. Lovric S. Seltene nephrotische Syndrome. Der Nephrologe 2019;14(2):81-93.

12. Boyer O, G Mollet, G Dorval. Neurological involvement in monogenic podocytopathies. Pediatr Nephrol 2021;36(11):3571-3583.

13. Choi M et al. Genetic diagnosis by whole exome capture and massively parallel DNA sequencing. Proc Natl Acad Sci U S A 2009;106(45):19096-101.

14. Richards S et al. Standards and guidelines for the interpretation of sequence variants: a joint consensus recommendation of the American College of Medical Genetics and Genomics and the Association for Molecular Pathology. Genet Med 2015;17(5):405-24.

15. Warejko JK et al. Whole Exome Sequencing of patients with steroid-resistant nephrotic syndrome. Clin J Am Soc Nephrol 2018;13(1):53-62.

16. Tan W, R Airik. Primary coenzyme Q10 nephropathy, a potentially treatable form of steroid-resistant nephrotic syndrome. Pediatr Nephrol 2021;36(11): 3515-3527.

17. Mann N et al. Whole-Exome Sequencing enables a precision medicine approach for kidney transplant recipients. J Am Soc Nephrol 2019;30(2):201-215.

5. Therapeutische Aspekte der Glomerulonephritiden im Allgemeinen

Sebastian Röder

5.1. Supportive Therapiemaßnahmen als Basis der spezifischen Glomerulonephritis-Therapie

Neben einer spezifischen, Krankheits-modulierenden Pharmakotherapie der einzelnen Glomerulonephritis-Formen gibt es basale Therapieprinzipien, die allen Glomerulonephritis-Formen gemein sind. Diese ergeben sich als Folge gleicher Krankheitserscheinungen und Komplikationen und sind weitgehend unabhängig vom histopathologischen Erscheinungsbild. Sie stellen die Basis für die Therapie jeder Glomerulonephritis dar und haben wesentlichen Einfluss auf die Morbidität und Mortalität dieser Erkrankungen.

Die Basistherapiemaßnahmen sind im Allgemeinen gut verträglich und mit deutlich weniger Nebenwirkungen vergesellschaftet als eine häufig additiv notwendige systemische Immunsuppression. Mit der Ausnahme einzelner Sonderfälle, wie der Steroid-sensitiven *Minimal Change*-Glomerulonephritis mit schneller Remission oder Patienten mit Glomerulonephritis und lediglich Mikrohämaturie ohne Proteinurie und erhaltener GFR, sollten diese grundlegenden Therapieprinzipien immer ausgeschöpft und konsequent verfolgt werden [1].

Abb. 5.1 gibt einen Überblick über die verschiedenen Bausteine der Basistherapie als Fundament der jeweiligen Glomerulonephritis-spezifischen Therapiestrategie.

Eine Modifikation des Lebensstils und diätetische Maßnahmen stellen einen integralen Bestandteil der Basistherapiemaßnahmen dar. Sie beeinflussen wesentlich den arteriellen Blutdruck als zentrale Zielgröße und haben unmittelbare Auswirkungen auf die Prognose der jeweiligen Glomerulonephritis sowie das kardiovaskuläre Risiko im langfristigen Verlauf.

Analog zu Patienten mit Hypertonie oder chronischer Nierenerkrankung anderer Genese besteht eine zentrale diätetische Maßnahme in der Reduktion der Kochsalzzufuhr. Es gilt eine Reduktion auf <2,0 g/d (<90 mmol/d) Natrium entsprechend <5,0 g Kochsalz/d anzustreben [2]. Eine inadäquat hohe Natriumchloridzufuhr kann die positiven Effekte einer RAAS-Inhibition aufheben, weshalb Patienten über die Wichtigkeit dieser Intervention aufgeklärt werden sollten. Generell ist eine mediterrane Diät empfehlenswert, die zum einen nachgewiesen das kardiovaskuläre Risiko senkt und zum anderen bei einer Normalisierung des Körpergewichts unterstützend wirkt [3].

Der optimale Zielbereich der empfohlenen Proteinaufnahme für Patienten mit CKD im Allgemeinen ist weiterhin nicht abschließend geklärt. Eine moderate Proteinrestriktion scheint eine CKD-Progression allerdings zu verlangsamen [4]. Andererseits kommt es bei Patienten mit nephrotischem Syndrom zu einem Eiweißverlust, der aufgrund nachfolgender Komplikationen und einer drohenden Malnutrition gegebenenfalls supplementiert werden muss. Entsprechend empfiehlt die aktuelle KDIGO-Leitlinie zu GN eine tägliche Proteinaufnahme von 0,8-1,0 g Protein/kg Idealgewicht, wobei bei nephrotischen Patienten die verlorene Eiweißmenge bis maximal 5 g/d hinzu addiert werden sollte [1].

Eine generelle Restriktion der Kalorienaufnahme empfiehlt sich für übergewichtige Patienten, da ein BMI oberhalb des Normbereichs einen negativen prognostischen Faktor für den fortschreitenden GFR-Verlust darstellt. Ergänzend hilft regelmäßige körperliche Aktivität ein Kaloriendefizit aufzubauen und unterstützt den Gewichtsverlust. Sowohl für normal- als auch für übergewichtige Patienten wird moderater Ausdauersport als weitere Maßnahme zur Senkung des Blutdrucks sowie des kardiovaskulären Risikos empfohlen. Kraftsportarten sollten aufgrund möglich auftretender Blutdruckspitzen vermieden werden, wobei diese Empfehlung bislang nicht durch klinische Studien untermauert wurde [5].

Eine weitere wichtige Lebensstilmodifikation ist die Einhaltung einer strikten Nikotinkarenz. Neben einer pulmonalen wie systemischen Schädigung hat Rauchen eine direkte Auswirkung auf

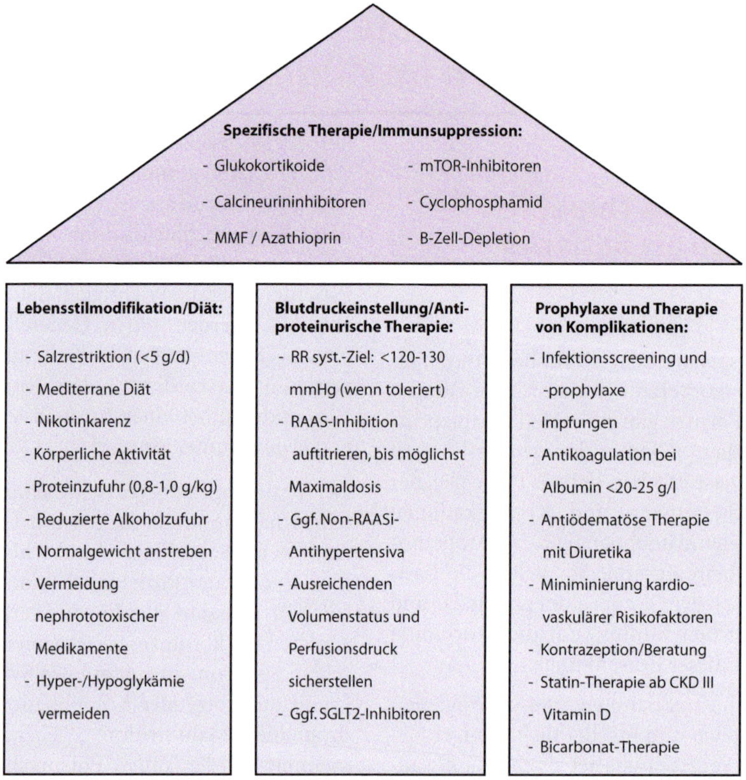

Abb. 5.1: Spezifische immunsuppressive Therapie und die drei Säulen der supportiven Basistherapie von Glomerulonephritiden.

den Verlauf einzelner Glomerulonephritiden. So besteht beispielsweise bei Rauchern mit IgA-Nephritis ein 10-fach erhöhtes Risiko einer terminalen Niereninsuffizienz [6]. Strikt vermieden werden sollte darüberhinaus auch die Einnahme nephrotoxischer Medikamente (allen voran NSAR).

5.2. Blutdruckeinstellung und antiproteinurische Therapie

Die wichtigste medikamentöse Maßnahme der Basistherapie ist eine strenge Blutdruckeinstellung, die zum einen das Ziel verfolgt, die Krankheitsprogression und den zunehmenden GFR-Verlust zu verzögern und zum anderen die Patienten vor den allgemeinen kardiovaskulären Folgen der arteriellen Hypertonie zu bewahren. Als Ziel-Blutdruck wird regelhaft ein systolischer Wert von <120 mmHg genannt, wobei jedoch bislang keine Validierung mittels kontrollierter Studien für die jeweiligen Glomerulonephritis-Formen erfolgt ist. In der Praxis sollte ein Ziel-Blutdruck von systolisch 120-130 mmHg bei den meisten Patienten erreichbar sein und auch angestrebt werden. Wichtig ist jedoch hierbei auf einen suffizienten Volumenstatus und damit glomerulären Perfusionsdruck zu achten. Patienten sollten darüber aufgeklärt werden, in Situationen, die mit einer Hypovolämie einhergehen können (z.B. Diarrhoe, Erbrechen) entsprechende Vorsichtsmaßnahmen, wie passagere Reduktion der Antihypertensiva/Diuretika und eine ausreichende Trinkmenge, zu treffen.

Eine direkte pathophysiologische Verknüpfung des Blutdrucks besteht zum Ausmaß der Proteinurie, die neben der Kontrolle der Hypertonie ein zentraler Zielparameter ist [7]. Eine Reduktion der Proteinurie ist Ausdruck einer Senkung des glomerulären Hypertonus sowie auch der Kontrolle über die Erkrankung bzw. die Podozytenfunktion und damit wichtiger Surrogatparameter für den langfristigen Verlauf [1]. Mehrere Studien legen nahe, dass eine Reduktion der Proteinurie in den Bereich ≤1,0-1,5 g/d eine Krankheitsprogression häufig zumindest verzögern kann [8]. Ein konkreter Zielbereich für die Proteinurie ist abhängig von der Grunderkrankung, liegt typischerweise aber im Bereich ≤1,0 g/d. Insbesondere beim nephrotischen Syndrom kommt einer Reduktion der Proteinurie in den subnephrotischen Bereich besondere Bedeutung zu, da dies meist einen Anstieg der Plasmaproteine zur Folge hat. Dadurch wiederum werden die typischen, durch den Eiweißverlust hervorgerufenen Komplikationen wie vermehrte Thrombosen oder das erhöhte Infektionsrisiko abgemildert.

Erste Wahl in der antihypertensiven/antiproteinurischen Therapie neben o.g. Lebensstilmodifikationen sind ACE-Hemmer (ACEi) oder Angiotensin-II-Rezeptor-Antagonisten (Sartane), die die Proteinurie abhängig von der Dosis um bis zu 40-50 % reduzieren können. Bei Patienten mit Hypertonie und Proteinurie ebenso wie bei normotensiven Patienten mit lediglich einer Proteinurie stellen diese Medikamente einen essentiellen Baustein der Basistherapie dar. Nur bei einer Minderzahl der Patienten mit Glomerulonephritiden, wie z.B. bei Steroid-sensitiver *Minimal Change*-Glomerulonephritiden im Kindesalter kann über einen Verzicht auf eine RAAS-Inhibition bei schnellem Ansprechen auf die Therapie nachgedacht werden [9].

Häufig lässt sich nach Beginn der RAAS-Blockade ein Anstieg des Serum-Kreatinins um 10-30 % beobachten, was allerdings ein Ausdruck der veränderten glomerulären Hämodynamik ist und nicht eine Verschlechterung der Grunderkrankung bedeutet. Nur wenn das Serum-Kreatinin sukzessive steigt oder sollte sich die Glomerulonephritis mit einem fulminanten Beginn und GFR-Verlust erstmalig präsentieren, ist von einer RAAS-Blockade abzusehen. Neben dem Serum-Kreatinin sollte auch das Kalium in der Phase der Eindosierung regelmäßig kontrolliert werden. Klinisch relevanten Hyperkaliämien kann mit Diuretika, die die Kaliumexkretion erhöhen, oder Kalium-bindenden Medikamenten begegnet werden. Zudem kann orales Natriumbikarbonat im Falle einer metabolischen Azidose eingesetzt werden. Eine Titration der ACE-Hemmer/Sartan-Dosis sollte unter Monitoring möglicher Nebenwirkungen bis zur maximal tolerierten bzw. zugelassenen Dosis erfolgen. Alle Patienten sollten über mögliche Komplikationen der Therapie und konkrete Handlungsanweisungen wie Absetzen der Medikation bei Volumenmangel (Erbrechen, Durchfall) aufgeklärt werden.

Falls ein Patient eine RAAS-Blockade nicht toleriert, sind Aldosteron-Antagonisten oder ein direkter Renin-Inhibitor eine mögliche Alternative [10]. Weitere Optionen zur antihypertensiven und antiproteinurischen Therapie bestehen in Kalziumkanalblockern vom Nicht-Dihydropyridintyp (Verapamil, Diltiazem), β-Blockern, Diuretika und α1-Blockern. Kalziumkanalblocker vom Dihydropyridintyp (Amlodipin, Nifedipin) sollten jedoch möglichst vermieden werden, insbesondere, wenn keine RAAS-Blockadc besteht, da sie über eine präglomeruläre Vasodilatation zu einer intraglomerulären Druckerhöhung und gesteigerten Proteinurie führen können. Als nicht-medikamentöse Intervention stellen oben genannte Lebensstilmodifikationen, allen voran eine Reduktion der Salzzufuhr, einen integralen Aspekt der antiproteinurischen Therapie dar.

In den letzten Jahren konnte mit der Entdeckung der nephroprotektiven Effekte der Substanzklasse der SGLT2-Inhibitoren ein neues Kapitel in der Behandlung der chronischen Niereninsuffizienz aufgeschlagen werden. Während eine Verzögerung des GFR-Verlustes bei Patienten mit CKD klar belegt werden konnte, waren in den großen klinischen Studien Patienten ausgeschlossen, die eine vorangegangene immunsuppressive Therapie erhalten hatten [11]. In einer Subanalyse konnte jedoch ein positiver Effekt auf das Voranschreiten der Niereninsuffizienz bei Patienten mit IgA-Nephritis belegt werden [12]. Eine Aussage über die Beeinflussung des Krankheitsverlaufs von Glomerulonephritiden im Allgemeinen lässt sich zum aktuellen Zeitpunkt allerdings noch nicht treffen, wobei pathophysiologische Erwägungen eine ähnlich positive Wirkung wie oben genannte RAAS-Blockade möglich erscheinen lassen.

5.3. Medikamentöse Wirkungen am Glomerulus

Prostaglandine (v.a. PGE2) führen am Vas afferens zu einer Vasodilatation und folglich zu einer Steigerung der GFR. Dieser Mechanismus kann durch eine NSAR-bedingte verminderte Produktion von Prostaglandinen aufgehoben werden, was eine Vasokonstriktion und reduzierte GFR bewirkt. Am Vas efferens kommt es durch eine Aktivierung des RAAS zu einer erhöhten Konzentration von Angiotensin-II (AT-II). Dies führt zur Vasokonstriktion und über eine Erhöhung des effektiven Filtrationsdrucks zu einer gesteigerten GFR. ACE-Hemmer und Sartane verringen die AT-II-Konzentration bzw. blockieren den AT-II-Rezeptor und bewirken dadurch eine Vasodilatation am Vas efferens. Dies ist der Grund für den regelhaft beobachteten leichten Abfall der gemessenen GFR nach Beginn dieser Medikation. SGLT-2-Inhibitoren blockieren den Na^+/Glucose-Transporter im proximalen Tubulus. Hierdurch kommt es zu einer erhöhten intraluminalen Glucose- und auch Na^+-Konzentration in weiter distal gelegenen Tubulusabschnitten. Über das tubulo-glomeruläre Feedback führt dies zu einer Vasokonstriktion am Vas afferens und einer nachfolgenden leichtgradigen Reduktion der GFR.

Die Wirkmechanismen sind in Abb. 5.2 noch einmal schematisch zusammengefasst.

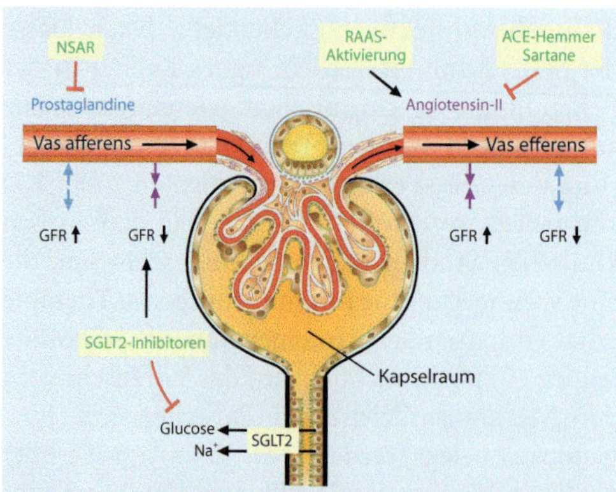

Abb. 5.2: Medikamentöse Wirkorte am Glomerulus.

5.4. Prophylaxe und Therapie von Komplikationen

Neben der positiven Beeinflussung des Krankheitsverlaufs durch Lebensstilmodifikationen und strenge Blutdruckeinstellung ist die Prophylaxe und Therapie von Komplikationen der dritte, wichtige Baustein der Basistherapie von Glomerulonephritiden.

Eine häufige (Erst-)Manifestation der Glomerulonephritiden sind Ödeme, die sich bei Patienten mit nephrotischem Syndrom in besonderem Ausmaß präsentieren. Erste Wahl sind hier Schleifendiuretika, die bei Therapieresistenz auch unter erhöhter Dosierung mit einem Thiaziddiuretikum kombiniert werden können (sequenzielle Nephronblockade). Bei schwerem nephrotischen Syndrom mit refraktären Ödemen kann die Hinzunahme von Amilorid eine sinnvolle Ergänzung sein, insbesondere bei koinzidenter Hypokaliämie [13]. In schweren Fällen sollten die Schleifendiuretika stets intravenös verabreicht werden und bei Therapieversagen ist die Hämodialyse bzw. Ultrafiltration die *ultima ratio*, um einen Volumenentzug zu erreichen.

Eine besondere Komplikation bei Glomerulonephritiden, die mit einem nephrotischen Syndrom einhergehen ist das deutlich erhöhte Risiko für Thrombosen und Thrombembolien. Das individuelle Risiko ist abhängig von der zugrundeliegenden Glomerulonephritiden-Form und korreliert mit dem Ausmaß der Proteinurie sowie der Hypalbuminämie. Ab einem Serum-Albumin $<$20-25 g/l sollte stets eine Evaluation hinsichtlich der Notwendigkeit einer Antikoagulation erfolgen. Für weitere Einzelheiten sei hier auf die jeweiligen Kapitel zu den spezifischen Glomerulonephritiden verwiesen.

Hyperlipidämie ist eine häufige Komorbidität bei Patienten mit Glomerulonephritiden. Diese kann sowohl als unabhängige Erkrankung aufgrund des Lebensstils oder der genetischen Disposition auftreten, als auch als Folge der Grunderkrankung – insbesondere wenn diese mit einem nephrotischen Syndrom einhergeht – oder als Nebenwirkung einer immunsuppressiven Therapie. Neben Lebensstilmodifikation sind Statine das Mittel der Wahl, gegebenenfalls in Kombination mit Ezetimib. Geht die Glomerulonephritis mit einer chronischen Nierenfunktionseinschränkung einher, sollte ab CKD Stadium III standardmäßig ein Statin begonnen werden [2, 9].

Ebenso sollte bei Patienten mit fortgeschrittener Niereninsuffizienz eine Vitamin D-Supplementation erfolgen. Es mehren sich Hinweise, dass eine Vitamin D-Gabe bei Glomerulonephritis-Patienten den anti-proteinurischen Effekt einer RAAS-Blockade verstärken und den progredienten GFR-Verlust verlangsamen kann [14]. Der Stellenwert einer oralen Bicarbonat-Gabe ist bislang nicht endgültig geklärt. Während theoretische Überlegungen ebenso wie tierexperimentelle Daten einen Nutzen nahelegen, fehlen kontrollierte Studien für die einzelnen Glomerulonephritis-Formen, so dass bislang keine generelle Empfehlung für eine Bicarbonat-Supplementation unabhängig vom Vorhandensein einer metabolischen Azidose ausgesprochen werden kann [5, 15].

Patienten mit Glomerulonephritiden sind aus mehreren Gründen einem erhöhten Infektionsrisiko ausgesetzt. Zum einen erfordert die zugrundeliegende Erkrankung häufig eine immunsuppressive Therapie mit einer nachfolgend gesteigerten Infektanfälligkeit oder potentiellen Aktivierung latenter Infektionen, zum anderen kann es durch den glomerulären Verlust von IgG, besonders beim nephrotischen Syndrom, zu einer endogen erhöhten Suszeptibilität für Infekte kommen. Patienten mit nephrotischem Syndrom sollten daher altersunabhängig gegen Pneumokokken sowie jährlich gegen Influenza geimpft werden. Ist eine Immunsuppression von Nöten sollte in jedem Fall auf bislang nicht bekannte Infektionskrankheiten (z.B. HIV, Hepatitis B und C, Tuberkulose) gescreent werden und eine medikamentöse *Pneumocystis*-Prophylaxe mit Trimethoprim-Sulfmethoxazol erwogen werden. Unter Immunsuppression sind Impfungen mit Lebendimpfstoffen wie Mumps/Masern/Röteln oder Gelbfieber kontraindiziert und sollten auf einen späteren Zeitpunkt verschoben werden.

Bei Frauen im gebärfähigen Alter müssen immer Erwägungen zu den Risiken einer Schwangerschaft für die Mutter, den Fetus und die zugrundeliegende Erkrankung erfolgen. Im Rahmen einer Schwangerschaft kommt es häufig zu Komplikationen, die bereits im Vorfeld verhindert oder abgemildert werden können [16]. Viele der breit eingesetzten Medikamente (ACE-Hemmer, Immunsuppressiva) haben darüber hinaus ein bekanntes teratogenes Potential oder können die Fruchtbarkeit nachhaltig beeinträchtigen. Eine Aufklärung der Patientinnen über die Notwendigkeit einer Kontrazeption ist obligat und auf Wunsch sollte eine Beratung hinsichtlich der Maßnahmen bei Kinderwunsch erfolgen. Näheres hierzu findet sich im Kap. 8.2. "Glomerulonephritiden in der Schwangerschaft".

Literatur

1. Rovin BH et al. Executive summary of the KDIGO 2021 Guideline for the Management of Glomerular Diseases. Kidney Int 2021;100(4):753-779.

2. Stevens PE, A Levin. Evaluation and management of chronic kidney disease: synopsis of the kidney disease: improving global outcomes 2012 clinical practice guideline. Ann Intern Med 2013;158(11):825-30.

3. Lichtenstein AH et al. 2021 Dietary Guidance to Improve Cardiovascular Health: A Scientific Statement From the American Heart Association. Circulation 2021; 144(23):e472-e487.

4. Menon V et al. Effect of a very low-protein diet on outcomes: long-term follow-up of the Modification of Diet in Renal Disease (MDRD) Study. Am J Kidney Dis 2009; 53(2):208-17.

5. Floege J, P Boor, MJ Moeller. [What is certain in the treatment of glomerulonephritis?]. Internist (Berl) 2018; 59(12):1268-1278.

6. Orth SR, E Ritz, RW Schrier. The renal risks of smoking. Kidney Int 1997;51(6):1669-77.

7. Cravedi P, P Ruggenenti, G Remuzzi. Proteinuria should be used as a surrogate in CKD. Nat Rev Nephrol 2012;8(5):301-6.

8. Heerspink HJL et al. Change in albuminuria as a surrogate endpoint for progression of kidney disease: a meta-analysis of treatment effects in randomised clinical trials. Lancet Diabetes Endocrinol 2019;7(2):128-139.

9. Cheung AK et al. Executive summary of the KDIGO 2021 Clinical Practice Guideline for the Management of Blood Pressure in Chronic Kidney Disease. Kidney Int 2021;99(3):559-569.

10. Dhaybi OA, G Bakris. Mineralocorticoid antagonists in chronic kidney disease. Curr Opin Nephrol Hypertens 2017;26(1):50-55.

11. Heerspink HJL et al. Dapagliflozin in patients with chronic kidney disease. New England Journal of Medicine 2020;383(15):1436-1446.

12. Wheeler DC et al. A pre-specified analysis of the DAPA-CKD trial demonstrates the effects of dapagliflozin on major adverse kidney events in patients with IgA nephropathy. Kidney Int 2021;100(1):215-224.

13. Stæhr M et al, Aberrant glomerular filtration of urokinase-type plasminogen activator in nephrotic syndrome leads to amiloride-sensitive plasminogen activation in urine. Am J Physiol Renal Physiol 2015;309(3): F235-41.

14. Gembillo G et al. Vitamin D and glomerulonephritis. Medicina (Kaunas) 2021;57(2).

15. Mahajan A et al. Daily oral sodium bicarbonate preserves glomerular filtration rate by slowing its decline in early hypertensive nephropathy. Kidney Int 2010;78(3): 303-9.

16. Ponticelli C, RJ Glassock. Prevention of complications from use of conventional immunosuppressants: a critical review. Journal of Nephrology 2019;32(6):851-870.

6. Primäre Glomerulonephritiden

6.1. Minimal Change-Glomerulonephritis

Mario Schiffer

Die *Minimal Change*-Glomerulonephritis, oftmals auch als Minimalläsion bezeichnet, ist ein klassisches Beispiel für eine Podozytopathie, bei der es keine lichtmikroskopisch sichtbaren gröberen Veränderungen der Kapillarwand des Glomerulums gibt. Bei einer länger bestehenden nephrotischen Proteinurie findet sich allerdings in den Nierentubuli ein mikroskopisches Bild mit gespeicherten Eiweiß- und Fetttröpfchen, die sogenannte Lipoidnephrose. Diese stellt bei Überschreitung der maximalen Fähigkeit der Tubuluszellen zur Pinozytose eine typische Veränderung bei allen nephrotischen Erkrankungen dar. Epidemiologisch ist die *Minimal Change*-Glomerulonephritis am häufigsten im Kindesalter zu finden und ist beim Erwachsenen in nur etwa 15 % der Fälle für ein nephrotisches Syndrom verantwortlich.

6.1.1. Ätiologie und Pathogenese

Als primäre Podozytopathie ist es sicherlich denkbar, dass auch der *Minimal Change*-Phänotyp, wie auch bei der FSGS, durch genetische Faktoren mitbeeinflusst wird. Darüber hinaus wird eine Dysregulation von T-Zellen beschrieben, zum einen eine Imbalance zwischen regulatorischen T-Zellen und anderen T-Zellen beziehungsweise CD34-positive Stammzellen aus dem Knochenmark. Hierzu gibt es tierexperimentelle Evidenzen [1, 2]. Für die Beteiligung von B-Zellen gibt es zum einen klinische Evidenzen, zum Beispiel eine Serie von *Case Reports*, die ein gutes Ansprechen von *Minimal Change* auf eine Therapie von Rituximab belegen [3]. Das Ansprechen von Rituximab lässt sich allerdings auch direkt auf Autoantikörper gegen Nephrin bei *Minimal Change* zurückführen [4]. Aber auch lösliche Faktoren sind in der Pathogenese von *Minimal Change* beschrieben [5], was ebenfalls noch einmal die Nähe dieser Podozytopathie zur fokal-segmentalen Glomerulosklerose (FSGS) belegt. Aber auch sekundäre Formen von *Minimal Change* bei Neoplasien, Medikamenten, Infektionen, Allergien oder im Zuge von anderen renalen Erkrankungsformen sind beschrieben [6].

6.1.2. Klinik

Minimal Change zeigt häufig einen plötzlichen Beginn mit nephrotischem Syndrom und initial selektiver Proteinurie. Die Schwere des nephrotischen Syndroms kann stark variieren, bis hin zu einem akuten Nierenversagen, prärenaler Genese bei Hypalbuminämie. Bei Kindern zeigt sich neben den Gesichts- und Beinödemen beziehungsweise der allgemeinen Anasarka oftmals auch Aszites, oder auch ein Skrotalödem. Im Vordergrund steht die Albuminurie, im Urinsediment sieht man aber auch vermehrt eine Mikrohämaturie.

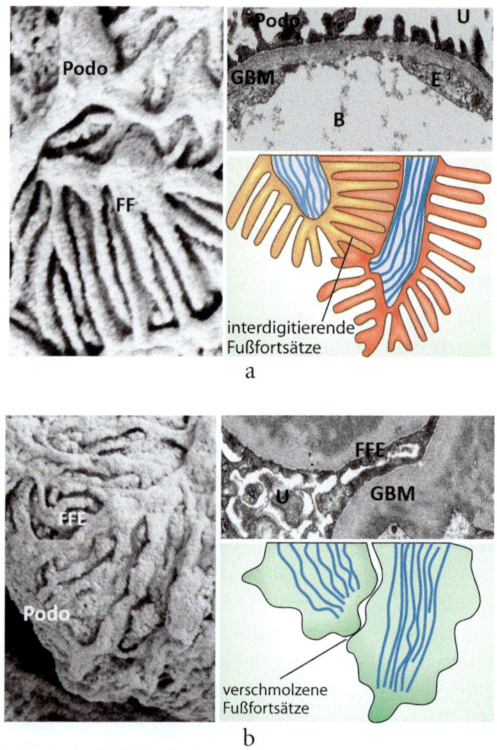

Abb. 6.1a+b: Elektronenmikroskopische Aufnahme sowie schematische Darstellung der glomerulären Filtrationsbarriere. **a:** normal; **b:** nephrotisches Syndrom. **Podo**: Podozyten, **FF**: Fußfortsätze, **FFE**: Fußfortsatz-effacement, **GBM**: Glomeruläre Basalmembran, **U:** Urinraum, **E**: Endothel, B: Blutseite.

6.1.3. Diagnostik

Allgemeine Diagnostik des nephrotischen Syndroms mit Quantifizierung der Albuminurie und einer Nephelometrie. Weiterhin ist für die Diagnose eine repräsentative Nierenbiopsie inklusive der Elektronenmikroskopie notwendig. Dabei imponiert die unauffällige glomeruläre Lichtmikroskopie und das oftmals komplette Podozyteneffacement in der Elektronenmikroskopie. Neuere Untersuchungen legen bei *Minimal Change* auch eine Autoantikörper-vermittelte Immunpathogenese nahe [4]. Für den Nachweis dieser Autoantikörper gegen Nephrin liegen allerdings bisher (Stand 06/2022) keine standardisierten Laboruntersuchungen vor. Die ELISA-Techniken zu diesem Autoantikörpernachweis wurden von den Autoren selbst etabliert.

6.1.4. Pathologie und Immunpathologie

Typische histologische Veränderungen in der Nierenbiopsie bei *Minimal Change*-Glomerulonephritis sind in Abb. 6.2 dargestellt.

6.1.5. Therapie

Wichtig, wie bei allen nephrotischen Syndromen, ist die konsequente Blutdruckeinstellung mit einem Zielblutdruck (altersadaptiert) von möglichst unter 130 mmHg systolisch, das mit präferenziell einer ACE-Hemmer-Therapie oder einem AT1-Rezeptorantagonisten erreicht werden sollte. Zusätzlich können Schleifendiuretika zur Verhinderung einer Hyperkaliämie eingesetzt werden. Weiterhin sollte als Allgemeinmaßnahme die Kochsalzaufnahme reduziert werden, Nikotin sollte vermieden werden und bei gleichzeitig bestehen-

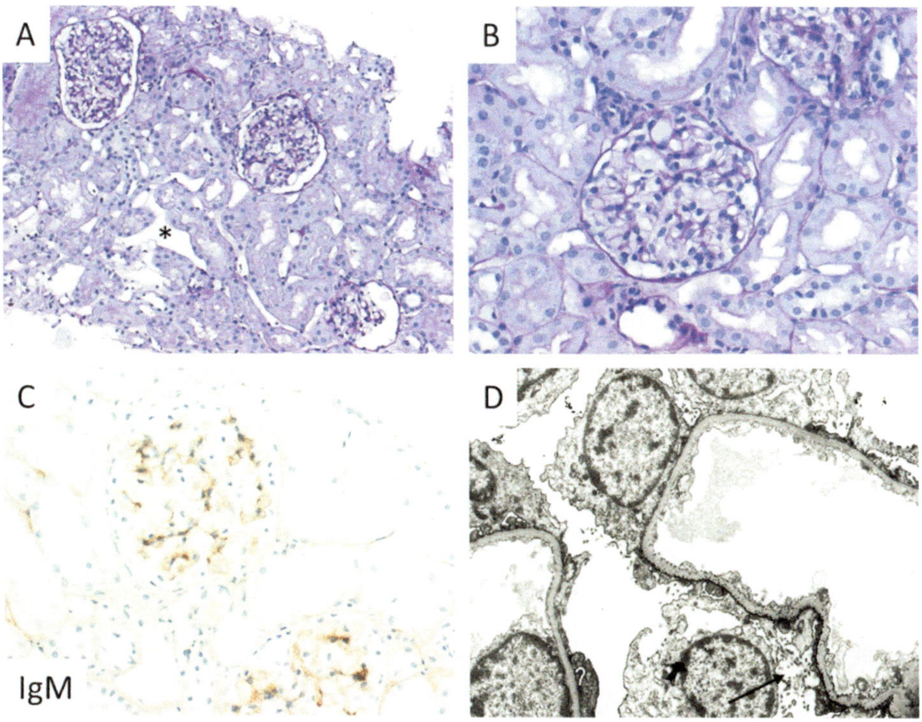

***Abb. 6.2: Minimal Change*-Glomerulopathie.**
A: Nierenparenchym mit 3 strukturell unauffälligen Glomeruli und ohne auffällige tubulo-interstitielle Vernarbungen. Die peritubulären Kapillaren hier etwas dilatiert (*), PAS, 200×;
B: Lichtmikroskopisch strukturell unauffälliger Glomerulus, PAS, 400×;
C: Geringe mesangiale IgM-Ablagerungen, welche aufgrund der großen Molekülgröße des IgM-Pentamers der schweren Proteinurie geschuldet sind, IgM-Immunhistochemie, 400×;
D: Podozyten mit plattenartigem Verlust der Fußfortsätze und mikrovillöser Transformation (Pfeil) als Korrelat der *Minimal Change*-Glomerulopathie, Elektronenmikroskopie, 5000×.

der Hyperlipidämie sollte zügig mit einer Statin-Therapie begonnen werden. Bei ausgeprägter Hypalbuminämie mit einem Serum-Albumin von unter 20 g/l sollte mit einer prophylaktischen Antikoagulation begonnen werden. Da bei einer ausgeprägten Hypalbuminämie auch von einem Antithrombin-3-Verlust ausgegangen werden muss, sollte primär mit Vitamin K-Antagonisten therapiert werden mit einer Ziel-INR zwischen 1,8 und 2. Zur spezifischen Therapie gehört bei Minimal Change nach wie vor als erste Wahl die Prednisolon-Therapie mit 1 mg/kg Körpergewicht. Die Dosis sollte auf maximal 80 mg am Tag beschränkt werden und sollte bei ausbleibender Remission bis zu 16 Wochen konsequent durchgeführt werden, um eine Steroidresistenz auszuschließen. Bei Eintritt der Remission sollten die Steroide um 10 mg alle zwei Wochen über 24 Wochen ausgeschlichen werden.

Bei Rezidiv und wiederansteigender Proteinurie sollte die Steroidtherapie wieder heraufgesetzt werden und zusätzlich beginnt man mit einem Calcineurininhibitor, z.B. Ciclosporin A mit 3-5 mg/kg KG bei einem Zielspiegel von 100-120 ng/ml bzw. Tacrolimus 0,05-0,1 mg/kg KG mit einem Zielspiegel von 6-8 ng/ml. Oftmals ermöglicht die Hinzugabe eines Calcineurininhibitors eine schnellere Reduktionsmöglichkeit der Steroidtherapie und ermöglicht das Belassen eines geringen CNI-Spiegels über einen längeren Zeitraum, auch nach Eintritt einer Remission. Alternativ und auch nach den neuen Daten ist eine Rituximab-Therapie bei Steroidresistenz zu erwägen bzw. eine orale Therapie mit Cyclophosphamid in einer Dosierung von 2-2,5 mg/kg KG/dfür 8-12 Wochen.

6.1.6. Prognose

Bei Kindern führt die Steroidtherapie bereits in über 90 % der Fälle zu einer Vollremission. Bei Erwachsenen fällt dieser Anteil deutlich geringer aus und etwa ein Drittel der Patienten benötigen neben Steroiden eine weitere Therapieeskalation. Die sogenannten "*Frequent Relapser*", also Patienten, die mehr als zwei *Relapses* innerhalb der ersten sechs Monate nach Therapieansprechen gezeigt haben, beziehungsweise mehr als vier *Relapses* innerhalb von 12 Monaten zeigten, ist die Prognose, wie zu erwarten, etwas schlechter.

Literatur

1. Sellier-Leclerc AL, Duval A, Riveron S, Macher MA, Deschenes G, Loirat C, Verpont MC, Peuchmaur M, Ronco P, Monteiro RC, Haddad E. A humanized mouse model of idiopathic nephrotic syndrome suggests a pathogenic role for immature cells. J Am Soc Nephrol 2007;18(10):2732-9.

2. Chan CY, Teo S, Lu L, Chan YH, Lau PY, Than M, Jordan SC, Lam KP, Ng KH, Yap HK. Low regulatory T-cells: A distinct immunological subgroup in minimal change nephrotic syndrome with early relapse following rituximab therapy. Transl Res 2021;235:48-61.

3. Yang T, Nast CC, Vo A, Jordan SC. Rapid remission of steroid and mycophenolate mofetil (mmf)-resistant minimal change nephrotic syndrome after rituximab therapy. Nephrol Dial Transplant 2008;23(1):377-80.

4. Watts AJB, Keller KH, Lerner G, Rosales I, Collins AB, Sekulic M, Waikar SS, Chandraker A, Riella LV, Alexander MP, Troost JP, Chen J, Fermin D, Yee JL, Sampson MG, Beck LH, Jr., Henderson JM, Greka A, Rennke HG, Weins A. Discovery of autoantibodies targeting nephrin in minimal change disease supports a novel autoimmune etiology. J Am Soc Nephrol 2022;33(1):238-52.

5. Ali AA, Wilson E, Moorhead JF, Amlot P, Abdulla A, Fernando ON, Dorman A, Sweny P. Minimal-change glomerular nephritis. Normal kidneys in an abnormal environment? Transplantation 1994;58(7):849-52.

6. Glassock RJ. Secondary minimal change disease. Nephrol Dial Transplant 2003;18 Suppl 6:vi52-8.

7. Rovin BH, Adler SG, Barratt J, Bridoux F, Burdge KA, Chan TM, Cook HT, Fervenza FC, Gibson KL, Glassock RJ, Jayne DRW, Jha V, Liew A, Liu ZH, Mejía-Vilet JM, Nester CM, Radhakrishnan J, Rave EM, Reich HN, Ronco P, Sanders JF, Sethi S, Suzuki Y, Tang SCW, Tesar V, Vivarelli M, Wetzels JFM, Lytvyn L, Craig JC, Tunnicliffe DJ, Howell M, Tonelli MA, Cheung M, Earley A, Floege J. Executive summary of the KDIGO 2021 Guideline for the Management of Glomerular Diseases. Kidney Int 2021;100(4):753-79.

6.2. Fokal-segmentale Glomerulosklerose

Mario Schiffer

Die fokal-segmentale Glomerulosklerose (FSGS) ist ebenfalls eine klassische Podozytopathie und im Unterschied zur Minimalläsion finden sich auch lichtmikroskopische Veränderungen am Glomerulum, die darauf basieren, dass es zu einem echten Podozytenverlust gekommen ist und damit Adhäsionen der denudierten Basalmembran an der Baumannschen Kapsel entstehen, in diesem Bereich es zu Missfiltrationen und sekundären Proliferationen kommt, die in Narbenfeldern resultieren. Diese Narbenfelder betreffen oftmals nur einen Teil des Glomerulus, daher die Nomenklatur "segmentale" Glomerulosklerose, während die nichtbetroffenen Anteile des Glomerulus lichtmikroskopisch unauffällig imponieren, allerdings auch in der Elektronenmikroskopie, ähnlich wie *Minimal Change*, ein komplettes Fußfortsatzeffacement zeigen. Da es sich um eine fokale Erkrankung handelt, sind nur einige Glomeruli betroffen, während in unmittelbarer Nachbarschaft auch lichtmikroskopisch normal imponierende Glomeruli auftreten können, die allerdings auch elektronenmikroskopisch ein komplettes Fußfortsatzeffacement zeigen und damit sich auch erklärt, weshalb es im Rahmen einer Biopsie, je nach Anzahl der Glomeruli, die getroffen worden sind, häufiger zu Fehldiagnostik kommen kann, wenn bei den biopsierten Glomeruli keine FSGS-Läsionen sichtbar sind und es damit zu einer Verwechslung mit einer *Minimal Change*-Glomerulonephritis kommen kann.

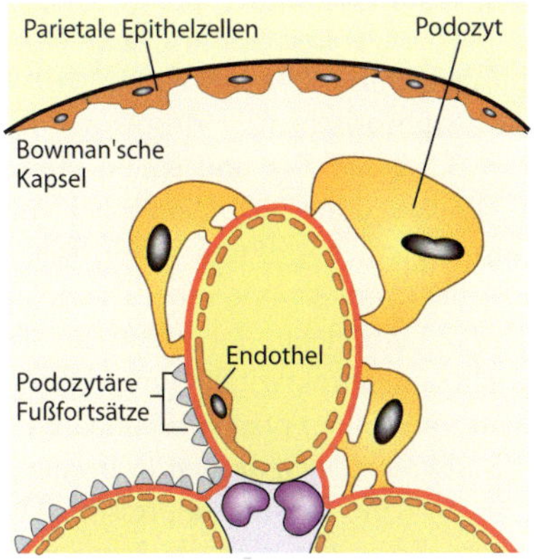

a

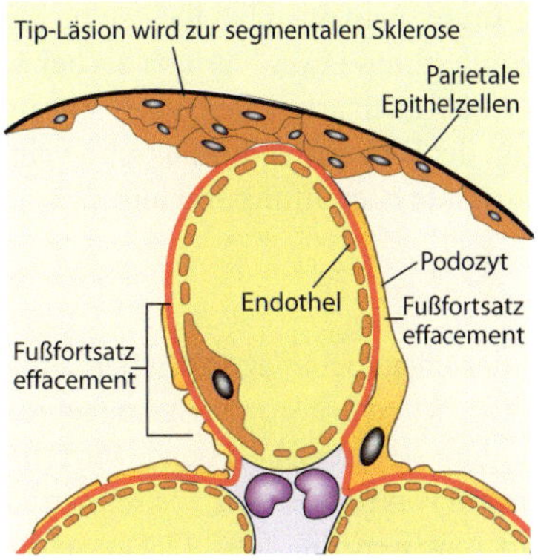

b

Abb. 6.3a+b: Schematische Abbildung einer Kapillarschlinge des Glomerulus. **a:** Normaler Glomerulus; **b:** Entstehung der segmentalen Glomerulosklerose.

6.2.1. Ätiologie und Pathogenese

Es werden drei Ätiologien diskutiert. Zum einen das Vorhandensein zirkulierender Permeabilitätsfaktoren, was häufig erst auffällt, wenn die Patienten transplantiert werden und es dann unmittelbar nach Transplantation wieder zu einem Rezidiv der FSGS mit nephrotischem Syndrom kommt. Die zweite Subgruppe bilden als primäre Podozytopathien wieder genetische Formen und hierzu gibt es eine ganze Reihe möglicher Mutationen (☞ Tab. 4.1) und weiterhin gibt es FSGS-Läsionen sekundär bei anderen Erkrankungen, beispielsweise bei angeborener funktioneller Einnierigkeit, Hyperfiltration bei Adipositas permagna, sekundär bei Viruserkrankungen, Medikamenten und bei Tumorerkrankungen. Darüber hinaus können sekundäre FSGS-Läsionen auch sekundär im Rahmen jeder anderen glomerulären Erkrankung als Zeichen der Chronifizierung bzw. des fortgeschrittenen Podozytenschadens detektiert werden und auftreten und diese müssten dann entsprechend der glomerulären Grundkrankheit nicht zusätzlich therapiert werden, sondern basieren allein auf sekundären Veränderungen im Rahmen der zugrundeliegenden Glomerulonephritis.

6.2.2. Klinik

Klinisch ist die FSGS, ähnlich wie die *Minimal Change*-Erkrankung, oftmals durch ein plötzlich beginnendes nephrotisches Syndrom gekennzeichnet, ebenfalls mit initial selektiver Proteinurie, wohingegen sekundäre Formen sich eher durch subnephrotische Proteinurie auszeichnen.

Seltener findet man auch bei FSGS eine Mikrohämaturie, allerdings etwas häufiger als bei *Minimal Change* treten auch arterielle Hypertonie und zum Zeitpunkt der Diagnostik oftmals schon eine leicht eingeschränkte Nierenfunktion auf.

6.2.3. Diagnostik

Neben der allgemeindiagnostischen Abklärung des nephrotischen Syndroms, ist eine repräsentative Nierenbiopsie essenziell. Hierzu wird eine minimale Anzahl von mindestens 15 Glomerula gefordert und nur, wenn in allen 15 Glomeruli keine FSGS-Läsion zu finden ist, befinden wir uns in einem relativ sicheren diagnostischen Korridor, um hier von einer *Minimal Change*-Läsion auszugehen. Und absolut dazugehörig ist auch bei der FSGS die Elektronenmikroskopie mit dem Nachweis des podozytären Schadens und Fußfortsatzeffacements. Histologisch werden mehrere Subklassen differenziert (☞ Kap. 6.1.). Hierzu ist nur noch zu erwähnen, dass einige dieser histologischen Formen mit einer unterschiedlichen Prognose assoziiert sind. Dabei zählt die sogenannte "*Tip Lesion*"-Variante, bei der sich die Adhäsionen im Bereich des Harnpols finden, zu den Varianten mit der besseren Prognose, während die kollabierende Form, bei der, wie der Name das bereits suggeriert, das glomeruläre Kapillarknäuel einen Kollaps aufweist, mit der schlechtesten Prognose assoziiert ist. In der genetischen Diagnostik besteht bei Kindern allgemeiner Konsens, ein genetisches Screening durchzuführen, während es bei erwachsenen Patienten oftmals nicht routinemäßig empfohlen wird. Bei negativer Familienanamnese wird in weniger als fünf Prozent der Fälle eine FSGS-assoziierte Mutation nachgewiesen, allerdings liegen beim Erwachsenen häufiger kombinierte Heterozygotien vor und aus meiner Sicht ist auch dieser Nachweis außerordentlich hilfreich. Zum einen um je nach Strukturdefekt den Patienten langfristige immunsuppressive Therapien zu ersparen und zweitens eine prognostische Aussage darüber treffen zu können, ob der Patienten, ähnlich wie bei primären FSGS-Formen, auf dem Boden von zirkulierenden Faktoren ein Rezidivrisiko hat oder nicht, da genetische Formen logischerweise keine Risiken für ein Rezidiv zeigen. Hier ist allerdings noch zu erwähnen, dass bei kombinierten Heterozygotien und Spenderwunsch der Eltern des Patienten, auch berücksichtigt werden muss, dass bei den Spendern dann potentiell eine Monoheterozygotie vorliegt. Hier muss im Einzelfall abgeschätzt werden, ob diese Heterozygotie potentiell bei Spende erfolgter Einnierigkeit ein Risiko für den Spender darstellt.

6.2.4. Pathologie und Immunpathologie

Typische histologische Veränderungen in der Nierenbiopsie bei *Minimal Change*-Glomerulonephritis sind in Abb. 6.4 dargestellt.

6.2.5. Therapie

Neben der allgemeinen supportiven Therapie, ist auch bei der FSGS primäre ein Steroidversuch mit Prednisolon (1 mg/kg KG, maximal 80 mg/d) für mindestens 4 bis maximal 16 Wochen indiziert und bei Eintritt einer Remission werden die Steroide um 10 mg alle zwei Wochen über 24 Wochen reduziert. Bei Rezidiven wird ebenfalls eine erneute Steroidtherapie empfohlen und nur bei Therapierefraktärität würde man parallel zur Steroidbehandlung Calcineurininhibitor-Therapien durchführen. Die KDIGO-Leitlinien definieren den Therapiealgorithmus wie in Abb. 7.7: bei Vorliegen eines nephrotischen Syndroms mit Proteinurie über 3,2 g am Tag und einem reduzierten Serum-Albumin unter 30 g/l sowie bei Vorliegen eines histologischen diffusen Fußfortsatzeffacements ist die immunsuppressive Therapie induziert. KDIGO empfiehlt eine genetische Testung erst bei Therapierefraktärität. Ohne ein nephrotisches Syndrom sollten primär sekundäre Formen der FSGS ausgeschlossen werden, da bei der sekundären FSGS keine immunsuppressive Therapie indiziert ist. Erst wenn sich die Proteinurie verschlechtert, würde man immunsuppressiv behandeln [1]. Bei Therapierefraktärität auf diese beiden Schemata stehen alternativ Cyclophosphamid, MMF oder Rituximab zur Verfügung. Zu den drei letztgenannten Therapieoptionen gibt es entsprechend Fallserien und Berichte mit denen es gelungen ist, die Patienten erfolgreich in Remission zu bringen, auch wenn eine primäre Steroidresistenz vorlag. Immunsuppressive Therapie bei Patienten mit genetischer FSGS ist ein kontrovers diskutiertes Thema. Je nach vorliegender Mutation sind Fallberichte beschrieben, bei denen, wenn spezifische Signalwege betroffen waren, wie zum Beispiel

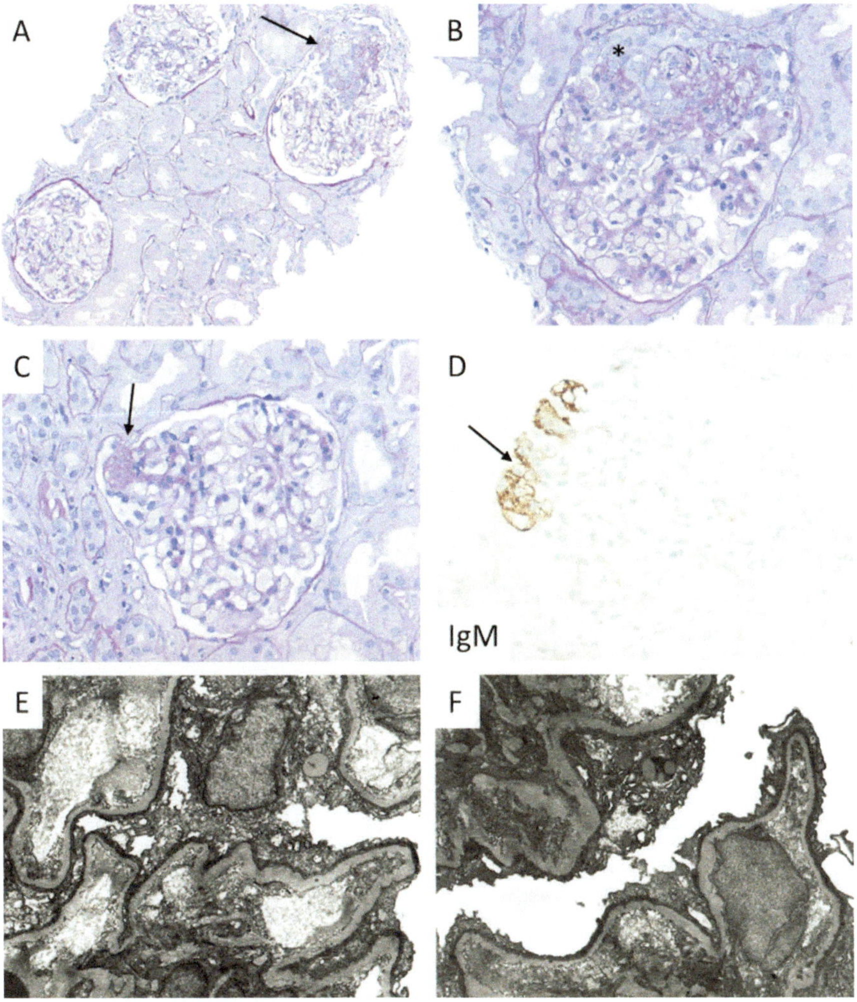

Abb. 6.4: **Primäre fokal-segmentale Glomerulosklerose (FSGS).**
A: Glomerulus mit segmentaler Sklerosierung im Bereich des Harnpols vom Typ einer sogenannten *Tip*-Läsion mit reichlich intrakapillären Schaumzellen (Pfeil), PAS, 200×;
B: Segmentale Sklerosierung mit intrakapillären Schaumzellen und auffälliger Aktivierung von Podozyten und Parietalzellen (*), PAS, 400×;
C: Winzige segmentale Sklerosierung mit Kapseladhäsionen (Pfeil), PAS, 400×;
D: Anfärbung der segmentalen Sklerosierung in der IgM-Färbung (Pfeil), IgM-Immunhistochemie, 400×;
E: Podozyten mit plattenartigem Verlust der Fußfortsätze und auf der Außenseite der Basalmembran kondensiertem Zytoskelett der Podozyten (Pfeil), Elektronenmikroskopie, 5000×:
F: Vollständiger Verlust der Podozytenfußfortsätze, Elektronenmikroskopie, 5000×.

der CoQ_{10}-Signalweg oder der PLCE1-Signalweg. Dies ist allerdings eine Einzelfallentscheidung.

6.2.6. Prognose

Die FSGS ist mit einer deutlich schlechteren Prognose assoziiert als die *Minimal Change*-Erkrankung und als prognostisch ungünstige Faktoren gilt ein bereits erhöhtes Serumkreatinin bei Diagnosestellung, wobei man hier auch unterscheiden muss, ob es möglicherweise zu einer prärenalen Komponente im Rahmen des nephrotischen Syndroms gekommen ist, die zu einer eingeschränkten Nierenfunktion führt – dieser Anteil wäre wieder reversibel – oder der ob es sich bereits um echte

Gewebeverluste im Bereich der Niere handelt, was sich oftmals aber auch durch die Biopsie klären lässt anhand des Grades an interstitieller Fibrose und Tubulusatrophie. Empirisch gesehen ist eine Proteinurie über 10 g/Tag ebenfalls mit einer schlechteren Prognose assoziiert und wie erwähnt ist je nach histologischem Subtyp bei der kollabierenden Variante die schlechteste Prognose beschrieben. Kollabierende Varianten zeigen sich oftmals bei Patienten mit afrikanischen Wurzeln, hier ist auch eine mögliche zusätzliche Komponente durch ApoE1 durchaus mit zu berücksichtigen. Patienten mit einer sehr großen Proteinurie über 10-14 g am Tag werden oftmals bei Nichterreichen der Remission innerhalb von zwei bis drei Jahren terminal niereninsuffizient. Der beste prognostische Parameter ist, ähnlich wie bei *Minimal Change*, das primäre Ansprechen auf eine Glukokortikoidtherapie.

Literatur

1. Rovin BH et al. Executive summary of the KDIGO 2021 Guideline for the Management of Glomerular Diseases. Kidney Int 2021;100(4):753-779.

6.3. Membranöse Glomerulonephritis

Janina Müller-Deile

Die membranöse Glomerulonephritis ist eine häufige Ursache eines nephrotischen Syndroms bei Erwachsenen.

Die Inzidenz der membranösen Glomerulonephritis liegt bei ca. 1:100.000. Männer sind etwa doppelt so häufig betroffen wie Frauen und das mittlere Alter liegt bei 30-50 Jahren. Generell unterscheidet man eine primärer membranöse Glomerulonephritis, die in 80 % der Fälle vorliegt, von einer sekundären FSGS, die durch Malignome, Infektionen, Autoimmunerkrankungen oder Medikamente bedingt ist [1].

6.3.1. Ätiologie und Pathogenese

Die membranöse Glomerulonephritis entsteht durch die Ablagerung von Immunkomplexen auf der subepithelialen Seite der glomerulären Basalmembran. Prinzipiell können drei verschiedene Mechanismen zur Entstehung der Immundepots führen.

Zum einen wäre eine subepitheliale Ablagerung von zirkulierenden Immunkomplexen denkbar (☞ Abb. 6.5A). Im Rattenmodell wurde ein solcher Pathomechanismus beschrieben. Das zirkulierende Immunkomplexe auch bei der membranösen Glomerulonephritis im Menschen eine Rolle spielen ist bislang nicht belegt.

Der klassische Pathomechanismus der humanen membranösen Glomerulonephritis ist jedoch derer, dass Immunkomplexe *in situ* entstehen, wenn sich im Blut zirkulierende Antikörper gegen ein auf den Podozyten exprimiertes Protein befinden (☞ Abb. 6.5B). Im Tiermodell ist dieser Mechanismus als Heymann-Nephritis bekannt: In Ratten kann nach Injektion eines Extraktes aus Nierentubuluszellen eine membranöse Glomerulonephritis hervorgerufen werden. Zielantigene konnten zwischenzeitlich Megalin und Cubilin identifiziert werden, die von tubulären und glomerulären Epithelzellen exprimiert werden [2]. Megalin wird im menschlichen Glomerulus allerdings nicht exprimiert. Bei antenataler membranöser Glomerulonephritis wurde des Weiteren das Enzym Neutrale Endopeptidase als Antigen gegen das sich Antikörper bilden beschrieben: Fehlt der Mutter aufgrund einer Mutation die podozytäre neutrale Endopeptidase, kann es während der ersten Schwangerschaft zu einer Immunisierung der Mutter kommen wenn der Fetus dieses Enzym in der Niere exprimiert. Bei einer zweiten Schwangerschaft können mütterliche Antikörper gegen neutrale Endopeptidase die Plazenta passieren und im Fetus eine membranöse Glomerulonephritis hervorrufen.

Als weiterer Pathomechanismus wäre es möglich, dass zirkulierende Antikörper sich gegen ein Antigen richten, das zuvor im subepithelialen Raum abgelagert wurde (☞ Abb. 6.5C). Hierzu gibt es Maus- und Rattenmodelle. Auch bei membranöser Glomerulonephritis in der frühen Kindheit wurde die Ablagerung von kationischem (positiv geladenem) Rinderserum als mögliches subendotheliales Antigen, gegen das sich Antikörper bilden, diskutiert [3, 4]. Man nimmt an, dass im Darm geringe Mengen von Rinderserumalbumin aus Kuhmilch aufgenommen werden können.

Bei allen beschriebenen podozytären Autoantikörpern ist bislang jedoch unklar, was die Autoantikörperproduktion triggert und wie sie die subepitheliale Region erreichen, da die glomeruläre Filtrationsbarriere normalerweise undurchlässig für Autoantikörper ist.

Im Menschen sind die bisher beschriebenen podozytären Autoantikörper PLA2R-AK, THSD7A-AK, NELL1-AK, EXT1/2-AK und SAMA3B-AK (siehe unten) [5-7].

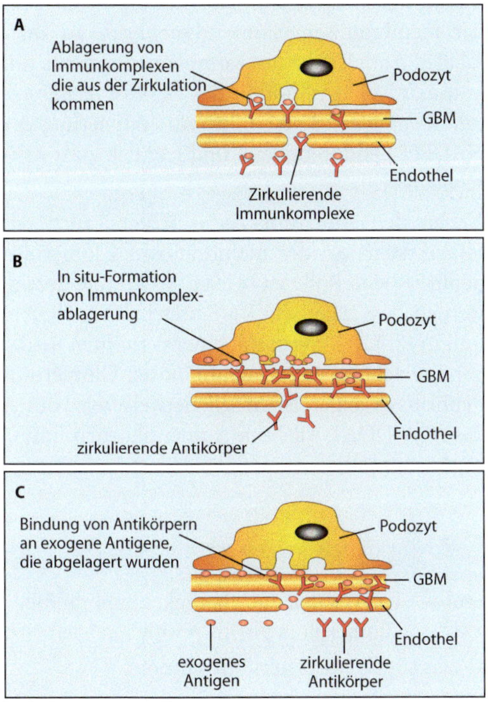

Abb. 6.5: Drei mögliche Theorien der Antikörperbindung an subepitheliale Region der glomerulären Filtrationsbarriere.

A: Ablagerung von Immunkomplexen aus der Zirkulation. Hierfür gibt es nur Tiermodelldaten, allerdings keine Evidenz im Patienten;

B: *In situ*-Formation von Immunkomplexen durch Ablagerung von zirkulierenden Antikörpern an podozytäre Antigene. Dies ist die klassische Theorie bei der PLA2R- und THSD7AR-Antikörper-vermittelten membranösen Glomerulonephritis;

C: Subepitheliale Ablagerung von exogenen Antigenen und zirkulierenden Antikörpern zu einem Immunkomplex. Dieser Mechanismus ist im Menschen bislang nur bei der membranösen Glomerulonephritis durch kationisches BSA in der frühen Kindheit beschrieben. Modifiziert nach [4].

Autoantikörper der primären membranösen Glomerulonephritis

Die häufigsten Antikörper sind der Phospholipase-A2-Rezeptor-Antikörper (PLA2R-AK) und der Thrombospondin-Typ 1-Domäne 7A-Antikörper (THSD7A-AK) [8, 9]. PLA2R ist ein Typ 1-transmembranoser Rezeptor und wird an der Oberfläche von Podozyten exprimiert. Ca. 70-80 % der Patienten mit membranöser Glomerulonephritis sind PLA2R-Antikörper-positiv.

Der Nachweis der Autoantikörpern mittels Western Blot hat die höchste Sensitivität, ist aber in der klinischen Routine nicht etabliert. Ein indirekter Immunfluoreszenztest bietet nur eine semiquantitative Bestimmung. In der klinischen Routine wird häufig ein ELISA verwendet, der den Antikörpertiter in U/ml angibt.

Nach den neuen KDIGO-Leitlinien von 2021 wird eine Nierenbiopsie zur Diagnose einer membranösen Glomerulonephritis bei Patienten mit nephrotischem Syndrom und positivem PLA2R-Antikörper nicht mehr benötigt [10]. In einer Metaanalyse mit 9 Studien und 710 Patienten sowie 1502 Kontrollen ergab sich eine Sensitivität eines positiven Anti-PLA2R-Antikörpertests von 78 % und eine Spezifität von 99 % [11].

Bei einigen Patienten mit PLA2R-assoziierter membranöser Glomerulonephritis kann der PLA2R-Antikörper in einer sehr frühen Phase im Blut (noch) nicht nachweisbar sein, da er im Glomerulus gebunden wird (hohe Avidität der Antikörper am Podozyten). Der serologische Nachweis von PLA2R-Antikörpern ist dann erst möglich, wenn die "Pufferkapazität der Niere" überschritten ist. Deswegen sollte bei seronegativen Patienten ca. nach 6 Monaten noch einmal eine Kontrolle des PLA2R-Antikörpers erfolgen. Hier hilft ggf. die Färbung des PLA2R-Antigens in der Nierenbiopsie, welches bei diesen Patienten vermehrt exprimiert wird [12].

Auf der anderen Seite lassen sich bei etwa 7 % der Patienten serologisch Anti-PLA2R-Antikörper nachweisen, histologisch aber kein PLA2R in der Nierenbiopsie detektieren. Möglicherweise sind in diesen Fällen die Antikörper nicht pathogen [13]. Auch bei PLA2R-Antikörpernachweis ist also die Klinik entscheidend.

Die Prävalenz der THSD7A-Antikörper-positiven membranösen Glomerulonephritis liegt bei ca. 3 % aller und bei 10 % der PLA2R-negativen membranösen Glomerulonephritiden [14].

Negative Anti-PLA2R-Antikörper und Anti-THSD7A-Antikörper schließen die Diagnose einer primären membranösen Glomerulonephritis nicht aus, da andere Autoantikörper die Ursache sein könnten oder da der Titer für den Nachweis zu gering ist. In den letzten Jahren sind weitere Antikörper wie NELL-1 (*neural epidermal growth factorl 1 protein*)-Antikörper, EXT1/2 (Exostosin 1/2)-Antikörper oder NCAM-1 (*neural cell adhesion molecule-1*)-Antikörper entdeckt worden [5-7]. EXT-1, EXT-2 und NCAM-1 treten insbesondere bei Lupus-assoziierter membranöser Glomerulonephritis auf, wohingegen NELL-1 insbesondere bei Kindern mit membranöser Glomerulonephritis zu finden ist.

Kürzlich wurden auch Antikörper gegen PCDH7 (*protocadherin 7*) und HTRA1 (*high temperature recombinant protein A1*) bei Patienten mit anti-PLA2R-negativer membranöser Glomerulonephritis entdeckt [15, 16].

Die Häufigkeit der verschiedenen Autoantikörper bei membranöser Glomerulonephritis ist noch einmal in Tab. 6.1 zusammengefasst.

Alle bislang detektierten Antikörper sind etwa für 90 % aller primären membranösen Glomerulonephritiden verantwortlich, sodass es möglicherweise weitere Autoantikörper gibt, die noch nicht entdeckt wurden.

Die subepitheliale Ablagerung von Immunkomplexen der oben genannten Antikörper führt bei der membranösen Glomerulonephritis zu einer lokalen Aktivierung des Komplementsystems mit konsekutiver Ausbildung des "*C5b-9 membrane attack complex*". Diese führt zur Aktivierung der NADPH-Oxidoreduktase und letztlich zum Zellschaden [17].

Neben den Autoantikörpern scheint auch das HLA-System bei der membranösen Glomerulonephritis eine Rolle zu spielen. Es konnte gezeigt werden, dass genetische Varianten in HLA-DQA1- und in PLA2R-Allelen mit einem erhöhten Risiko der Entstehung einer membranösen Glomerulonephritis assoziiert ist. Möglicherweise wird durch das HLA-DQA1-Allel eine Autoantikörperbildung begünstigt [18].

Autoantikörper	Häufigkeit	Bemerkung
PLA2R-AK	70-80 % aller membranösen Glomerulonephritiden	IgG4, selten auch bei sek. membranöser Glomerulonephritis positiv
THSD7A-AK	3 % aller membranösen Glomerulonephritiden; 10 % der PLA2R-negativen membranösen Glomerulonephritiden	IgG1, assoziiert mit Tumorerkrankungen
NELL1-AK	2,5 % aller membranösen Glomerulonephritiden; 16% der PLA2R-negativen	IgG1, assoziiert mit Tumorerkrankungen
EXT1/2-AK	33 % der Lupus-assoziierten membranösen Glomerulonephritiden	Assoziiert im Autoimmunerkrankungen insbesondere Lupus-Nephritis
SAMA3B-AK	1-3 % aller membranösen Glomerulonephritiden; 73 % bei Kindern mit membranöser Glomerulonephritis	Meist bei Kindern
NCAM-1-AK	2 % aller membranösen Glomerulonephritiden; 6% bei Lupus-assoziierter membranöser Glomerulonephritis	Assoziiert im Autoimmunerkrankungen insbesondere Lupus-Nephritis
HTRA1-AK	4,2 % der PLA2R-, THSD7A-, NELL1-, EXT2-negativen membranösen Glomerulonephritiden	IgG4
PCDH7-AK	5,8 % der PLA2R-, THSD7A-, NELL1-, EXT2-negativen membranösen Glomerulonephritiden	IgG4

Tab. 6.1: Häufigkeit der unterschiedlichen Autoantikörper bei primärer membranöser Glomerulonephritis.

Sekundäre membranöse Glomerulonephritiden werden durch andere Erkrankungen wie Tumore, andere Autoimmunerkrankungen oder Medikamente verursacht. Selten sind sie PLA2R-positiv. Patienten mit THSD7A-assoziierter membranöser Glomerulonephritis haben deutlich häufiger einen malignen Tumor als Patienten mit PLA2R-assoziierter membranöser Glomerulonephritis.

6.3.2. Klinik

In den meisten Fällen zeigen die Patienten mit membranöser Glomerulonephritis das Vollbild des nephrotischen Syndroms mit großer Proteinurie (>3,5 g/Tag), unterschiedlich stark ausgeprägten Ödemen, Hypalbuminämie und Hyperlipoproteinämie. Häufig besteht außerdem ein arterieller Hypertonus. Patienten mit membranöser Glomerulonephritis haben, insbesondere bei stark ausgeprägter Hypalbuminämie, ein erhöhtes Risiko für thrombembolische Komplikationen und eine erhöhte Infektanfälligkeit.

6.3.3. Diagnostik

Unabhängig vom Nachweis von podozytären Autoantikörpern sollte bei einer membranösen Glomerulonephritis immer der Ausschluss sekundärer Ursachen erfolgen. Hierzu gehören eine Hepatitis-Serologie, der Ausschluss einer HIV-Infektion, der Ausschluss eines Systemischen Lupus erythematodes, eine Tumorsuche mit Röntgen-Thorax, ggf. HR-CT, Abdomen-Sonografie, Hämokult-Test, Koloskopie bei Alter >50, PSA bei Alter >50, gynäkologische Abklärung bei Alter >40 und eine Serumelektrophorese und Suche nach Leichtketten. Zu den Medikamenten, die eine sekundäre membranöse Glomerulonephritis bewirken können, zählen Penicillamin, nicht-steroidale Antiphlogistika, Captopril, Etanercept, Infliximab und Adalimumab.

Die PLA2R1-Antikörper-Spiegel sind für das Therapieansprechen prädiktiv. Die Wahrscheinlichkeit einer spontanen Remission ist bei Patienten mit hohen Antikörper-Titern seltener. Ein Abfall des Anti-PLA2R-Antikörper-Titers ist mit einer Reduktion der Proteinurie assoziiert und geht der klinischen Remission häufig voraus [13]. Hohe PLA2R-Antikörper gehen außerdem mit einer häufigeren Relapse-Rate und einem Risiko für terminale Niereninsuffizienz einher [19, 20]. Das Monitoring der PLA2R-Antikörper-Titer kann somit im Patienten-Management zur Therapieplanung und Überwachung mit eingesetzt werden (siehe unten).

Dennoch kann eine Nierenbiopsie weiterhin auch bei PLA2R-Antikörper-positiven Patienten wichtige Informationen zu der Erkrankung wie beispielsweise Ausmaß der Chronizität, Ausschluss anderer renaler Begleiterkrankungen und Stadien-Einteilung liefern und ist der Goldstandard der Diagnose einer membranösen Glomerulonephritis.

6.3.4. Pathologie und Immunpathologie

In der Nierenbiopsie zeigen sich bei membranöser Glomerulonephritis typischerweise subepitheliale Immunkomplexablagerungen und eine Verdickung der glomerulären Basalmembran. Anhand der Elektronenmikroskopie lässt sich die membranöse Glomerulonephritis in vier Stadien nach Ehrenreich und Churg einteilen:

- **Stadium I:** subepitheliale elektronendichte Ablagerungen
- **Stadium II:** Basalmembranprojektionen neben elektronendichten Ablagerungen
- **Stadium III:** von Basalmembran umgebene elektronendichte Ablagerungen
- **Stadium IV:** verdickte Basalmembran mit Aufhellungen.

Typische pathologische Befunde der membranösen Glomerulonephritis sind in den Abb. 6.6-6.8 gezeigt.

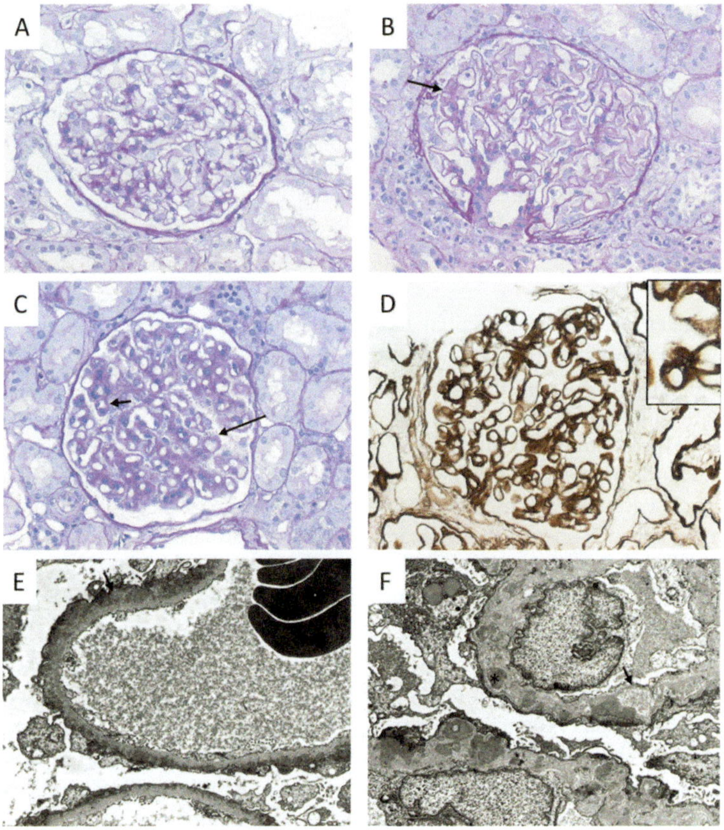

Abb. 6.6: **Membranöse Glomerulonephritis – Pathologie**.

A: Initiale Form einer membranösen Nephropathie: Glomerulus mit lediglich diskret starr imponierenden Basalmembranen und Podozyten mit geschwollenen Zellleibern, PAS, 400×;

B: Global verbreiterte glomeruläre Basalmembranen und Podozyten mit deutlich geschwollenen Zellleibern sowie eine beginnende winzige segmentaler Sklerosierung (Pfeil), PAS, 400×;

C: Fortgeschrittene Form einer membranösen Nephropathie: deutlich verbreiterte und segmental auch doppelkonturierte (kurzer Pfeil) glomeruläre Basalmembranen sowie spikeartige Ausziehungen der Basalmembranen (langer Pfeil), PAS, 400×;

D: Versilberung mit homogen verbreiterten glomerulären Basalmembranen und spikeartigen Ausziehungen (Inlay), Versilberung, 400×;

E: Stadium I-II nach Ehrenreich und Churg: Perlschnurartig an der Außenseite der glomerulären Basalmembranen aufgereihte osmiophile Ablagerungen, welche teils seitlich durch Spikes der Basalmembranmatrix umfasst werden (Pfeil). Die darüber gelegenen Podozyten mit plattenartigem Verlust der Fußfortsätze, Elektronenmikroskopie, 5000×;

F: Stadium III-IV nach Ehrenreich und Churg: Stark verbreiterte glomeruläre Basalmembranen mit intramembranös gelegenen osmiophilen Ablagerungen, welche teils in Auflösung befindlich sind (Pfeil), Elektronenmikroskopie, 5000×.

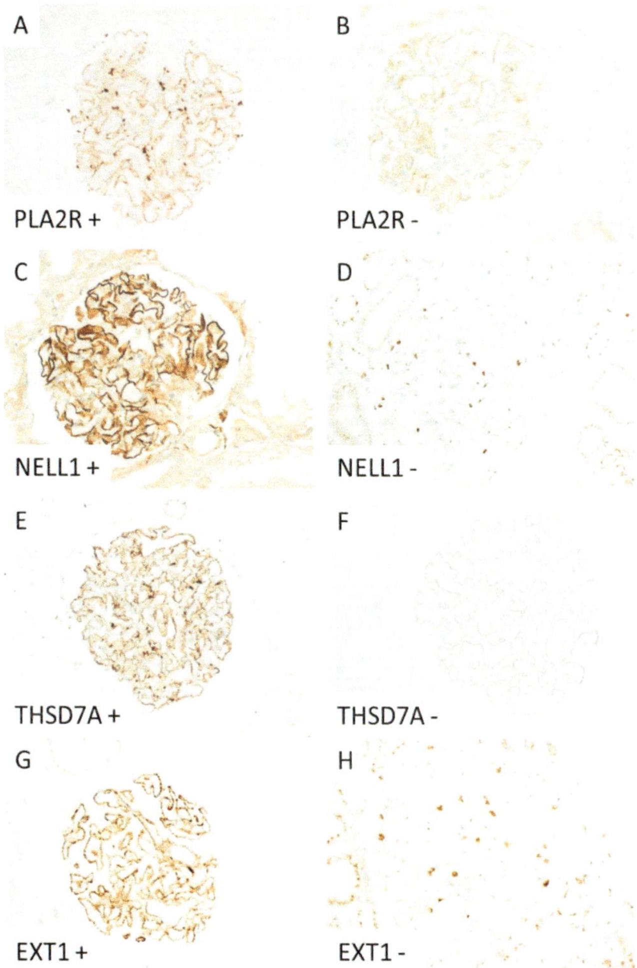

Abb. 6.7: **Membranöse Glomerulonepthritis – neue Antigene.**

A: Positiver PLA2R-Antigenbefund mit granulären, pseudolinearen Ablagerungen an den glomerulären Basalmembranen sowie immer etwas gröberen, scholligen Ablagerungen zwischen den Kapillarschlingen (Pfeil), PLA2R-Immunhistochemie, 400×;

B: Negativer PLA2R-Antigenbefund mit schwacher Anfärbung der podozytären Zellleiber bei fehlenden granulären Ablagerungen an den Basalmembranen, PLA2R-Immunhistochemie, 400×;

C: Positiver NELL1-Antigenbefund mit etwas segmental akzentuierter pseudolinearer, granulärer Reaktivität an den glomerulären Basalmembranen, NELL1- Immunhistochemie, 400×;

D: Negativer NELL1-Antigenbefund mit lediglich geringer, paranukleärer zytoplasmatischer Positivität der Podozyten, NELL1-Immunhistochemie, 400×;

E: Positiver THSD7A-Antigenbefund mit granulären, pseudolinearen Ablagerungen an den glomerulären Basalmembranen sowie immer wieder etwas gröberen, scholligen Ablagerungen zwischen den Kapillarschlingen, THSD7A-Immunhistochemie, 400×;

F: Negativer THSD7A-Antigenbefund mit lediglich schwacher linearer nicht-granulärer Reaktivität an den glomerulären Basalmembranen, THSD7A-Immunhistochemie, 400×;

G: Positiver EXT1-Antigenbefund mit granulären, pseudolinearen Ablagerungen an den glomerulären Basalmembranen, EXT1-Immunhistochemie, 400×;

H: Negativer EXT1-Antigenbefund mit lediglich geringer, paranukleärer zytoplasmatischer Positivität der Podozyten, EXT1-Immunhistochemie, 400×.

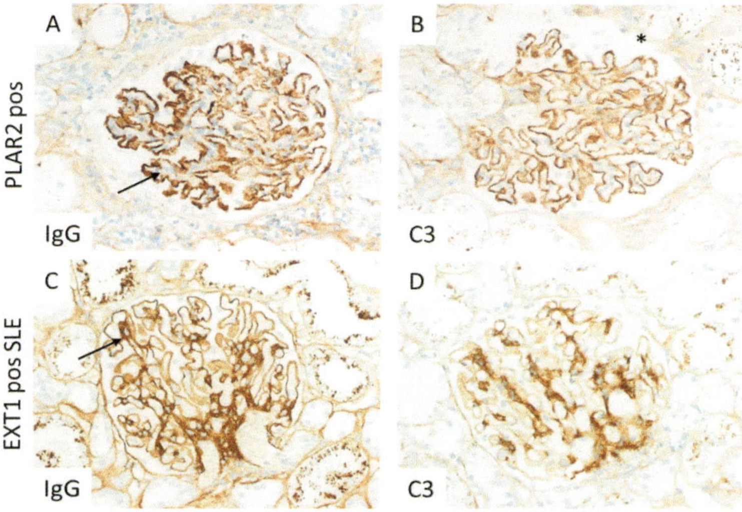

Abb. 6.8: **Membranöse Glomerulonephritis – Immunhistochemie.**
A: PLA2R-positive membranöse Nephropathie mit pseudolinearen granulären Ablagerungen an den glomerulären Basalmembranen von IgG unter Aussparung der Mesangien (Pfeil), IgG-Immunhistochemie, 400×;
B: PLA2R-positive membranöse Nephropathie mit pseudolinearen granulären Ablagerungen an den glomerulären Basalmembranen von C3 unter Aussparung der Mesangien, C3-Immunhistochemie, 400×;
C: EXT1-positive membranöse Nephropathie bei Lupus-Glomerulonephritis mit pseudolinearen, granulären Ablagerungen an den glomerulären Basalmembranen von IgG sowie mesangialer IgG-Positivität, IgG-Immunhistochemie, 400×;
D: EXT1-positive membranöse Nephropathie bei Lupus-Glomerulonephritis mesangiale C3-Ablagerungen bei nur sehr geringer Reaktivität an den glomerulären Basalmembranen, C3-Immunhistochemie, 400×.

6.3.5. Therapie

Therapieentscheidungen hängen bei der primären membranösen Glomerulonephritis von unterschiedlichen Risikogruppen ab. Nach den aktuellen KDIGO-Leitlinien 2021 werden 4 Risikoklassen unterschieden [10]:

- **Risikoklasse I:** Patienten mit niedrigem Risiko sind jene mit normaler eGFR, einer Proteinurie <3,5 g/d und einem Serum-Albumin >30 g/l.
- **Risikoklasse II:** Patienten mit moderatem Risiko sind jene mit normaler eGFR einer Proteinurie von >3,5 g/d aber keinem Anstieg der Proteinurie >50 % nach 6 Monaten unter Therapie mit RAAS-Inhibition.
- **Risikoklasse III:** Patienten mit hohem Risiko haben eine eGFR <60 ml/min/1,73m² und/oder eine Proteinurie >8 g/d über 6 Monate *oder* eine normale Nierenfunktion, aber eine Proteinurie >3,5 g/d und keinem Abfall nach 6 Monaten RAAS-Inhibition sowie ein Serum-Albumin <25 g/l, PLA2R-Antikörper >50 U/ml, α-Mikroglobulin im Urin >1 µg/min, Urin IgG >1 mg/min, β-Mikroglobulin im Urin >250 mg/d oder ein Selektivitätsindex >0,2.
- **Risikoklasse IV:** Ein sehr hohes Risiko haben Patienten mit lebensbedrohlichem nephrotischen Syndrom oder einer schnellen Abnahme der Nierenfunktion ohne eine andere Ursache [10].

Anzumerken ist, dass die Bestimmung der Urinexkretion IgG, α-Mikroglobulin- und β-Mikroglobulin-Werte über die Zeit aktuell kein Standard in der klinischen Routine ist. Hier wird sich in der Zukunft eher die Bestimmung im Spoturin und die Normalisierung auf das Urin-Kreatinin anbieten, die eine gleiche Sensitivität aufweisen [21].

Bei Patienten mit niedrigem Risiko wird eine konservative Therapie (siehe unten) und eine "*wait and see*"-Strategie empfohlen.

Auch bei einem moderaten Risiko ist ein "*wait and see*" möglich, es kann jedoch auch eine Therapie mit Rituximab oder Calcineurininhibitor mit oder ohne Steroid erfolgen (siehe unten).

Rituximab, Cyclophosphamid mit Steroid oder Ciclosporin mit Rituximab wird bei hohem Risiko in den KDIGO-Leitlinien empfohlen [10].

Bei sehr hohem Risiko sollte eine sofortige Therapie mit Cyclophosphamid und Steroid begonnen werden (siehe unten).

Es ist nicht klar, ob bei einer GFR <30 ml/min noch eine immunsuppressive Therapie eingeleitet werden sollte. In einer Studie von 2014 wurde gezeigt, dass bei 27 Patienten mit einer membranösen Glomerulonephritis und einer eGFR von <30 ml/min eine immunsuppressive Therapie in 70 % der Patienten innerhalb einer mittleren Beobachtungsdauer von 5 Jahren zu einer Stabilisierung der Nierenfunktion führte [22].

Alle Patienten mit membranöser Glomerulonephritis sollten eine konservative Therapie mit Salzrestriktion, Blutdruckeinstellung (primär Angiotensin Converting Enzyme (ACE)-Hemmer oder Angiotensin-Rezeptor 1 (AT1)-Blocker), Statin und Diuretika bei Ödemen erhalten. Eine Antikoagulation wird bei Patienten empfohlen, die zusätzliche Risikofaktoren aufweisen (z.B. thrombembolisches Ereignis in der Anamnese, Immobilisation, etc.) [23]. Eine prophylaktische Volldosis-Antikoagulation sollte bei einem Serum-Albumin von <20 g/l mit Marcumar (INR 2-3) oder als Kombination von niedermolekularem Heparin und ASS erfolgen. Haben Patienten ein Serum-Albumin <30 g/l und ein Risiko für arterielle Thrombembolien nach dem Framingham Score sollten sie mit ASS behandelt werden. Das Blutungsrisiko muss bei allen Patienten vor der Einleitung einer Antikoagulation berücksichtigt werden [10].

Remuzzi et al. hatten 2002 erstmalig über den erfolgreichen Einsatz von Rituximab bei der membranösen Glomerulonephritis berichtet [24]. Ruggenenti et al. konnten 2012 eine Remissionsrate von 65 % innerhalb von 7 Monaten unter Rituximab zeigen, die sich in der GEMRITUX-Studie bestätigte [25, 26]. In der MENTOR-Studie war Rituximab im Vergleich zu Ciclosporin bezüglich der Induktion einer Remission nach 12 Monaten nicht unterlegen und war bezüglich des Remissionserhalts nach 24 Monaten sogar überlegen [27, 28].

Wird sich bei der Therapieeinleitung bei moderatem oder hohem Risiko für Rituximab entschieden sollte nach den KDIGO-Leitlinien die zweimalige Gabe von 1 g Rituximab im Abstand von 2 Wochen erfolgen. Unter der Rituximab-Therapie sollte eine PCP-Prophylaxe mit Trimethoprim/Sulfamethoxazol durchgeführt werden [10].

Ein mögliches immunsuppressives Schema bei moderatem Risiko ist eine Kombination aus Calcineurininhibitor und Steroid. Hierbei werden Ciclosporin A (3,5 mg/kg KG/d, Zielspiegel: 100-150 ng/l) zusammen mit Prednisolon (5 mg/d) für mindestens 12 Monate gegeben. Hiernach wir die Ciclosporin-Dosis bis auf 50 % der Initialdosis im Verlauf über 6-12 Monate getapert [10]. Cattranet al. haben 2001 erstmals eine Ciclosporin- plus Steroid-Therapie bei membranöser Glomerulonephritis eingesetzt und konnten zeigen, dass es bei 75 % der Patienten nach 26 Wochen zu einer partiellen oder kompletten Remission der Proteinurie kam im Vergleich zu Placebo und Prednisolon [29]. Die Voraussetzungen für dieses Schema sind, dass es Kontraindikationen für eine Rituximab-Therapie gibt, dass es keine Remission unter Rituximab gibt und dass die GFR unter dem Regime stabil bleibt (toleriert wird 15-20 % GFR-Verlust). Da hohe *Relapse*-Raten unter Ciclosporin beschrieben sind ist eine Kombination aus Ciclosporin und Rituximab insbesondere bei höherem Risiko eine Alternative [10].

Bei einem sehr hohen Risiko kommt weiterhin das modifizierte Ponticelli-Schema zum Einsatz [10, 30]:

- 1. Monat: Methylprednisolon 1 g/d i.v. für 3 d, dann Prednisolon 0,5 mg/kg/d und tapern
- 2. Monat: Cyclosphosphamid 2-2,5 mg/kg/d p.o.
- 3.+ 5. Monat: wie 1. Monat
- 4.+ 6. Monat: wie 2. Monat

Dieses Regime wurde initial noch mit Chlorambucil durchgeführt und konnte bei 88 % der Patienten eine komplette oder partielle Remission in der ersten Publikation von Ponticelli et al. zeigen [31, 32]. Methylprednisolon plus Chlorambucil versus Methylprednisolon plus Cyclophosphamid zeigten sich in älteren Studien bei der membranösen Glomerulonephritis als gleichwertig [33]. Die kumulative Cyclophosphamid-Dosis sollte <25 g bleiben, um Tumorrisiken zu minimieren. Bei Kinderwunsch sollte die kumulative Dosis unter 10 g bleiben. Unter dem Ponticelli-Schema werden eine Osteoporose-Prophylaxe, eine Ulkus-Prophylaxe, eine PCP-Prophylaxe mit Trimethoprim/

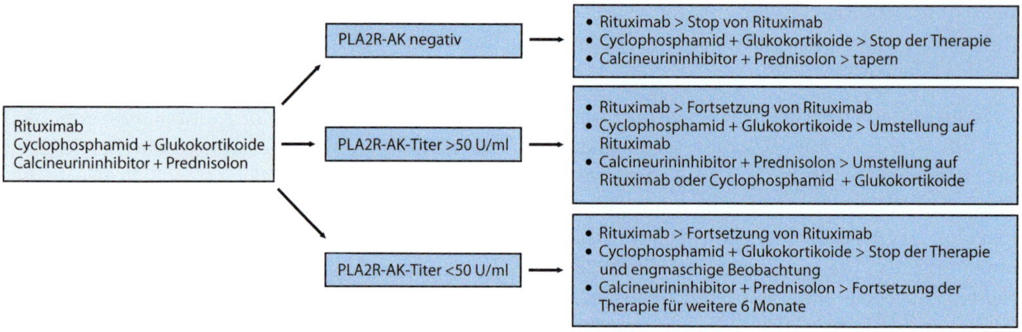

Abb. 6.9: Erhaltungstherapie abhängig vom PLA2R-Antikörperstatus 6 Monate nach Behandlungsbeginn. Modifiziert nach [4].

Sulfamethoxazol und eine Soor-Prophylaxe durchgeführt [23].

Ein immunologisches Monitoring der Patienten sollte 6 Monate nach Einleitung der Therapie mittels Messung des PLA2R-Antikörper-Titers erfolgen. Die weitere Therapie wird in den KDIGO-Leitlinien wie in Abb. 6.9 dargestellt vorgeschlagen [10].

Bei einem *Relapse* nach initialer Rituximab-Therapie wird noch einmal ein Rituximab-Versuch unternommen. Bei einem Relapse nach Calcineurininhibitor und Prednisolon wird eine Therapie mit Rituximab oder Calcineurininhibitor und Rituximab empfohlen.

Waren Cyclophosphamid und Glukokortikoide die initiale Therapie dann sollte diese im Rezidiv wiederholt werden oder alternativ ein Rituximab-basiertes Regime initiiert werden.

Nach einer Nierentransplantation sollte initial monatlich die Proteinurie bestimmt werden und die konservative Therapie fortgesetzt werden. Bei einer Proteinurie >1 g/d sollte eine Transplantatnierenbiopsie durchgeführt werden. Zeigt sich hier ein Rezidiv der membranösen Glomerulonephritis wird die Einleitung einer Rituximab-Therapie empfohlen.

Die Therapie der PLA2R-negativen membranösen Glomerulonephritis bedarf hin den meisten Fällen einer Therapie der Grunderkrankung (Tumortherapie, Therapie des Lupus). Insbesondere bei THSD7A- oder NELL1-assoziierter membranöser Glomerulonephritis sollte intensiv nach einer malignen Grunderkrankung gefahndet werden bevor eine immunsuppressive Therapie erwogen wird.

6.3.6. Prognose

Ein Drittel der Patienten mit membranöser Glomerulonephritis hat eine Spontanremission, ein Drittel bleibt proteinurisch und ein Drittel erleidet eine terminale Niereninsuffizienz [23]. Eine persistierende nephrotische Proteinurie, eine initial erniedrigte GFR und ein Abfall der GFR im Verlauf sind Risikofaktoren für den Verlust der Nierenfunktion [23].

Literatur

1. Beck LH Jr., DJ Salant. Membranous nephropathy: recent travels and new roads ahead. Kidney Int 2010; 77(9):765-70.

2. Kerjaschki D, MG Farquhar. The pathogenic antigen of Heymann nephritis is a membrane glycoprotein of the renal proximal tubule brush border. Proc Natl Acad Sci U S A 1982;79(18):5557-61.

3. Debiec H et al. Early-childhood membranous nephropathy due to cationic bovine serum albumin. New England Journal of Medicine 2011;364(22):2101-2110.

4. Ronco P, H Debiec. Pathogenesis of membranous nephropathy: recent advances and future challenges. Nature Reviews Nephrology 2012;8(4):203-213.

5. Ronco P, E Plaisier, H Debiec. Advances in membranous nephropathy. Journal of Clinical Medicine 2021; 10(4):607.

6. Sethi S et al. Exostosin 1/Exostosin 2-associated membranous nephropathy. Journal of the American Society of Nephrology 2019;30(6):1123-1136.

7. Sethi S et al. Neural epidermal growth factor-like 1 protein (NELL-1) associated membranous nephropathy. Kidney International 2020;97(1):163-174.

8. Beck LH Jr. et al. M-type phospholipase A2 receptor as target antigen in idiopathic membranous nephropathy. N Engl J Med 2009;361(1):11-21.

9. Tomas NM et al. Autoantibodies against thrombospondin type 1 domain-containing 7A induce membranous nephropathy. J Clin Invest 2016;126(7):2519-32.

10. Rovin BH et al. Executive summary of the KDIGO 2021 Guideline for the Management of Glomerular Diseases. Kidney Int 2021;100(4):753-779.

11. Du Y et al. The diagnosis accuracy of PLA2R-AB in the diagnosis of idiopathic membranous nephropathy: a meta-analysis. PLoS One 2014;9(8):e104936.

12. Hoxha E et al. Enhanced expression of the M-type phospholipase A2 receptor in glomeruli correlates with serum receptor antibodies in primary membranous nephropathy. Kidney Int 2012;82(7):797-804.

13. Ronco P, H Debiec. Pathophysiological advances in membranous nephropathy: time for a shift in patient's care. Lancet 2015;385(9981):1983-92.

14. Ren S et al. An update on clinical significance of use of THSD7A in diagnosing idiopathic membranous nephropathy: a systematic review and meta-analysis of THSD7A in IMN. Ren Fail 2018;40(1):306-313.

15. Sethi S et al. Protocadherin 7-associated membranous nephropathy. Journal of the American Society of Nephrology 2021;32(5):1249-1261.

16. Al-Rabadi LF et al. Serine protease HTRA1 as a novel target antigen in primary membranous nephropathy. J Am Soc Nephrol 2021;32(7):1666-81.

17. Debiec H, P Ronco., Immunopathogenesis of membranous nephropathy: an update. Semin Immunopathol 2014;36(4):381-97.

18. Stanescu HC et al. Risk HLA-DQA1 and PLA(2)R1 alleles in idiopathic membranous nephropathy. N Engl J Med 2011;364(7):616-26.

19. Rodas LM et al. Antiphospholipase 2 receptor antibody levels to predict complete spontaneous remission in primary membranous nephropathy. Clin Kidney J 2019;12(1):36-41.

20. Hoxha E et al. Phospholipase A2 receptor autoantibodies and clinical outcome in patients with primary membranous nephropathy. J Am Soc Nephrol 2014; 25(6):1357-66.

21. van den Brand JA, JM Hofstra, JF Wetzels. Low-molecular-weight proteins as prognostic markers in idiopathic membranous nephropathy. Clin J Am Soc Nephrol 2011;6(12):2846-53.

22. van den Brand JA et al. Long-term outcomes in idiopathic membranous nephropathy using a restrictive treatment strategy. J Am Soc Nephrol 2014;25(1):150-8.

23. Hofstra JM, FC Fervenza, JF Wetzels. Treatment of idiopathic membranous nephropathy. Nat Rev Nephrol 2013;9(8):443-58.

24. Remuzzi G et al. Rituximab for idiopathic membranous nephropathy. Lancet 2002;360(9337):923-4.

25. Ruggenenti P et al. Rituximab in idiopathic membranous nephropathy. Journal of the American Society of Nephrology: JASN 2012;23(8):1416-1425.

26. Dahan K et al. Rituximab for severe membranous nephropathy: A 6-month trial with extended follow-up. J Am Soc Nephrol 2017;28(1):348-358.

27. Fervenza FC et al. Rituximab or cyclosporine in the treatment of membranous nephropathy. N Engl J Med 2019;381(1):36-46.

28. Fervenza FC et al. A multicenter randomized controlled trial of rituximab versus cyclosporine in the treatment of idiopathic membranous nephropathy (MENTOR). Nephron 2015;130(3):159-68.

29. Cattran DC et al. Cyclosporine in patients with steroid-resistant membranous nephropathy: a randomized trial. Kidney Int 2001;59(4):1484-90.

30. Ponticelli C et al. Methylprednisolone plus chlorambucil as compared with methylprednisolone alone for the treatment of idiopathic membranous nephropathy. The Italian Idiopathic Membranous Nephropathy Treatment Study Group. N Engl J Med 1992;327(9):599-603.

31. Ponticelli C et al. A 10-year follow-up of a randomized study with methylprednisolone and chlorambucil in membranous nephropathy. Kidney Int 1995;48(5): 1600-4.

32. Passerini P, C Ponticelli. Corticosteroids, cyclophosphamide, and chlorambucil therapy of membranous nephropathy. Semin Nephrol 2003;23(4):355-61.

33. Ponticelli C et al. A randomized study comparing methylprednisolone plus chlorambucil versus methylprednisolone plus cyclophosphamide in idiopathic membranous nephropathy. J Am Soc Nephrol 1998; 9(3):444-50.

6.4. Membranoproliferative Glomerulonephritis und C3-Glomerulopathie

Elke Neumann-Haefelin

Die membranoproliferative Glomerulonephritis (MPGN) wird nach ihren typischen lichtmikroskopischen Zeichen in der Nierenbiopsie definiert:

- Verdickung der glomerulären Basalmembran (GBM) durch Ablagerung von Immunkomplexen und/oder Komplementfaktoren sowie Interposition von Mesangialzellen zwischen GBM und Endothelzellen und Neubildung bzw.

Doppelkonturierung der GBM (sog. "*tram tracks*")
- Mesangiale und endokapilläre Hyperzellularität

6.4.1. Ätiologie und Pathogenese

Die Einteilung der MPGN erfolgt aufgrund der pathophysiologischen Prozesse in zwei Gruppen [1].

- **Immunkomplex-vermittelte MPGN (IC-MPGN):** Hierbei führt die Ablagerungen von Immunkomplexen zur Aktivierung des klassischen Komplement-Signalweges.
- **Komplement-vermittelte MPGN** bei Dysregulation des alternativen Komplement-Signalweges. Diese Gruppe der **C3-Glomerulopathien (C3G)** umfasst die *Dense Deposit Disease* (DDD) und C3-Glomerulonephritis (C3GN).

Ergänzend sei hier die historische Einteilung in drei Subtypen anhand des Elektronenmikroskopiebefundes in MPGN Typ I, II (dense deposit disease) und III sowie sekundäre MPGN aufgeführt. Diese Einteilung wurde verlassen, da zwischen den Typen eine gewisse Überlappung bestehen kann.

Das neuere, auf der Pathogenese basierende Klassifizierungssystem ist für den praktizierenden Kliniker wertvoller, da es hilft, eine valide klinische Bewertung vorzunehmen und zielgerichtete Therapie aufzunehmen (☞ Abb. 6.10).

Immunkomplex-vermittelte MPGN

Eine IC-MPGN wird durch chronische Antigenämie und/oder zirkulierende Immunkomplexe ausgelöst und kann bei chronischen Infektionen (v.a. Hepatitis B- und -C-Virusinfektion) und Autoimmunerkrankungen (v.a Systemischer Lupus erythematodes und Sjögren-Syndrom) auftreten. Auch im Rahmen monoklonaler Gammopathien kann eine MPGN mit Immunkomplex-Ablagerung beobachtet werden. In der großen Mehrheit der Fälle kann eine zugrundeliegende Ursache gefunden werden (☞ Tab. 6.2). Lässt sich keine Ursache identifizieren, so spricht man von einer "idiopathischen" oder "primären" MPGN.

Die Ablagerung von Immunkomplexen oder monoklonalen Immunglobulinen aktiviert den klassischen Komplementweg mit nachfolgender Schädigung und Entzündungsreaktion des Kapillarendothels und im Mesangium, welche zu typischen proliferativen Veränderungen führt.

Komplement-vermittelte MPGN / C3-Glomerulopathie

Die Komplement-vermittelte MPGN ist deutlich seltener als die IC-MPGN. Die Dysregulation des alternativen Komplementweges führt zur anhal-

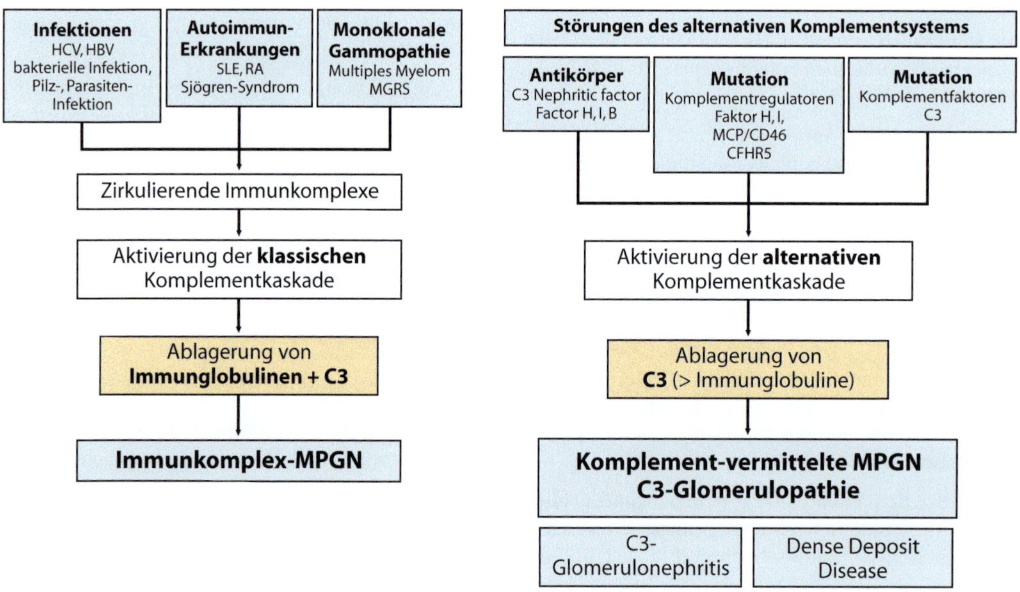

Abb. 6.10: Einteilung der MPGN nach pathophysiologischem Prozess und Immunglobulin-Nachweis in der Immunfluoreszenz.

	Erkrankungen	Diagnostik
Infektionen	• Viren: HBV, HCV, HIV	• Serologien • Kryoglobuline
	• Bakterien: Endokarditis, Shuntnephrits, Abszess	• mehrere Blutkulturen • ggf. Tb-Quantiferontest
	• Pilze	
	• Parasiten: Malaria, Echinococcen, Schistosomen	
Autoimmun	• Systemischer Lupus erythematodes • Sjögren-Syndrom • Rheumatoide Athritis • Sklerodermie	• ANA-AK Suchtest, dsDNA-AK, ANA-Differenzierung, SSA/SSB-AK • Rheumafaktor, CCP-AK • Komplement C3, C4, C3d, CH50
Monoklonale Immunglobuline	• Multiples Myelom • Chronisch lymphatische Leukämie • Lymphom	• Serumelektrophorese, freie Leichtketten • Immunfixation (Serum und Urin)

Tab. 6.2: Ursachen der Immunkomplex-assoziierten MPGN.

tenden Aktivierung des alternativen Komplementweges mit Ablagerung von Komplementprodukten (insbesondere C3) entlang der Kapillarwände und im Mesangium sowie nachfolgender Entzündungsreaktion. Die Komplement-vermittelte MPGN wird aufgrund führender Komplementfaktor-C3-Ablagerung auch C3-Glomerulopathie (C3G) genannt.

Detaillierte genetische Studien haben in den letzten Jahren weitreichende Erkenntnisse zur Pathogenese der C3G geliefert. Mutationen in Genen, die für Komplementfaktor C3 oder Komplement-regulierende Proteine (wie Faktor H, Faktor I, membrane cofactor protein (MPC)/CD46, complement factor H-related protein 5/CFHR5) kodieren, sind in ca. 20 % der Fälle beschrieben [2, 3]. Zudem können Autoantikörper für eine Fehlregulation im alternativen Komplementweges verantwortlich sein. Am häufigsten findet sich der C3-Nephritis-Faktor (C3NeF) (in ca. 80 % der Fälle). Der C3-Nephritis-Faktor ist gegen die C3-Konvertase gerichtet, stabilisiert diese und bewirkt so eine andauernde Aktivierung. Auch wurden Antikörper, die gegen Faktor H, Faktor I und Faktor B gerichtet sind, identifiziert.

Weiterhin ist eine Assoziation der C3G mit monoklonaler Gammopathie beschrieben. So wurde bei Patienten über 50 Jahre mit C3G bei ca. 65 % eine monoklonale Gammopathie festgestellt [4, 5]. Über welchen Mechanismus das monoklonale Immunglobulin zur Aktivierung des Komplement-Signalwegs führt, ist nicht vollständig bekannt, beinhaltet aber wahrscheinlich eine Stimulation der C3-Konvertase durch das aberrante Protein oder die Inhibition Komplement-regulierender Faktoren (wie z.B. Faktor H).

Einige Patienten mit MPGN weisen in der Immunfluoreszenz deutliche Ablagerung von Komplement C4d (aber nur gering C3 und Immunglobulin) auf. Diese Fälle werden als C4-Glomerulopathie angesehen. Die Pathogenese der C4-Glomerulopathie ist noch weitgehend unklar; wahrscheinlich ist aber eine Aktivierung des Lektin-Komplementsignalweges beteiligt.

6.4.2. Klinik

IC-MPGN und C3G sind seltene Erkrankungen mit einer geschätzten Prävalenz von 12-16/100.000 in Europa. Bei ca. 5 % der Biopsien mit Glomerulonephritis zeigt sich ein MPGN-Muster [6].

Das klinische Bild der MPGN ist variabel. In ca. 1/3 der Fälle liegt eine leichte Erkrankung mit asymptomatischer mikroskopischer Hämaturie mit dysmorphen Erythrozyten und Erythrozytenzylindern sowie einer Proteinurie von unterschiedlichem Ausmaß vor. Bei 1/3 der Patienten besteht das Vollbild eines nephrotischen Syndroms mit Proteinurie >3,5 g/d, Hypalbuminämie und Ödemen. Weiterhin sind nephritisches Syndrom und schwere Fälle mit rapid progressiver Glomerulonephritis und raschen Nierenfunktionsverlust beschrieben. Eine arterielle Hypertonie findet sich bei ca. 50-80 % der Patienten.

Zwischen den verschiedenen Formen der MPGN lassen sich gewisse Unterschiede in Studien nachweisen: die DDD ist in erster Linie eine Erkrankung bei Kindern; die Altersspanne bei der Diagnose reicht aber auch bis ins Erwachsenenalter (im Mittel 18,9 Jahre). Im Gegensatz dazu sind Patienten mit C3GN im allgemeinen älter (im Mittel 30,3 Jahre) [3]. Eine C3G wird gelegentlich auch bei älteren Erwachsenen diagnostiziert, dann sollte an eine zugrundeliegende monoklonale Gammopathie gedacht werden.

6.4.3. Diagnostik

Bei der MPGN handelt es sich um eine histologische Läsion und nicht um eine spezifische Krankheit. Daher ist die Beschreibung einer MPGN-Läsion in der Nierenbiopsie der Beginn umfänglicher Diagnostik.

Zunächst sollte eine Eingruppierung anhand des Immunfluoreszenz-Musters in der Nierenbiopsie erfolgen in Immunkomplex-vermittelte MPGN (Nachweis von Immunglobulinen und Komplement) oder Komplement-vermittelte MPGN (nachweisführend Komplement C3). Die nachfolgende Diagnostik richtet sich nach der Klassifikation der MPGN.

Immunkomplex-vermittelte MPGN

Bei der IC-MPGN ist die Diagnostik vorrangig darauf ausgerichtet, eine zugrundeliegende Ursache zu identifizieren. Insbesondere Infektionserkrankungen, Autoimmunerkrankungen und lymphoproliferative Erkrankungen sollten ausgeschlossen werden. Tab. 6.2 gibt eine Übersicht der empfohlenen Diagnostik. Die Untersuchung des Komplementsystems zeigt eine Aktivierung des klassischen Komplementsignalweges mit insbesondere vermindertem Komplementprotein C4, C3 und CH50 (gesamthämolytische Aktivität des klassischen Weges).

Eine monoklonale Gammopathie sollten durch Serumprotein-Elektrophorese, Messung der freien Leichtketten im Serum sowie Immunfixation im Serum und Urin untersucht werden. Eine Knochenmarkuntersuchung ist erforderlich, um den B-Zell- oder Plasmazell-Klon zu identifizieren. Die meisten Fälle von MPGN mit monoklonaler Immunglobulin-Ablagerung sind jedoch nicht mit einer symptomatischen hämatologischen Erkrankung verbunden (erfüllen nicht die Kriterien eines Multiplen Myeloms), sondern treten im Zusammenhang mit einem kleinen, ansonsten nichtmalignen oder prämalignen Plasmazell- oder B-Zell-Klon auf. Diese Konstellation wird als monoklonale Gammopathie von renaler Signifikanz (MGRS) bezeichnet [7].

Komplement-vermittelte MPGN

Bei Patienten mit Histologiebefunden, die auf eine Komplement-vermittelte MPGN hindeuten, sollte eine Untersuchung zur Aktivierung des alternativen Komplementwegs durchgeführt werden mit Messung von C3, C4, CH50 (ein Maß für die Aktivierung des klassischen Komplementweges) und AH50 (ein Maß für die Aktivierung des alternativen Komplementweges) [8]. Falls verfügbar sollten auch Komplementaktivierungsprodukte C3d und Membranangriffskomplexe (sC5b-9) untersucht werden. Viele, aber nicht alle, Patienten mit C3G haben niedrige C3-Serumspiegel, wohingegen C4 meistens normal ist. Erhöhte Serumspiegel von sC5b-9 können weitere Hinweise für eine Komplementaktivierung geben. Niedrige C3-Werte treten bei Patienten mit DDD häufiger auf als bei Patienten mit C3GN; diese Variabilität kann mit der Art oder dem Schweregrad des Defekts zusammenhängen [9].

Zudem sollte die Analyse des Autoantikörpers C3-Nephritic Factor (C3NeF), der die C3-Konvertase stabilisiert, erfolgen. Der C3NeF wird bei ca. 80 % der Patienten mit DDD und 40 % der Patienten mit C3G detektiert [3]. Ferner sollten die komplementregulierenden Proteine (Faktor B, H und I) einschließlich Autoantikörper gegen diese untersucht werden. Insbesondere bei Patienten mit C3G über 50 Jahre sollte eine Plasmazellerkrankung ausgeschlossen werden.

Alle Patienten mit einer Komplement-vermittelten MPGN sollten sich einer genetischen Analyse hinsichtlich Varianten von Komplement-bezogenen Genen unterziehen. In größeren Studien aus Italien und Frankreich konnte bei ca. 25 % der Patienten mit C3G Varianten in Genen des Komplement-Signalweges nachgewiesen werden [2, 3, 10, 11]. Varianten finden sich in der Regel in beiden Konvertase-Genen *C3* und *CFB* sowie in den Komplementregulator-Genen *CFH, CFI* und

CFHR5, denen eine Assoziation mit C3GN zugeschrieben wird.

6.4.4. Pathologie und Immunpathologie

Typische pathologische Befunde der Nierenbiopsie bei MPGN (☞ Abb. 6.11), C3-Glomerulonephritis (☞ Abb. 6.12) und *Dense Deposit Disease* (☞ Abb. 6.13) sind im folgenden dargstellt.

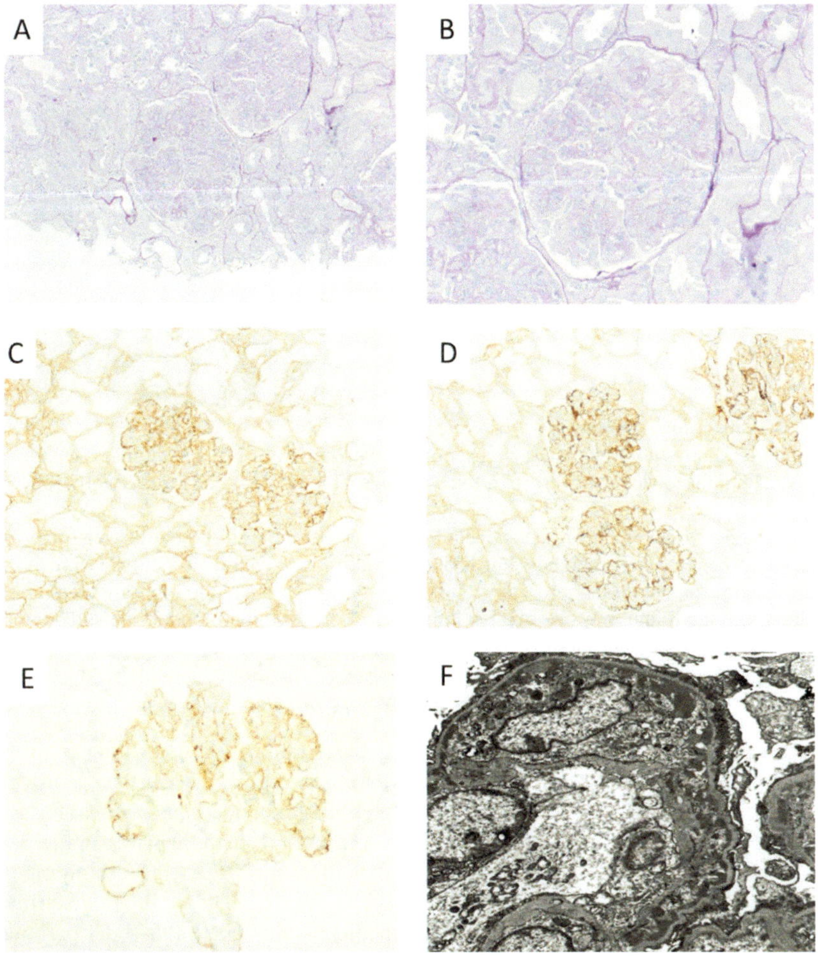

***Abb. 6.11:* Membranoproliferative Glomerulonephritis (MPGN).**

A: Diffus hyperzelluläre Glomeruli mit Lobulierung des Kapillarkonvoluts, PAS, 200×;

B: Lobuliertes Kapillarkonvolut mit mesangialer und endokapillärer Proliferation und verdickten sowie abschnittsweise auch doppelkonturierten glomerulären Basalmembranen. PAS, 400×;

C: Granuläre Ablagerungen an den glomerulären Basalmembranen und im Mesangium von IgG, IgG-Immunhistochemie, 400×;

D: Granuläre Ablagerungen an den glomerulären Basalmembranen und im Mesangium von C3c, C3c-Immunhistochemie, 400×;

E: Schwächere granuläre Ablagerungen an den glomerulären Basalmembranen und im Mesangium von C1q, C1q-Immunhistochemie, 400×;

F: Doppelkonturierung der glomerulären Basalmembranen in der Elektronenmikroskopie; geschwollene, von den Basalmembranen abgerückte Endothelien und subendotheliale Spaltbildung. Subendothelial und im Mesangium osmiophile Deposits, 5000×.

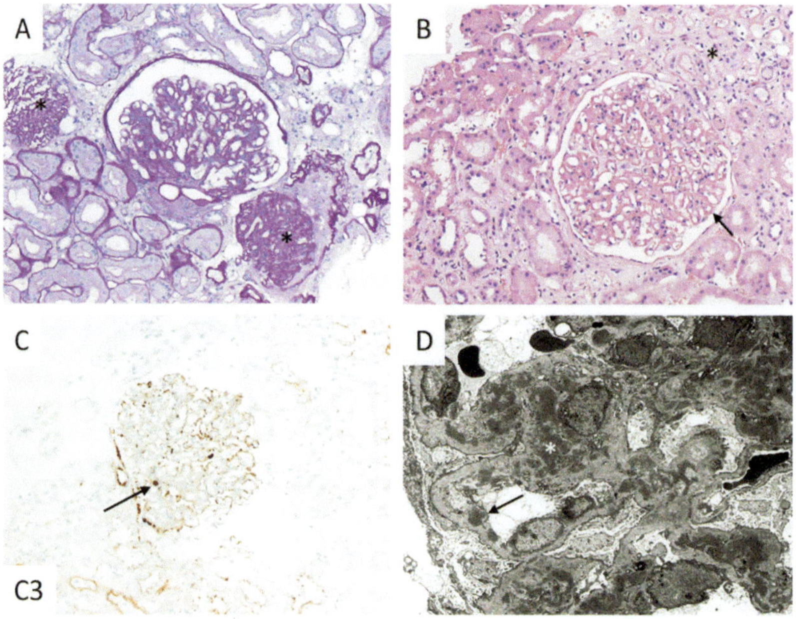

Abb. 6.12: **C3-Glomerulonephritis.**
A: Zentral gelegener Glomerulus mit mäßiger mesangialer Matrixvermehrung und segmental akzentuierter mesangialer Hyperzellularität sowie etwas verbreiterten Basalmembranen. Daneben 2 global vernarbte Glomeruli (*), PAS, 400×;
B: Glomerulus mit leichter bis mäßiger mesangialer Matrixvermehrung und segmental akzentuierter Verbreiterung der Basalmembranen (Pfeil), daneben eine leichte Tubulusatrophie und interstitielle Fibrose (*). HE, 400×;
C: Granuläre, mesangiokapilläre Ablagerungen von Komplement C3 mit einigen grobgranulären Ablagerungen an den Basalmembranen (Pfeil), wie sie auch bei Infekt-assoziierter Glomerulonephritis vorliegen können, C3-Immunhistochemie, 400×;
D: Ausgedehnte mesangiale (*) und geringere subendotheliale (Pfeil) osmiophile Ablagerungen, entsprechend den immunhistochemisch nachgewiesenen C3-Ablagerungen, EM, 2000×.

6.4.5. Therapie

Allen Patienten wird eine supportive Therapie empfohlen mit optimaler Blutdruckkontrolle, Hemmung des Renin-Angiotensin-Systems zur Reduktion der Proteinurie und Behandlung der Hyperlipidämie [12].

Immunkomplex-vermittelte MPGN

Die Therapie der IC-MPGN besteht in erster Linie in der Behandlung der Grunderkrankung wie chronische Infektion, Autoimmunerkrankung oder monoklonaler Gammopathie. Die renale Erkrankung kann sich unter erfolgreicher Therapie der Grunderkrankung zurückbilden.

Bei Patienten mit Infekt-bedingter MPGN konzentriert sich die Therapie auf die Behandlung der Primärinfektion, z.B. auf eine antivirale Therapie bei MPGN aufgrund HCV- oder HBV-Infektion. Eine immunsuppressive Therapie kann bei besonderen Krankheitsmanifestationen wie z.B. einer schweren HCV-assoziierten gemischten Kryoglobulinämie oder einer rasch fortschreitenden Glomerulonephritis in Erwägung gezogen werden. Patienten mit MPGN in Verbindung mit chronischen bakteriellen (z.B. Endokarditis, Shuntnephritis, Abszesse), Pilz- oder parasitären Infektionen werden mit einer adäquaten antimikrobiellen Therapie behandelt.

Bei Patienten mit MPGN in Verbindung mit einer Autoimmunerkrankung (wie systemischer Lupus erythematosus, Sjögren-Syndrom oder rheumatoider Arthritis) erfolgt eine immunsuppressive Therapie. Die Art und Dauer der immunsuppressiven Therapie hängt von der Schwere der Grunderkrankung ab.

Liegt eine MPGN in Assoziation mit einem multiplen Myelom oder einer lymphoproliferativen Erkrankung vor, sollte die Chemotherapie in

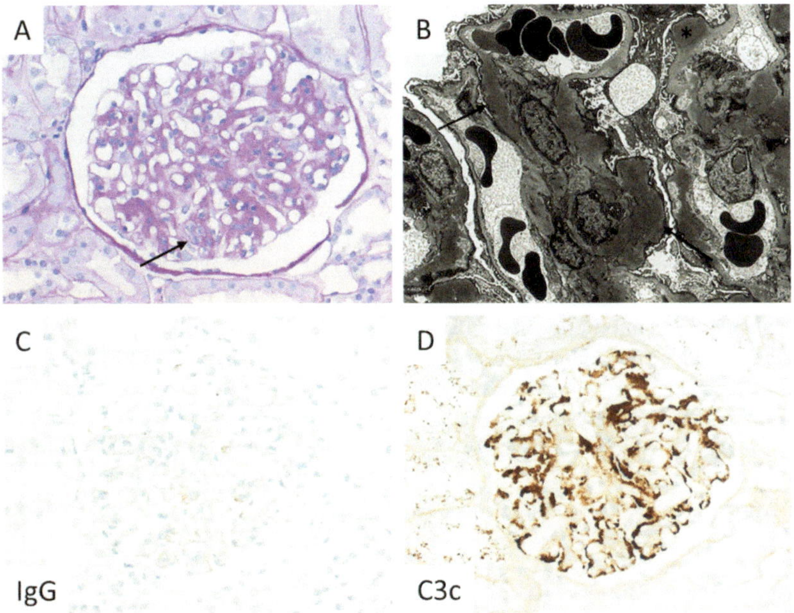

***Abb. 6.13: Dense Deposit Disease* (DDD).**
A: Glomerulus mit mäßiger mesangialer Matrixvermehrung und fokal minimaler intrakapillärer Hyperzellularität/Proliferation (Pfeil), PAS, 400×;
B: Ausgedehnte, moderate osmiophile glomeruläre Ablagerungen, welche teils bandartig in der Lamina densa der Basalmembranen gelegen sind (Pfeil) und diese verbreiterten. Daneben auch einzelne Hump-artige subepitheliale Depots, Elektronenmikroskopie, 2000×;
C: Vollständiges Fehlen von IgG-Ablagerungen glomerulär, IgG-Immunhistochemie, 400×;
D: Spangenartige, segmental akzentuierte, kapilläre und mesangiale Positivität für C3c, welche bei negativem oder nur schwach positivem Ausfall der übrigen immunhistochemischen Färbungen einem C3-dominanten Ablagerungsmuster entspricht, C3-Immunhistochemie, 400×.

Absprache mit den Onkologen erfolgen. Auch die Behandlung von MPGN bei MGRS sollte auf den zugrundeliegenden pathogenen prämalignen Plasmazell- oder B-Zell-Klon abzielen.

Wurden behandelbare Ursachen der IC-MPGN ausgeschlossen, so verbleiben die idiopathischen MPGN-Fälle. Therapieentscheidungen für diese Patienten zu treffen ist schwierig, da es keine großen, randomisierten, kontrollierten Studien gibt, welche die Wirksamkeit eines bestimmten Behandlungsschemas eindeutig belegen.

Je nach Risiko für eine Progression der Nierenerkrankung kommen supportive Therapieansätze oder aber immunsuppressive Therapien zur Anwendung [12]. Mehrere Parameter beeinflussen die Risikoeinschätzung, darunter der Schweregrad der Nierenfunktionsstörung, das Ausmaß der Proteinurie, das Vorhandensein einer Hämaturie und der histologische Befund der Nierenbiopsie (v.a. Glomeruli mit Halbmonden). Die nachfolgenden Empfehlungen basieren auf der KDIGO-Leitlinie [12].

- **Milde Erkrankung:** Patienten mit normaler Nierenfunktion, milder Proteinurie (<3,5 g/d) und keiner signifikanten Hämaturie.
  Konservative Therapie mit Hemmung des Renin-Angiotensin-Systems, da Patienten im Allgemeinen eine gute Prognose haben. Keine Evidenz für den Nutzen einer immunsuppressiven Therapie bei signifikanter Toxizität. Da die Krankheitsaktivität fortschreiten kann, wird eine regelmäßige Überwachung der Nierenfunktion und Proteinurie empfohlen.
- **Nephrotisches Syndrom und normale Nierenfunktion:** Hier wird eine Therapie in Anlehnung an das Therapieprotokoll der FSGS bei Kindern mit Steroiden vorgeschlagen, Prednison 1 mg/kg/d (Höchstdosis von 60-80 mg/d) für 12-16 Wochen zu verabreichen. Falls hierunter Ansprechen (>30 % Reduktion der Proteinurie),

langsame Reduktion der Steroid-Dosis über 6-8 Monate. Wenn sich kein Ansprechen abzeichnet (<30 % Reduktion der Proteinurie), sollte Prednison rasch reduziert und abgesetzt werden.
Für Patienten, die keine Steroide erhalten können, kann ein Therapieversuch mit einem Calcineurin-Inhibitor (Cyclosporin oder Tacrolimus) oder MMF unternommen werden.

- **Eingeschränkte Nierenfunktion:** Für Patienten mit eingeschränkter Nierenfunktion (eGFR <60 ml/min, aber ohne Halbmonde in der Biopsie) mit Proteinurie und Hämaturie unterschiedlichen Ausmaßes wird eine Therapie mit Prednison 1 mg/kg/d (Höchstdosis von 60-80 mg/d) für 12-16 Wochen empfohlen (s. oben).
  Falls kein Ansprechen (<30 % Reduktion der Proteinurie nach 12-16 Wochen) sollte eine Reduktion der Prednison-Dosis auf 20 mg/d erfolgen sowie Hinzunahme von Mycophenolatmofetil (MMF) [13]. Alternativ kann ein Therapieversuch mit Cyclophosphamid p.o. oder Rituximab i.v. [14] erwogen werden. Falls sich nach 3-6 Monaten kein Therapieansprechen abzeichnet sollte die Therapie beendet werden.
- **Rapid fortschreitende Nierenfunktionsverschlechterung mit Halbmonden in der Biopsie:** Initiale Therapie mit Methylprednisolon (500 mg i.v. für 3 Tage) gefolgt von oralem Prednison und Cyclophosphamid i.v. wie bei anderen Formen der RPGN (z.B. ANCA-assoziierter Vaskulitis).

Komplement-vermittelte MPGN / C3-Glomerulopathie

Es gibt bislang keine Studien, die eine Therapie bei C3G randomisiert und kontrolliert untersucht haben. Die nachfolgenden Empfehlungen basieren auf der KDIGO Leitlinie [12].

- **Milde Erkrankung:** Proteinurie <1,5 g/g, Hämaturie, normale Nierenfunktion.
  Für diese Patienten sind supportive Maßnahmen (s.o. empfohlen). Die Nierenfunktion und Proteinurie sollte in regelmäßige Abständen (alle 3-6 Monate) untersucht werden, um mögliche Krankheitsaktivität zu detektieren und ggf. eine Therapieindikation zu stellen.
- **Moderate Erkrankung:** Proteinurie >1,5 g/g, Hämaturie oder abnehmende Nierenfunktion.
  Erstlinientherapie mit Mycophenolatmofetil (MMF) und Prednison empfohlen. Diese Expertenmeinung basiert auf retrospektiven Kohortenanalysen, die eine rein supportive Therapie mit einer immunsuppressiven Therapie entweder mit Steroiden plus MMF oder anderen Immunsuppressiva (Steroide alleine oder Steroide plus Cyclophosphamid) untersucht haben. Hierbei zeigte sich, dass Patienten unter MMF ein besseres klinisches Ansprechen (Remission) und renales Überleben nach 5 Jahren hatten als Patienten unter anderen Immunsuppressiva bzw. ohne Immunsuppression [15, 16].
- **Rapid progressive Glomerulonephritis:** Für Patienten mit rascher Verschlechterung der Nierenfunktion und Halbmonden wird eine immunsuppressive Therapie mit Glukokortikoiden und Cyclophosphamid empfohlen. In manchen Fällen würde hier auch bereits früh Eculizumab zum Einsatz kommen.

Bei fehlendem Ansprechen nach 6 Monaten kann eine Therapie mit Eculizumab, einem monoklonalen Antikörper, der gegen C5 gerichtet ist und den terminalen Komplementweg blockiert, erwogen werden. Der Einsatz von Eculizumab ist bislang nur in Fallserien untersucht. Im französischen C3-Glomerulopathie-Register zeigt sich ein möglicher Benefit: 23 % der Patienten zeigten ein komplettes klinisches Ansprechen, 23 % partielles Ansprechen und 54 % kein Ansprechen [17]. Insbesondere Patienten mit eingeschränkter Nierenfunktion, rascherem Krankheitsverlauf und erhöhter extrakapillärerer Proliferation in der Nierenbiopsie scheinen von der Therapie zu profitieren, während Alter, Fibroseausmaß, nephrotisches Syndrom und Aktivierung des alternativen Komplementweges keinen Einfluss hatten. In Zukunft könnten sich je nach zugrundeliegendem Komplementdefekt weitere Therapieoptionen ergeben, so werden diverse Komplementinhibitoren aktuell in klinischen Studien untersucht. In Einzelfällen sollte bei Patienten mit Nachweis von Autoantikörpern (C3-Nephritic Factor) eine Plasmapherese evaluiert werden. In Fallberichten konnte hierdurch ein positiver Effekt erzielt werden.

Wie bereits oben beschrieben ist eine Vielzahl der C3-Glomerulopathie-Fälle v.a. bei älteren Patienten mit einer monoklonalen Gammopathie assoziiert. Eine spezifische onkologische B-Zell-gerichtete Therapie hat hierbei Einfluss auf den Verlauf der C3G. So erzielten Patienten, die unter spezifischer Chemotherapie ein hämatologisches Ansprechen aufwiesen, ein verbessertes renales Überleben [4].

6.4.6. Prognose

Relevante prognostische Faktoren für den Verlauf der renalen Funktion bei MPGN sind v.a. ein nephrotisches Syndrom bei Erkrankungsbeginn und in der Histologie ein erhöhter Anteil an sklerosierten Glomeruli oder Glomeruli mit Halbmondformation [18]. Das Risiko für einen fortschreitenden Nierenfunktionsverlust bis hin zur ESRD wird bei IC-MPGN und C3G gleich beschrieben mit 4-40 %.

Die Nierentransplantation ist eine Option für die Patienten, wobei für die primäre MPGN und C3G eine hohe Rate an Krankheits-Rekurrenz im Transplantat beschrieben wurde (43-60 %) und Transplantatverluste häufig sind.

Literatur

1. Sethi S, Nester CM, Smith RJ. Membranoproliferative glomerulonephritis and C3 glomerulopathy: resolving the confusion. Kidney International 2012;81(5):434-441.

2. Iatropoulos P, Daina E, Curreri M et al. Cluster analysis identifies distinct pathogenetic patterns in C3 glomerulopathies/immune complex-mediated membranoproliferative GN. JASN 2018;29(1):283-294.

3. Servais A, Noel LH, Roumenina LT, et al. Acquired and genetic complement abnormalities play a critical role in dense deposit disease and other C3 glomerulopathies. Kidney International 2012;82(4):454-464.

4. Chauvet S, Fremeaux-Bacchi V, Petitprez F, et al. Treatment of B-cell disorder improves renal outcome of patients with monoclonal gammopathy-associated C3 glomerulopathy. Blood 2017;129(11):1437-1447.

5. Ravindran A, Fervenza FC, Smith RJH, Sethi S. C3 glomerulopathy associated with monoclonal Ig is a distinct subtype. Kidney International 2018;94(1):178-186.

6. Floege J, Amann K. Primary glomerulonephritides. Lancet 14 2016;387(10032):2036-2048.

7. Bridoux F, Leung N, Hutchison CA et al. Diagnosis of monoclonal gammopathy of renal significance. Kidney International 2015;87(4):698-711.

8. Angioi A, Fervenza FC, Sethi S et al. Diagnosis of complement alternative pathway disorders. Kidney International 2016;89(2):278-288.

9. Medjeral-Thomas NR, O'Shaughnessy MM, O'Regan JA, et al. C3 glomerulopathy: clinicopathologic features and predictors of outcome. CJASN 2014;9(1):46-53.

10. Ravindran A, Fervenza FC, Smith RJH, De Vriese AS, Sethi S. C3 Glomerulopathy: Ten years' experience at Mayo Clinic. Mayo Clinic Proceedings 2018;93(8):991-1008.

11. Bu F, Borsa NG, Jones MB et al. High-throughput genetic testing for thrombotic microangiopathies and C3 glomerulopathies. JASN 2016;27(4):1245-1253.

12. Kidney Disease: Improving Global Outcomes Glomerular Diseases Work G. KDIGO 2021 Clinical Practice Guideline for the Management of Glomerular Diseases. Kidney International 2021;100(4S):S1-S276.

13. Yuan M, Zou J, Zhang X, et al. Combination therapy with mycophenolate mofetil and prednisone in steroid-resistant idiopathic membranoproliferative glomerulonephritis. Clinical Nephrology 2010;73(5):354-359.

14. Dillon JJ, Hladunewich M, Haley WE, Reich HN, Cattran DC, Fervenza FC. Rituximab therapy for Type I membranoproliferative glomerulonephritis. Clinical Nephrology 2012;77(4):290-295.

15. Rabasco C, Cavero T, Roman E et al. Effectiveness of mycophenolate mofetil in C3 glomerulonephritis. Kidney International 2015;88(5):1153-1160.

16. Caravaca-Fontan F, Diaz-Encarnacion MM, Lucientes L, et al. Mycophenolate mofetil in C3 glomerulopathy and pathogenic drivers of the disease. CJASN 2020; 15(9):1287-1298.

17. Le Quintrec M, Lapeyraque AL, Lionet A et al. Patterns of clinical response to eculizumab in patients with C3 glomerulopathy. American Journal of Kidney Diseases 2018;72(1):84-92.

18. Iatropoulos P, Noris M, Mele C et al. Complement gene variants determine the risk of immunoglobulin-associated MPGN and C3 glomerulopathy and predict long-term renal outcome. Molecular Immunology 2016; 71:131-142.

6.5. IgA-Glomerulonephritis

Claudia Seikrit

Die IgA-Nephropathie (IgAN) ist die weltweit häufigste Glomerulonephritis. Seit der Entdeckung der IgAN in den 1960er Jahren durch Jean Berger und Nicole Hinglais [1] wurden viele Anstrengungen unternommen, die Pathogenese, den Verlauf und die Prognose der Erkrankung besser zu verstehen. Lange konnte auf diesem Gebiet in Ermangelung an großen, randomisierten, klinischen Studien kein großer Fortschritt erzielt werden. In jüngster Zeit hat sich dies maßgeblich geändert und wir erwarten derzeit mit Spannung die Ergebnisse laufender klinischer Studien, mit ganz unterschiedlichen pathophysiologischen Ansätzen. Große Erwartungen sind mit diesen Studien verbunden, die zur Verbesserung alter und Etablierung neuer Therapiestrategien führen könnten.

Im Unterschied zu anderen glomerulären Nierenerkrankungen liegt die Besonderheit der IgAN darin, dass es sich wahrscheinlich um eine sekundäre Nierenerkrankung handelt, in der die Nieren durch unspezifische Ablagerungen von Immunkomplexen, die durch eine pathophysiologische Fehlsteuerung des humanen IgA-Systems entstehen, geschädigt werden.

Die Ausprägung der IgAN unterliegt weltweit geographischen Unterschieden. So unterscheiden sich Epidemiologie, klinische Ausprägung, Progressionsgeschwindigkeit und auch die Langzeitprognose über die Kontinente hinweg. Die Häufigkeit der IgAN nimmt geographisch gesehen von West nach Ost zu und tritt am häufigsten im asiatischen Raum auf, gefolgt von Europa und Nordamerika. Gleichzeitig ist sie selten auf dem afrikanischen Kontinent [2]. Noch nicht vollständig geklärt ist, ob sich die geographischen Unterschiede durch eine veränderte Pathogenese (ggf. aufgrund unterschiedlicher genetischer Hintergründe) oder aber durch den Einfluss unterschiedlicher Umweltfaktoren bedingen.

In diesem Kapitel wird die IgA-Nephropathie unter den aktuellen klinischen und wissenschaftlichen Erkenntnissen näher beleuchtet werden.

6.5.1. Ätiologie und Pathogenese

Die pathophysiologischen Mechanismen, die zur Manifestation der IgAN führen, scheinen mannigfaltig zu sein und sind weiter Gegenstand vieler Forschungsbemühungen. Die Studien der letzten Jahrzehnte haben jedoch das Verständnis der IgAN bereits erweitern können.

Die IgAN ist durch mesangiale Ablagerungen von IgA-haltigen Immunkomplexen gekennzeichnet. Wichtige Erkenntnisse konnten initial aus Daten zur Nierentransplantation gewonnen werden. Bei Patienten, die aufgrund einer IgAN eine Nierentransplantation erhalten hatten, treten IgA-Ablagerungen im transplantierten Organ nach Nierentransplantation immer wieder auf [3]. Im Gegensatz dazu lösen sich zuvor unerkannte IgA Ablagerungen der Spenderniere nach einer Nierentransplantation auf Nicht-IgAN-Empfänger oft wieder auf [4]. Dies könnte daraufhin deuten, dass der primäre Defekt der IgAN nicht in der Niere selbst, sondern im IgA-System liegt.

Eine genetische Prädisposition für die Entwicklung der IgAN kann bestehen, ist jedoch selten. Bei 5-8 % der IgAN-Patienten findet sich auch ein Familienmitglied, bei dem ebenfalls eine IgAN oder Urinveränderungen diagnostiziert wurde. In diesen seltenen Fällen liegt dann eine familiäre Häufung aufgrund einer genetischen Prädisposition vor [5]. Die IgAN ist jedoch keine typischerweise vererbliche Erkrankung.

IgAN und das mukosale Immunsystem

Der Hauptproduktionsort des IgA im menschlichen Körper ist das mukosale Immunsystem, insbesondere jenes der Darmmukosa. Eine Verbindung zwischen der IgAN und einer Regulationsstörung des mukosalen Immunsystems, liegt insofern nahe, als dass sich die Erkrankung häufig nach Infekten der oberen Atemwege, seltener auch nach Gastroenteritiden, anderen Infektionen oder Impfungen [6] durch eine begleitende Makrohämaturie erstmals äußert [7-9]. *Helicobacter pylori*-spezifisches IgA [10] wurde vermehrt bei Patienten mit IgAN gefunden und interessanterweise konnten kleinere Studien auch ein Hinweise auf einen potentiellen Benefit einer glutenfreien Ernährung geben [11]. Aufgrund von unzureichenden Daten stellt aber eine glutenfreie Diät keinen heute gültigen Behandlungsstandard bei der primären IgAN dar.

Im lymphatischen System der Darmmukosa wird IgA hauptsächlich von reifen Plasmazellen produziert, und spielt eine maßgebliche Rolle bei der Immunabwehr des Darmes und der Konstellation des Mikrobioms [12]. Nachdem es über die Darmmukosa zu einer Exposition von Umweltantigenen und anderen Pathogenen gekommen ist wird die Produktion von IgA-spezifischen Plasmablasten initiiert, die über das lymphatische System in den Blutkreislauf gelangen und mittels *Homing*-Rezeptoren auf ihrer Oberfläche [13] ihre Zielregionen im menschlichen Körper erreichen. So finden die Plasmablasten ihren Weg zurück zur Darmmukosa, wo sie sich zu reifen, IgA-produzierenden Plasmazellen entwickeln.

Generell wird im menschlichen IgA-System zwischen monomerem und polymeren IgA unterschieden, welches zudem auch in zwei unterschiedlichen Subklassen vorliegen kann. Polymeres IgA (pIgA) wird hauptsächlich durch das mukosale Immunsystem produziert. pIgA dominiert somit im Körper, vor allem in seiner dimeren Form, bei dem die jeweiligen Fc-Regionen der IgA-Moleküle durch die so genannte J-Kette miteinander verbunden sind [14]. Die Produktion von J-Kette-haltigem dimerem IgA ist eine Funktion von Schleimhaut-Plasmazellen und unterscheidet sie von IgA-produzierenden Plasmazellen in anderen Organen wie Milz und Knochenmark. pIgA wird von Plasmazellen produziert die sich auf der basolateralen Seite der Epithelzellen (beispielsweise Epithel der Darmmukosa) befinden. Hier wird pIgA durch den pIg-Rezeptor (pIgR) gebunden, als Komplex in die Zelle internalisiert und zur apikalen Seite der Epithelzelle transportiert. Mittels proteolytischer Spaltung wird das IgA in das Lumen freigesetzt, wobei die vom pIgR bereitgestellte, sekretorische Komponente (SC) gebunden bleibt. Dimeres pIgA mit gebundener sekretorischer Komponente wird als sIgA bezeichnet [14, 15].

Dass die Funktion des mukosalen Immunsystems, und spezifischer des Darmimmunsystems in der Tat eine Rolle in der Pathogenese der IgAN spielen könnte, wird auch durch Behandlungserfolge mit einem lokal im Darm freigesetzten Budesonid in klinischen Studien gestützt [16, 17]. Aber auch Daten aus der Grundlagenforschung geben hier Einblick. Die mukosale IgA1-Produktion durch Plasmazellen in den schleimhautassoziierten, lymphatischen Geweben wird teilweise durch T-Zell-Interaktionen beeinflusst. Das T-Zell-Zytokin "*A Proliferation Inducing Ligand*" (APRIL) und ein weiteres Mitglied der TNF-Familie, der "B-Zell-Aktivierungsfaktor der TNF-Familie" (BAFF), fördern das Überleben von B-Zellen und induzieren die B-Zell-Reifung, einschließlich der Reifung IgA-produzierender Plasmazellen [18]. BAFF-überexprimierende Mäuse entwickeln einen IgAN-ähnlichen Phänotyp [19]. APRIL ist im Serum von IgAN-Patienten erhöht gefunden worden und korreliert mit dem Serumkreatinin, der Höhe der Proteinurie und Galaktosedefizienten IgAs (gd-IgA) [20]. Es ist jedoch nicht bekannt, ob es sich dabei um eine echte bioaktive APRIL-Spiegel handelt oder nur um die fehlende Ausscheidung eines Proteins mit niedrigem Molekulargewicht (im Falle von APRIL) bei chronischer Niereninsuffizienz (CKD).

In Anbetracht dieser Daten und der Schlüsselrolle des Darmimmunsystems bei der Erzeugung und Regulierung von IgA-Reaktionen ist es von Interesse weiter detailliert zu untersuchen, ob Störungen des intestinalen IgA-Systems zur Pathogenese der IgAN beitragen.

IgAN und die veränderte Glykolisierung

Im menschlichen Körper werden zwei IgA-Isotypen, IgA1 und IgA2, produziert. Sie erfüllen verschiedene Funktionen und weisen eine unterschiedliche Verteilung im Körper auf. Im Blut liegt die Verteilung von IgA1 zu IgA2 bei 10:1 wohingegen sich dieses Verhältnis im Darm auf 3:2 beläuft. In Mukosa-nahen Bereichen ist der Anteil des IgA2 somit höher. IgA2 ist im Kolon häufig vertreten [21] und es gibt Hinweise auf ein Wechselspiel zwischen der Konstellation des Mikrobioms und der IgA-Subklassen [22]. Generell macht IgA1 jedoch den Hauptanteil des menschlichen IgA aus.

Ein wesentlicher struktureller Unterschied zwischen IgA1 und IgA2 besteht in der Scharnierregion ("*hinge region*"), die bei IgA2 um 16 Aminosäuren kürzer ist und der die sechs O-gebundenen Glykane fehlen. Des Weiteren hat die Scharnierregion des IgA2 zwei zusätzliche N-Glykane [23]. Die verkürzte Scharnierregion führt zu strukturellen Veränderungen des IgA-Moleküls, die bei der Abwehr von z.B. Bakterien von Vorteil ist. Beide Isotypen können in monomerer oder polymerer Form vorliegen.

Vermindert glykosyliertes IgA1 im Blut von IgAN-Patienten gilt heute als weiteres Schlüsselmerkmal der IgAN [24]. Wie bereits erwähnt, ist die Scharnierregion von IgA1 an mehreren Stellen O-glykosyliert und umfasst beim Menschen N-Acetylgalaktosamin, Galaktose und Sialinsäure [25, 26]. IgA1 mit sowohl geringerer Anzahl an β1,3-Galaktosebindungen als auch an Sialylinsäuren in der Scharnierregion sind bei IgAN-Patienten häufiger als beim Gesunden.

Galaktose-defiziente IgA1-Moleküle (gd-IgA1) wurden mittels Massenspektrometrie im Serum von IgAN-Patienten identifiziert [27-29] und in glomerulären Ablagerungen gefunden. Dieses glomeruläre gd-IgA wurde mit der Krankheitsprogression in Verbindung gebracht [30], doch der Mechanismus, der den höheren Anteil an gd-IgAs bei IgAN-Patienten bedingt, ist nicht geklärt [31].

Die aktuelle Theorie zur Pathogenese der IgAN besagt, dass gd-IgA1-Moleküle als Neoantigene fungieren mit konsekutiver Bindung von anti-Glykan-IgG oder -IgA und anschließender Bildung von Immunkomplexen (IC) [32]. *In vitro* deglykosiliertes IgA1 verfügt über eine Tendenz zur verstärkten Selbstaggregation und gesteigerten Bindung an Komponenten der extrazellulären Matrix [33]. Neben dem erhöhten Anteil an Gd-IgA finden sich also im Blut der IgAN-Patienten auch eine erhöhte Anzahl von Gd-IgA1 und IgG enthaltenden IC in verschiedenen Konstellationen (Gd-IgA1-IgA, Gd-IgA1-IgG), wobei nur selten IgA2-Moleküle in den IC nachgewiesen wurden [34-36].

Innerhalb des glomerulären Mesangiums könnten der Immunkomplexrezeptor CD71 und der lösliche Fcα-Rezeptor (sCD89) in der Lage sein, diese IgA-haltigen IC zu erkennen und zu binden, mit konsekutiver Bildung glomerulärer IC [37, 38]. Diese Ablagerungen führen schließlich zu Entzündungsreaktionen und Komplementaktivierung an Mesangialzellen und Podozyten und sekundär zu einer Induktion von Fibrose [39, 40].

An dieser Theorie bleibt jedoch umstritten, da die Behandlung von Patienten mit Rituximab keinen Benefit für den Verlauf der IgAN brachte, so dass Zweifel an der Relevanz von Anti-Glykan-IgG bleiben [41]. Da Rituximab keine Wirksamkeit zeigt, ist auch eine klassische autoimmune Genese für die IgAN potenziell unwahrscheinlich.

IgAN und Komplementaktivierung

IgA1 kann sowohl den alternativen Komplementweg als auch den Mannose-bindenden Lektinweg (MBL) aktivieren. Mesangiales Komplement C3 wird als Folge der Ablagerung von gd-IgA-Immunkomplexen in etwa 90 % der Biopsien von IgAN-Patienten gefunden [42]. MBL-Ablagerungen wurden mit einer höheren Proteinurie und ausgeprägteren Nierenschäden in Verbindung gebracht [43-45]. Die Rolle des Komplementsystems für die Pathophysiologie der IgAN wird auch durch mehrere genomweite Assoziationsstudien (GWAS) unterstrichen, die die Komplementregulationsproteine Komplementfaktor H (CFH) und die Komplementfaktor-H-Regulationsproteine (CFHR) 1 und 5 als Risikoallele identifizierten. FHR 1 und 5 wurden im Plasma von IgAN-Patienten untersucht und mit der IgAN und seiner Progression korreliert [46-50].

Neben den Komplementregulationsproteinen sind weitere Risikoallele, die auch einen Bezug zur Schleimhautimmunität haben, gefunden worden. Keiner dieser genetischen Faktoren konnte jedoch bisher einen erweiterten Nutzen für die Risikostratifizierung oder für individuelle Therapieentscheidungen bringen.

6.5.2. Klinik

Die Klinik der IgA-Nephropathie ist variabel und kann sowohl milde (inkl. Spontanremissionen) als auch rasch progredient verlaufen. Sie tritt in Europa häufiger bei Männern als bei Frauen auf, wobei im asiatischen Raum das Geschlechterverhältnis ausgeglichen ist.

Etwa 20-30 % der klinisch erfassten Patienten entwickeln eine terminale Niereninsuffizienz, während andere Patienten sich durch das Erreichen einer klinischen Remission oder persistierende, eher geringe Urinabnormalitäten auszeichnen. Biomarker, die das Eintreten einer benignen oder progredienten Verlaufsform vorhersagen könnten, sind bisher nicht identifiziert worden.

Ein Teil der Patienten (ca. 30 %) fällt in Routineuntersuchungen durch das Vorliegen einer asymptomatischen Mikrohämaturie (teilweise ohne gleichzeitige Proteinurie) auf. Durch ein Urin-Screening könnten theoretisch weitaus mehr Fälle frühzeitig diagnostiziert werden. So fällt die IgAN bei vielen Patienten klinisch erst dann auf, wenn schon eine deutliche Reduktion der Nierenfunktion mit mehr oder weniger schwerer Proteinurie und einer begleitenden renalen Hypertonie eingetreten sind.

Wie im Kapitel über die Pathophysiologie bereits angedeutet, zeichnen sich einige, meist jüngere IgAN-Patienten durch das plötzliche Auftreten einer Makrohämaturie etwa 24 Stunden nach Beginn eines Infektes der oberen Atemwege aus. Aber auch Impfungen, Pneumonien und gastrointestinale Infekte zählen zu den, wenngleich selteneren, Auslösern. Meist sistiert die Makrohämaturie nach 2 Tagen spontan, wobei eine (symptomlose) Mikrohämaturie persistieren kann. Nicht selten kann es im Rahmen der Makrohämaturie zum Auftreten eines akuten Nierenversagens kommen, a.e. bedingt durch die Blockierung der Tubuli durch Erythrozytenzylinder.

Im Allgemeinen ist das Auftreten eines akuten Nierenversagens (ANV) initial jedoch nicht typisch für die IgAN selbst, wobei IgAN-Patienten generell ein höheres Risiko für das Auftreten eines ANV durch Medikamente und andere äußere Ursachen (medikamentös, toxisch etc.) aufweisen.

Eine rasch progrediente Glomerulonephritis (RPGN), ausgelöst durch eine immunologisch und inflammatorisch sehr aktive Erkrankung, tritt in sehr seltenen Fällen auf. Dabei ist das Vorliegen von glomerulären Halbmonden in der Nierenbiopsie allein nicht beweisend für eine RPGN, die immer auch mit einem raschen Abfall der Nierenfunktion innerhalb kürzester Zeit einhergehen muss.

Ein vollständiges nephrotisches Syndrom ist ebenso wie eine isolierte Proteinurie (im nephrotischen Bereich) selten bei Patienten mit IgAN. Kommt es dennoch zu einer Proteinurie im nephrotischen Bereich, könnte sich histologisch eine Podozytopathie zeigen, welche sehr einer *Minimal Change*-Nephropathie (MCD) ähnelt. Es ist unklar, ob es sich dabei um eine MCD mit begleitenden IgA-Ablagerungen oder um eine IgAN mit begleitender MCD handelt. Auch begleitende Ablagerungen wie bei einer membranoproliferativen Glomerulonephritis (MPGN) sind (prinzipiell) möglich.

6.5.3. Diagnostik

Der Goldstandard zur Diagnose einer IgAN bleibt die Nierenbiopsie, da es bis heute keine im klinischen Alltag validierten Biomarker gibt. Generell sollte auch nach Hinweisen auf eine sekundäre Ursache der IgA-Ablagerungen gesucht werden. Dies kann bei Patienten mit Leberzirrhose und Sprue, anderen chronisch entzündlichen Darmerkrankungen, rheumatischen Erkrankungen (rheumatoide Arthritis, ankylosierende Spondylarthropathien), systemischen Lupus erythematodes, monoklonaler Gammopathie vom IgA-Typ oder auch verschiedenen Hauterkrankungen der Fall sein.

Nach einer (asymptomatischen Mikro-) Hämaturie, einer Proteinurie und anamnestisch episodischer Makrohämaturie sollte gesucht werden.

Urologische Ursachen der Hämaturie sind ebenfalls differentialdiagnostisch in Erwägung zu ziehen. Die Urinmikroskopie mit Phasenkontrast ist hierbei hilfreich und gibt, bei Nachweis von dysmorphen Erythrozyten und/oder Erythrozytenzylindern, einen deutlichen Hinweis auf eine renale Genese der Hämaturie.

Mesangiale Hyperzellularität und IgA-Ablagerungen sind die Markenzeichen der IgAN. Daher sollte Anhand der Nierenbiopsie der MEST-C-Score (mesangiale und endokapilläre Hyperzellularität, segmentale Glomerulosklerose, tubulo-interstitielle Fibrose und das Vorhandensein von *Crescents*) bestimmt werden, der bezügliche der Prognose und Risikostratifizierung hilfreich sein kann.

6.5.4. Pathologie und Immunpathologie

☞ Abb. 6.14

6.5.5. Therapie

Der Grundpfeiler der Therapie einer IgAN ist die intensive, supportive Therapie. Dazu gehören eine regelmäßige sportliche Aktivität, die Einschränkung des Salzkonsums auf unter 6 g/d, Nikotinkarenz und Gewichtsoptimierung. Das kardiovaskuläre Risikoprofil der Patienten soll erfasst und im Bedarfsfall entsprechend optimiert und/oder behandelt werden.

Wie bei allen Patienten mit chronischen Nierenerkrankungen, ist es auch bei allen Patienten mit IgAN von immenser Wichtigkeit den arteriellen Blutdruck optimal, d.h. in den 120er systolischen Bereich einzustellen [51, 52]. Große, internationale Studien haben neben der Proteinurie auch eine unkontrollierte arterielle Hypertonie als Risikofaktoren für die Progression der IgAN identifizieren können [53, 54]. Medikamente der Wahl sind hier ACE-Hemmer oder Angiotensin-Rezeptor-Blocker [55, 56]. Die Behandlung mit diesen RAAS-Blockern soll eingeleitet werden, sobald eine Proteinurie von 0,5 g/d besteht, auch ohne begleitende arterielle Hypertonie.

Die Reduktion der Proteinurie unter 1 g/d ist als Surrogat-Marker für die Progressionswahrscheinlichkeit der IgAN zu sehen und somit ein sinnvolles Therapieziel [57].

Zuletzt wurde Dapagliflozin aus der Klasse der SGLT2-Inhibitoren für die Behandlung nicht-diabetischer Nierenerkrankungen zugelassen. Obwohl Dapagliflozin keine spezifische Wirksamkeit für die IgAN aufweist, konnte in der DAPA-CKD-Studie gezeigt werden, dass das Auftreten von Dia-

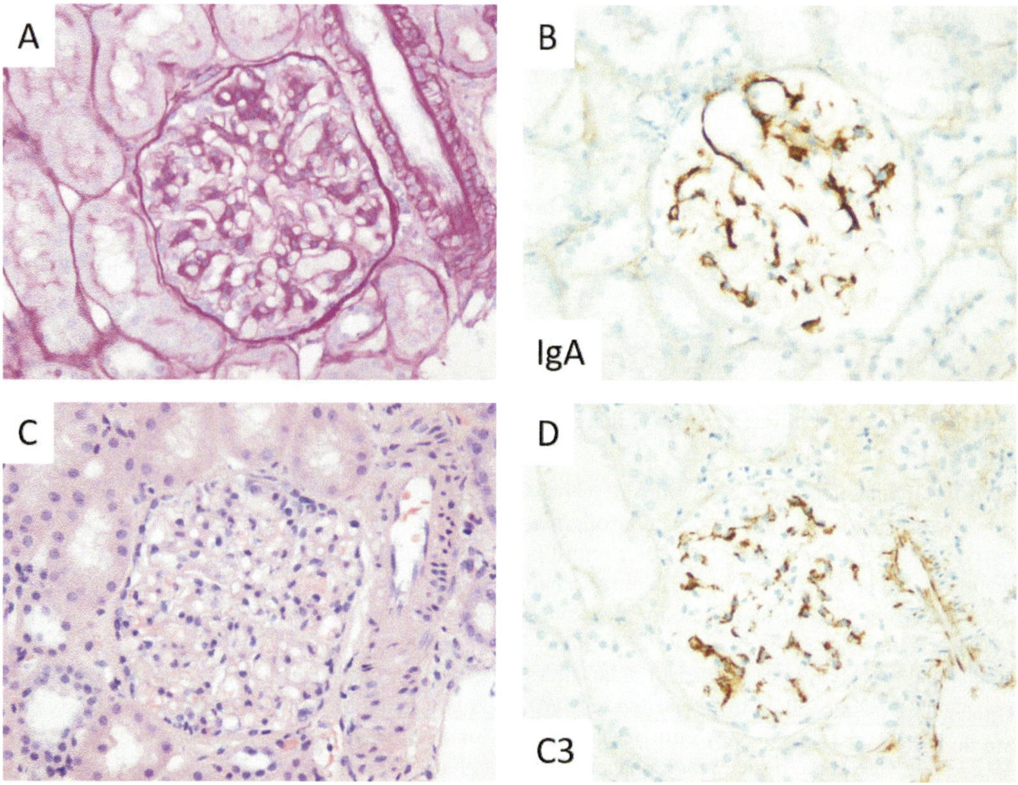

Abb. 6.14: **IgA-Nephritis**:
A: PAS-Färbung einer mesangioproliferativer Glomerulonephritis bei IgA-Nephritis, PAS, 400×;
B: Typische mesangiale IgA-Ablagerung, Immunhistochemie IgA, 400×;
C: Diffuse mesangial und endokapillär proliferative Glomerulonephritis bei IgA-Nephritis, HE, 400×;
D: Mesangiale C3-Ablagerungen, Immunhistochemie für C3, 400×.

lysepflichtigkeit, fünfzigprozentiger Verschlechterung der Nierenfunktion oder Tod deutlich verringert werden konnte [58]. Dapagliflozin kann ab Diagnosestellung auch mit einem RAAS-Blocker zusammen verabreicht werden.

Neben der RAAS-Blockade und SGLT2-Inhibition als medikamentöse Therapieoptionen fehlen leider spezifische Medikamente, die das Fortschreiten der IgAN verhindern könnten. Aktuell werden einige klinische Studien durchgeführt, die unterschiedliche pathophysiologische Ansatzpunkte verfolgen. Für Patienten mit einem hohen Progressionsrisiko, welches derzeit als eine persistierende Proteinurie von 0,75-1 g/d trotz mindestens 3-monatiger supportiver Therapie definiert ist, kann daher die Teilnahme an einer Studie erwogen werden. Andernfalls wird bei Patienten mit hohem Progressionsrisiko über eine Steroidtherapie nachgedacht werden müssen. Dabei ist zu bedenken, dass der Benefit einer immunsuppressiven Therapie mit Steroiden derzeit noch nicht mit letzter Sicherheit geklärt ist. Daher muss eine genaue Nutzen-Risiko-Abwägung erfolgen, da diese Therapie mit erheblichen Risiken und Nebenwirkungen einhergehen kann. Diesbezüglich sind zwei große randomisierte, kontrollierte *Landmark*-Studien erschienen. In der deutschen STOP-IgAN-Studie, deren Teilnehmer größtenteils europäischen Ursprunges waren, konnte auch im Langzeitverlauf keine Prognoseverbesserung durch eine immunsuppressive Therapie festgestellt werden bei jedoch deutlicher, teils schwerwiegenderer Nebenwirkungsrate der Steroidtherapie [59, 60].

Die aktuell erschienenen Ergebnisse der TESTING-Studie stellen dies bedingt in Frage. Nachdem aufgrund von schweren, teils tödlichen Nebenwirkungen der erste Anlauf der Studie mit einer Dosis von 0,6-0,8 mg/kg/Tag Methylprednisolon gestoppt wurde, konnte in der zweiten Phase der Studie mit einer dosisreduzierten Kohorte (0,4 mg/ kg/Tag Methylprednisolon über 2 Monate mit nachfolgendem Ausschleichen über 6 Monate) ein formaler Benefit der Steroidtherapie im Vergleich zu einer rein supportiven Therapie gefunden werden. Methylprednisolom führte zu einer Risikoreduktion für das Erreichendes kombinierten renalen Endpunktes aus Dialysepflichtigkeit, 40%igem eGFR-Verlust und Tod über einen Zeitraum von 4,2 Jahren [61, 62]. Dazu ist jedoch zu sagen, dass es sich bei diesem Studienkollektiv größtenteils um Patienten aus dem asiatischen Raum handelte, deren Erkrankung oftmals schwerer verläuft. Der Benefit der Steroidtherapie über 6 Monate lag darin begründet, dass der eGFR-Verlust verlangsamt und die Proteinurie vermindert wurde. Allerdings konnte auch hier kein dauerhafter Effekt der einmaligen, immunsuppressiven Therapie gesehen werden. Zwei Jahre nach Therapie hatten sich die eGFRder Placebo- und der Steroid-behandelten Gruppen erneut einander angeglichen und nach 3 Jahren konnten ebenfalls keine Unterschiede der Proteinurie zwischen den beiden Studienarmen gefunden werden. Somit kann eine Steroidtherapie zumindest bei asiatischen Hochrisikopatienten die Progression der IgAN verlangsamen, jedoch zum Preis des Auftretens von möglicherweise schweren Nebenwirkungen.

Risiken einer immunsuppressiven Therapie mit Steroiden sind daher mit den Patienten eingehend zu besprechen. Die aktuellen KDIGO-Leitlinien raten insbesondere zu größerer Vorsicht bei einer eGFR von <50 ml/min/1,73m² und empfehlen erst nach 6 Monaten einer intensiven supportiven Therapie mit dann fortbestehendem, hohem Progressionsrisiko einen 6-monatigen Zyklus mit Glukokortikoiden unter *Pneumocystis*- und Osteoporose-Prophylaxe sowie Magenschutz. Dabei ist auch zu bedenken, dass Begleiterkrankungen, z.B. ein präexistenter Diabetes mellitus, eine Adipositas, verschiedene psychiatrische Erkrankungen, chronische Infektionen (Hepatitis, Tuberkulose etc.) oder eine vorbestehende Osteoporose das Risiko von Steroid-bedingten Nebenwirkungen steigern. In diesen Fällen sollte besonders gut abgewogen werden.

Andere immunsuppressive Therapien mit Calcineurininhibitoren, Azathioprin, Rituximab oder auch Derivate der Mycophenolsäure haben sich für die Behandlung der IgAN nicht als sinnvoll erwiesen. Nur Mycophenolsäure könnte einen Steroid-sparenden Effekt in der chinesischen Bevölkerung ausüben [63, 64, 41, 65, 66].

Als Konsequenz der Erkenntnisse zur Wirksamkeit des im terminalen Ileum freigesetzten Budesonids [16], erschien nun unter dem Namen Tarpeyo von der FDA in Amerika zugelassen dieses Präparat zur Behandlung der IgAN. Das Präparat führt zu deutlich weniger systemischen Nebenwirkungen als systemische Steroide und hat einen günstigen Effekt auf den Verlauf der IgAN [16]. Die Ergebnisse der nachfolgenden NEFIGARD-Studie werden aktuell erwartet und auch eine Zulassung auf dem deutschen bzw. europäischen Markt wird geprüft. Diese Formulierung des Budesonids könnte in Zukunft eine Behandlungsalternative zum klassischen systemischen Steroid darstellen.

Eine Ausnahme in den Überlegungen einer immunsuppressiven Therapie einer IgAN stellen die seltenen Fälle eines akuten Nierenversagens mit begleitender RPGN dar. Diese sollten unverzüglich, immunsuppressiv behandelt werden. Dabei ist zu beachten, dass bei einer IgAN nur dann von einer RPGN gesprochen werden kann, wenn ein rascher (z.B. 50%iger) Verlust der Nierenfunktion über 3 Monate vorliegt. Das alleinige Auftreten von einigen Halbmonden bei begleitender Makrohämaturie und ohne Verlust der eGFR reicht nicht zur Diagnose einer RPGN aus. Zudem sollten andere Ursachen einer RPGN (ANCA-assoziierte Vaskulitis (AAV), Anti-GBM-GN) geprüft werden. In den Fällen einer IgAN mit RPGN sollte nach den Leitlinien der Behandlung einer AAV eine Therapie mit Steroiden und Cyclophosphamid begonnen werden.

Jene seltenen Patienten mit nephrotischem Syndrom, bei denen sich mesangiale IgA-Ablagerungen und gleichzeitig lichtmikroskopisch typische Zeichen einer MCD zeigen sollten wie eine MCD behandelt werden.

Eine Vielzahl weiterer Studien ist derzeit im Gange und werden zeitnah neue Erkenntnisse über den Nutzen von medikamentösen Interaktionen mit dem Komplementsystem, Endothelinrezeptorblockern oder spezifischen Wachstumsfaktoren mit Einfluss auf die Plasmazellproliferation bringen.

6.5.6. Prognose

Eine gute Prognoseabschätzung anhand von Biomarkern würde eine wichtige Hilfestellung in der Behandlung von Patienten mit IgAN darstellen, insbesondere wenn es darum geht Nutzen und Risiken einer immunsuppressiven Therapie abzuwägen. Wie bereits geschildert kann heute nur die Reduktion der Proteinurie als Prognosemarker angesehen werden. Wobei das Bestehen einer Proteinurie bereits an das Vorhandensein einer irreversiblen Nierenschädigung im Sinne einer Nephrosklerose geknüpft sein kann. Aufgrund des interindividuell variablen Verlaufes der IgAN wäre es optimal Therapieentscheidungen möglichst individuell treffen zu können.

Werkzeuge, die heutzutage diesbezüglich Hilfestellungen bieten können sind zum einen der MEST-C-Score [67-69] und zum anderen ein relativ neu verfügbares, Online-Diagnosetool [70, 71].

Für den MEST-C-Score haben sich vor allem E-, S- und T-Läsionen als hilfreich zur Prognoseabschätzung gezeigt. Das Ausmaß der interstitiellen Fibrose (T-Score) zum Zeitpunkt der Diagnosestellung hat hier die beste Korrelation zum klinischen Ausgang gezeigt [72].

Das Online-Tool zur Abschätzung des IgAN-Progressionsrisikos wurde anhand einer großen Kohorte von mehr als 3900 IgAN-Patienten erstellt und bereits einmalig verbessert [70]. Es basiert neben dem oben genannten MEST-Score auch auf Angaben zu Alter, Geschlecht, genetischem (ethnischen) Hintergrund, aktueller Nierenfunktion (eGFR), Blutdruck und Ausmaß der Proteinurie. Selbst wenn das Tool derzeit in der Kommunikation mit den Patienten einen gewissen Nutzen zeigt, kann es jedoch heutzutage (noch) nicht zu Therapieentscheidungen herangezogen werden, da es für dieses Ziel nicht validiert wurde [71, 73].

Abschließend bleibt zu sagen, dass wir eine Entwicklung der Therapieoptionen und Möglichkeiten der Prognoseeinschätzung in naher Zukunft erwarten, mit der Hoffnung, dass die Behandlung der IgAN in Zukunft in höherem Maß auf die individuelle Situation jedes einzelnen Patienten angepasst werden wird.

Literatur

1. Berger J, Hinglais N (1968) [Intercapillary deposits of IgA-IgG]. Journal d'urologie et de Nephrologie 74 (9): 694-695

2. Kiryluk K, Li Y, Sanna-Cherchi S, Rohanizadegan M, Suzuki H, Eitner F, Snyder HJ, Choi M, Hou P, Scolari F, Izzi C, Gigante M, Gesualdo L, Savoldi S, Amoroso A, Cusi D, Zamboli P, Julian BA, Novak J, Wyatt RJ, Mucha K, Perola M, Kristiansson K, Viktorin A, Magnusson PK, Thorleifsson G, Thorsteinsdottir U, Stefansson K, Boland A, Metzger M, Thibaudin L, Wanner C, Jager KJ, Goto S, Maixnerova D, Karnib HH, Nagy J, Panzer U, Xie J, Chen N, Tesar V, Narita I, Berthoux F, Floege J, Stengel B, Zhang H, Lifton RP, Gharavi AG (2012) Geographic differences in genetic susceptibility to IgA nephropathy: GWAS replication study and geospatial risk analysis. PLoS Genetics 8 (6):e1002765.

3. van der Boog PJ, de Fijter JW, Bruijn JA, van Es LA (1999) Recurrence of IgA nephropathy after renal transplantation. Annales de Medecine Interne 150 (2):137-142

4. Sofue T, Inui M, Hara T, Moritoki M, Nishioka S, Nishijima Y, Moriwaki K, Hayashida Y, Ueda N, Kushida Y, Haba R, Nishiyama A, Kakehi Y, Kohno M (2013) Latent IgA deposition from donor kidneys does not affect transplant prognosis, irrespective of mesangial expansion. Clinical Transplantation 27 Suppl 26:14-21.

5. Julian BA, Quiggins PA, Thompson JS, Woodford SY, Gleason K, Wyatt RJ (1985) Familial IgA nephropathy. Evidence of an inherited mechanism of disease. The New England Journal of Medicine 312 (4):202-208.

6. Klomjit N, Alexander MP, Fervenza FC, Zoghby Z, Garg A, Hogan MC, Nasr SH, Minshar MA, Zand L (2021) COVID-19 Vaccination and Glomerulonephritis. Kidney International Reports 6 (12):2969-2978.

7. Floege J, Feehally J (2016) The mucosa-kidney axis in IgA nephropathy. Nature Reviews Nephrology 12 (3): 147-156.

8. D'Amico G (2004) Natural history of idiopathic IgA nephropathy and factors predictive of disease outcome. Seminars in Nephrology 24 (3):179-196.

9. Smith AC, Molyneux K, Feehally J, Barratt J (2006) O-glycosylation of serum IgA1 antibodies against mucosal and systemic antigens in IgA nephropathy. JASN 17 (12):3520-3528.

10. Barratt J, Bailey EM, Buck KS, Mailley J, Moayyedi P, Feehally J, Turney JH, Crabtree JE, Allen AC (1999) Exaggerated systemic antibody response to mucosal Helicobacter pylori infection in IgA nephropathy. American Journal of Kidney Diseases 33 (6):1049-1057.

11. Coppo R, Roccatello D, Amore A, Quattrocchio G, Molino A, Gianoglio B, Amoroso A, Bajardi P, Piccoli G

(1990) Effects of a gluten-free diet in primary IgA nephropathy. Clinical Nephrology 33 (2):72-86

12. Pabst O, Cerovic V, Hornef M (2016) Secretory IgA in the Coordination of Establishment and Maintenance of the Microbiota. Trends in Immunology 37 (5):287-296.

13. Kunkel EJ, Butcher EC (2003) Plasma-cell homing. Nature Reviews Immunology 3 (10):822-829.

14. Hamburger AE, Bjorkman PJ, Herr AB (2006) Structural insights into antibody-mediated mucosal immunity. Current Topics in Microbiology and Immunology 308:173-204.

15. Mostov KE (1994) Transepithelial transport of immunoglobulins. Annual Review of Immunology 12:63-84.

16. Fellstrom BC, Barratt J, Cook H, Coppo R, Feehally J, de Fijter JW, Floege J, Hetzel G, Jardine AG, Locatelli F, Maes BD, Mercer A, Ortiz F, Praga M, Sorensen SS, Tesar V, Del Vecchio L (2017) Targeted-release budesonide versus placebo in patients with IgA nephropathy (NEFIGAN): a double-blind, randomised, placebo-controlled phase 2b trial. Lancet 389 (10084):2117-2127.

17. Barratt J, Rovin BH, Cattran D, Floege J, Lafayette R, Tesar V, Trimarchi H, Zhang H (2020) Why target the gut to treat IgA nephropathy? Kidney International Reports 5 (10):1620-1624.

18. Vincent FB, Saulep-Easton D, Figgett WA, Fairfax KA, Mackay F (2013) The BAFF/APRIL system: emerging functions beyond B cell biology and autoimmunity. Cytokine & Growth Factor Reviews 24 (3):203-215.

19. McCarthy DD, Kujawa J, Wilson C, Papandile A, Poreci U, Porfilio EA, Ward L, Lawson MA, Macpherson AJ, McCoy KD, Pei Y, Novak L, Lee JY, Julian BA, Novak J, Ranger A, Gommerman JL, Browning JL (2011) Mice overexpressing BAFF develop a commensal flora-dependent, IgA-associated nephropathy. The Journal of Clinical Investigation 121 (10):3991-4002.

20. Zhai YL, Zhu L, Shi SF, Liu LJ, Lv JC, Zhang H (2016) Increased APRIL expression induces IgA1 aberrant glycosylation in IgA nephropathy. Medicine 95 (11):e3099.

21. Brandtzaeg P, Johansen FE (2005) Mucosal B cells: phenotypic characteristics, transcriptional regulation, and homing properties. Immunological Reviews 206:32-63.

22. Kett K, Baklien K, Bakken A, Kral JG, Fausa O, Brandtzaeg P (1995) Intestinal B-cell isotype response in relation to local bacterial load: evidence for immunoglobulin A subclass adaptation. Gastroenterology 109 (3): 819-825.

23. Woof JM, Russell MW (2011) Structure and function relationships in IgA. Mucosal Immunology 4 (6):590-597.

24. Suzuki H, Fan R, Zhang Z, Brown R, Hall S, Julian BA, Chatham WW, Suzuki Y, Wyatt RJ, Moldoveanu Z, Lee JY, Robinson J, Tomana M, Tomino Y, Mestecky J, Novak J (2009) Aberrantly glycosylated IgA1 in IgA nephropathy patients is recognized by IgG antibodies with restricted heterogeneity. The Journal of Clinical Investigation 119 (6):1668-1677.

25. Scinicariello F, Attanasio R (2001) Intraspecies heterogeneity of immunoglobulin alpha-chain constant region genes in rhesus macaques. Immunology 103 (4): 441-448.

26. Allen AC, Bailey EM, Brenchley PE, Buck KS, Barratt J, Feehally J (2001) Mesangial IgA1 in IgA nephropathy exhibits aberrant O-glycosylation: observations in three patients. Kidney International 60 (3):969-973.

27. Hiki Y, Odani H, Takahashi M, Yasuda Y, Nishimoto A, Iwase H, Shinzato T, Kobayashi Y, Maeda K (2001) Mass spectrometry proves under-O-glycosylation of glomerular IgA1 in IgA nephropathy. Kidney International 59 (3):1077-1085.

28. Ohyama Y, Yamaguchi H, Nakajima K, Mizuno T, Fukamachi Y, Yokoi Y, Tsuboi N, Inaguma D, Hasegawa M, Renfrow MB, Novak J, Yuzawa Y, Takahashi K (2020) Analysis of O-glycoforms of the IgA1 hinge region by sequential deglycosylation. Scientific Reports 10 (1):671.

29. Tomana M, Matousovic K, Julian BA, Radl J, Konecny K, Mestecky J (1997) Galactose-deficient IgA1 in sera of IgA nephropathy patients is present in complexes with IgG. Kidney International 52 (2):509-516.

30. Maixnerova D, Ling C, Hall S, Reily C, Brown R, Neprasova M, Suchanek M, Honsova E, Zima T, Novak J, Tesar V (2019) Galactose-deficient IgA1 and the corresponding IgG autoantibodies predict IgA nephropathy progression. PloS One 14 (2):e0212254.

31. Gale DP, Molyneux K, Wimbury D, Higgins P, Levine AP, Caplin B, Ferlin A, Yin P, Nelson CP, Stanescu H, Samani NJ, Kleta R, Yu X, Barratt J (2017) Galactosylation of IgA1 is associated with common variation in C1GALT1. JASN 28 (7):2158-2166.

32. Rizk DV, Saha MK, Hall S, Novak L, Brown R, Huang ZQ, Fatima H, Julian BA, Novak J (2019) Glomerular immunodeposits of patients with IgA nephropathy are enriched for IgG autoantibodies specific for galactose-deficient IgA1. JASN.

33. Kokubo T, Hiki Y, Iwase H, Tanaka A, Toma K, Hotta K, Kobayashi Y (1998) Protective role of IgA1 glycans against IgA1 self-aggregation and adhesion to extracellular matrix proteins. JASN 9 (11):2048-2054

34. Czerkinsky C, Koopman WJ, Jackson S, Collins JE, Crago SS, Schrohenloher RE, Julian BA, Galla JH, Mestecky J (1986) Circulating immune complexes and immunoglobulin A rheumatoid factor in patients with me-

sangial immunoglobulin A nephropathies. The Journal of Clinical Investigation 77 (6):1931-1938.

35. Tomana M, Novak J, Julian BA, Matousovic K, Konecny K, Mestecky J (1999) Circulating immune complexes in IgA nephropathy consist of IgA1 with galactose-deficient hinge region and antiglycan antibodies. The Journal of Clinical Investigation 104 (1):73-81.

36. van der Boog PJ, van Kooten C, van Seggelen A, Mallat M, Klar-Mohamad N, de Fijter JW, Daha MR (2004) An increased polymeric IgA level is not a prognostic marker for progressive IgA nephropathy. Nephrology, Dialysis, Transplantation 19 (10):2487-2493.

37. Lechner SM, Papista C, Chemouny JM, Berthelot L, Monteiro RC (2016) Role of IgA receptors in the pathogenesis of IgA nephropathy. Journal of Nephrology 29 (1):5-11.

38. Berthelot L, Robert T, Vuiblet V, Tabary T, Braconnier A, Dramé M, Toupance O, Rieu P, Monteiro RC, Touré F (2015) Recurrent IgA nephropathy is predicted by altered glycosylated IgA, autoantibodies and soluble CD89 complexes. Kidney International 88 (4):815-822.

39. Maixnerova D, Reily C, Bian Q, Neprasova M, Novak J, Tesar V (2016) Markers for the progression of IgA nephropathy. Journal of Nephrology 29 (4):535-541.

40. Suzuki H, Kiryluk K, Novak J, Moldoveanu Z, Herr AB, Renfrow MB, Wyatt RJ, Scolari F, Mestecky J, Gharavi AG, Julian BA (2011) The pathophysiology of IgA nephropathy. JASN 22 (10):1795-1803.

41. Lafayette RA, Canetta PA, Rovin BH, Appel GB, Novak J, Nath KA, Sethi S, Tumlin JA, Mehta K, Hogan M, Erickson S, Julian BA, Leung N, Enders FT, Brown R, Knoppova B, Hall S, Fervenza FC (2017) A randomized, controlled trial of rituximab in IgA nephropathy with proteinuria and renal dysfunction. JASN 28 (4):1306-1313.

42. Haas M (2005) Histology and immunohistology of IgA nephropathy. Journal of Nephrology 18 (6):676-680

43. Daha MR, van Kooten C (2016) Role of complement in IgA nephropathy. Journal of Nephrology 29 (1):1-4.

44. Roos A, Rastaldi MP, Calvaresi N, Oortwijn BD, Schlagwein N, van Gijlswijk-Janssen DJ, Stahl GL, Matsushita M, Fujita T, van Kooten C, Daha MR (2006) Glomerular activation of the lectin pathway of complement in IgA nephropathy is associated with more severe renal disease. JASN 17 (6):1724-1734.

45. Roos A, Bouwman LH, van Gijlswijk-Janssen DJ, Faber-Krol MC, Stahl GL, Daha MR (2001) Human IgA activates the complement system via the mannan-binding lectin pathway. Journal of Immunology 167 (5):2861-2868.

46. Kiryluk K, Novak J, Gharavi AG (2013) Pathogenesis of immunoglobulin A nephropathy: recent insight from genetic studies. Annual Review of Medicine 64:339-356.

47. Maillard N, Wyatt RJ, Julian BA, Kiryluk K, Gharavi A, Fremeaux-Bacchi V, Novak J (2015) Current understanding of the role of complement in IgA Nephropathy. JASN 26 (7):1503-1512.

48. Medjeral-Thomas NR, Lomax-Browne HJ, Beckwith H, Willicombe M, McLean AG, Brookes P, Pusey CD, Falchi M, Cook HT, Pickering MC (2017) Circulating complement factor H-related proteins 1 and 5 correlate with disease activity in IgA nephropathy. Kidney International 92 (4):942-952.

49. Zhu L, Guo WY, Shi SF, Liu LJ, Lv JC, Medjeral-Thomas NR, Lomax-Browne HJ, Pickering MC, Zhang H (2018) Circulating complement factor H-related protein 5 levels contribute to development and progression of IgA nephropathy. Kidney International 94 (1):150-158.

50. Tortajada A, Gutierrez E, Goicoechea de Jorge E, Anter J, Segarra A, Espinosa M, Blasco M, Roman E, Marco H, Quintana LF, Gutierrez J, Pinto S, Lopez-Trascasa M, Praga M, Rodriguez de Cordoba S (2017) Elevated factor H-related protein 1 and factor H pathogenic variants decrease complement regulation in IgA nephropathy. Kidney International 92 (4):953-963.

51. Jafar TH, Stark PC, Schmid CH, Landa M, Maschio G, de Jong PE, de Zeeuw D, Shahinfar S, Toto R, Levey AS (2003) Progression of chronic kidney disease: the role of blood pressure control, proteinuria, and angiotensin-converting enzyme inhibition: a patient-level meta-analysis. Annals of Internal Medicine 139 (4):244-252.

52. Xie X, Atkins E, Lv J, Bennett A, Neal B, Ninomiya T, Woodward M, MacMahon S, Turnbull F, Hillis GS, Chalmers J, Mant J, Salam A, Rahimi K, Perkovic V, Rodgers A (2016) Effects of intensive blood pressure lowering on cardiovascular and renal outcomes: updated systematic review and meta-analysis. Lancet 387 (10017): 435-443.

53. Le W, Liang S, Hu Y, Deng K, Bao H, Zeng C, Liu Z (2012) Long-term renal survival and related risk factors in patients with IgA nephropathy: results from a cohort of 1155 cases in a Chinese adult population. Nephrology, Dialysis, Transplantation 27 (4):1479-1485.

54. Reich HN, Troyanov S, Scholey JW, Cattran DC (2007) Remission of proteinuria improves prognosis in IgA nephropathy. JASN 18 (12):3177-3183.

55. Praga M, Gutierrez E, Gonzalez E, Morales E, Hernandez E (2003) Treatment of IgA nephropathy with ACE inhibitors: a randomized and controlled trial. JASN 14 (6):1578-1583

56. Li PK, Leung CB, Chow KM, Cheng YL, Fung SK, Mak SK, Tang AW, Wong TY, Yung CY, Yung JC, Yu

AW, Szeto CC (2006) Hong Kong study using valsartan in IgA nephropathy (HKVIN): a double-blind, randomized, placebo-controlled study. American Journal of Kidney Diseases 47 (5):751-760.

57. KDIGO 2021 Clinical Practice Guideline for the Management of Glomerular Diseases (2021). Kidney International 100 (4s):S1-s276.

58. Heerspink HJL, Stefánsson BV, Correa-Rotter R, Chertow GM, Greene T, Hou FF, Mann JFE, McMurray JJV, Lindberg M, Rossing P, Sjöström CD, Toto RD, Langkilde AM, Wheeler DC (2020) Dapagliflozin in patients with chronic kidney disease. The New England Journal of Medicine 383 (15):1436-1446.

59. Rauen T, Eitner F, Fitzner C, Sommerer C, Zeier M, Otte B, Panzer U, Peters H, Benck U, Mertens PR, Kuhlmann U, Witzke O, Gross O, Vielhauer V, Mann JF, Hilgers RD, Floege J (2015) Intensive Supportive Care plus Immunosuppression in IgA Nephropathy. NEJM 373 (23):2225-2236.

60. Rauen T, Wied S, Fitzner C, Eitner F, Sommerer C, Zeier M, Otte B, Panzer U, Budde K, Benck U, Mertens PR, Kuhlmann U, Witzke O, Gross O, Vielhauer V, Mann JFE, Hilgers RD, Floege J (2020) After ten years of follow-up, no difference between supportive care plus immunosuppression and supportive care alone in IgA nephropathy. Kidney International.

61. Lv J, Zhang H, Wong MG, Jardine MJ, Hladunewich M, Jha V, Monaghan H, Zhao M, Barbour S, Reich H, Cattran D, Glassock R, Levin A, Wheeler D, Woodward M, Billot L, Chan TM, Liu ZH, Johnson DW, Cass A, Feehally J, Floege J, Remuzzi G, Wu Y, Agarwal R, Wang HY, Perkovic V (2017) Effect of oral methylprednisolone on clinical outcomes in patients with IgA nephropathy: The TESTING Randomized Clinical Trial. JAMA 318 (5): 432-442.

62. Lv J, Wong MG, Hladunewich MA, Jha V, Hooi LS, Monaghan H, Zhao M, Barbour S, Jardine MJ, Reich HN, Cattran D, Glassock R, Levin A, Wheeler DC, Woodward M, Billot L, Stepien S, Rogers K, Chan TM, Liu ZH, Johnson DW, Cass A, Feehally J, Floege J, Remuzzi G, Wu Y, Agarwal R, Zhang H, Perkovic V (2022) Effect of oral methylprednisolone on decline in kidney function or kidney failure in patients with IgA nephropathy: The TESTING Randomized Clinical Trial. JAMA 327 (19):1888-1898.

63. Floege J, Feehally J (2013) Treatment of IgA nephropathy and Henoch-Schonlein nephritis. Nature Reviews Nephrology 9 (6):320-327.

64. Frisch G, Lin J, Rosenstock J, Markowitz G, D'Agati V, Radhakrishnan J, Preddie D, Crew J, Valeri A, Appel G (2005) Mycophenolate mofetil (MMF) vs placebo in patients with moderately advanced IgA nephropathy: a double-blind randomized controlled trial. Nephrology, Dialysis, Transplantation 20 (10):2139-2145.

65. Pozzi C, Andrulli S, Pani A, Scaini P, Del Vecchio L, Fogazzi G, Vogt B, De Cristofaro V, Allegri L, Cirami L, Procaccini AD, Locatelli F (2010) Addition of azathioprine to corticosteroids does not benefit patients with IgA nephropathy. JASN 21 (10):1783-1790.

66. Hou JH, Le WB, Chen N, Wang WM, Liu ZS, Liu D, Chen JH, Tian J, Fu P, Hu ZX, Zeng CH, Liang SS, Zhou ML, Zhang HT, Liu ZH (2017) Mycophenolate mofetil combined with prednisone versus full-dose prednisone in IgA nephropathy with active proliferative lesions: A randomized controlled trial. American Journal of Kidney Diseases 69 (6):788-795.

67. Roberts IS, Cook HT, Troyanov S, Alpers CE, Amore A, Barratt J, Berthoux F, Bonsib S, Bruijn JA, Cattran DC, Coppo R, D'Agati V, D'Amico G, Emancipator S, Emma F, Feehally J, Ferrario F, Fervenza FC, Florquin S, Fogo A, Geddes CC, Groene HJ, Haas M, Herzenberg AM, Hill PA, Hogg RJ, Hsu SI, Jennette JC, Joh K, Julian BA, Kawamura T, Lai FM, Li LS, Li PK, Liu ZH, Mackinnon B, Mezzano S, Schena FP, Tomino Y, Walker PD, Wang H, Weening JJ, Yoshikawa N, Zhang H (2009) The Oxford classification of IgA nephropathy: Pathology definitions, correlations, and reproducibility. Kidney International 76 (5):546-556.

68. Trimarchi H, Barratt J, Cattran DC, Cook HT, Coppo R, Haas M, Liu ZH, Roberts IS, Yuzawa Y, Zhang H, Feehally J (2017) Oxford Classification of IgA nephropathy 2016: an update from the IgA Nephropathy Classification Working Group. Kidney International 91 (5):1014-1021.

69. Coppo R, Troyanov S, Bellur S, Cattran D, Cook HT, Feehally J, Roberts IS, Morando L, Camilla R, Tesar V, Lunberg S, Gesualdo L, Emma F, Rollino C, Amore A, Praga M, Feriozzi S, Segoloni G, Pani A, Cancarini G, Durlik M, Moggia E, Mazzucco G, Giannakakis C, Honsova E, Sundelin BB, Di Palma AM, Ferrario F, Gutierrez E, Asunis AM, Barratt J, Tardanico R, Perkowska-Ptasinska A (2014) Validation of the Oxford classification of IgA nephropathy in cohorts with different presentations and treatments. Kidney International 86 (4): 828-836.

70. Barbour SJ, Coppo R, Zhang H, Liu ZH, Suzuki Y, Matsuzaki K, Katafuchi R, Er L, Espino-Hernandez G, Kim SJ, Reich HN, Feehally J, Cattran DC (2019) Evaluating a new international risk-prediction tool in IgA nephropathy. JAMA Internal Medicine.

71. Barbour SJ, Coppo R, Zhang H, Liu ZH, Suzuki Y, Matsuzaki K, Er L, Reich HN, Barratt J, Cattran DC (2022) Application of the international IgA nephropathy prediction tool one or two years post-biopsy. Kidney International.

72. Coppo R, Lofaro D, Camilla RR, Bellur S, Cattran D, Cook HT, Roberts IS, Peruzzi L, Amore A, Emma F, Fuiano L, Berg U, Topaloglu R, Bilginer Y, Gesualdo L, Polci R, Mizerska-Wasiak M, Caliskan Y, Lundberg S, Cancarini G, Geddes C, Wetzels J, Wiecek A, Durlik M, Cusinato S, Rollino C, Maggio M, Praga M, H KS, Tesar V, Maixnerova D, Barratt J, Papalia T, Bonofiglio R, Mazzucco G, Giannakakis C, Soderberg M, Orhan D, Di Palma AM, Maldyk J, Ozluk Y, Sudelin B, Tardanico R, Kipgen D, Steenbergen E, Karkoszka H, Perkowska-Ptasinska A, Ferrario F, Gutierrez E, Honsova E (2017) Risk factors for progression in children and young adults with IgA nephropathy: an analysis of 261 cases from the VALIGA European cohort. Pediatric Nephrology 32 (1): 139-150.

73. Floege J, Wied S, Rauen T (2022) Assessing prognosis in IgA nephropathy. Kidney International 102 (1):22-24.

7. Sekundäre Glomerulonephritiden

7.1. Lupus-Nephritis

Christine Möckel
Renzo Opromolla
Clemens Cohen

Eine Lupus-Nephritis (LN) tritt bei ca. einem Drittel aller Patient*innen mit systemischem Lupus erythematodes (SLE) auf, häufig im frühen Verlauf der Erkrankung und mitunter auch als deren Erstmanifestation. Da die LN nicht selten zu einer chronischen Nierenerkrankung führt und Morbidität sowie Mortalität der SLE-Patient*innen negativ beeinflusst, ist die frühzeitige Diagnose und Therapie von großer Wichtigkeit [1, 2].

7.1.1. Ätiologie und Pathogenese

SLE ist eine Autoimmunerkrankung aus der Gruppe der Kollagenosen, die überwiegend Frauen (90 %) betrifft und häufig bereits im Jugend- oder jungen Erwachsenenalter beginnt. Sie kann grundsätzlich alle Organe betreffen; am häufigsten Haut, Gelenke und Niere, aber auch Nervensystem und Herz. Die Genese ist multifaktoriell und nicht abschließend geklärt. Neben genetischer Prädisposition [3, 4] spielen Umweltfaktoren wie Infekte, UV-Licht (Sonnenexposition) oder hormonelle Umstellungen eine pathogenetische Rolle. Es kommt zu einer Autoimmunreaktion gegen körpereigene Zellen mit Bildung von Autoantikörpern gegen Zellkernbestandteile. In der Niere kann sich der SLE sowohl in Form einer zellulären Immunreaktion, Immunkomplexablagerungen oder auch vaskulärer Schädigung manifestieren. Je nach Befund teilt man die LN in unterschiedliche histologische Klassen ein.

7.1.2. Klinik

Die Klinik des SLE wird neben typischen Allgemeinsymptomen (Fieber, Abgeschlagenheit) durch die spezifischen Symptome der jeweiligen Organmanifestationen bestimmt. Häufig, aber nicht zwingend besteht ein "Schmetterlingserythem", ein Erythem des Nasenrückens und der Wangen mit Aussparung der Nasolabialfalte. Häufige Manifestationen des SLE sind in den Klassifikationskriterien in Tab. 7.1 aufgeführt.

Die Klinik der LN ist abhängig von der Schwere und Art des renalen Befalls. Sie reicht von asymptomatischen Verläufen über Mikrohämaturie und geringe Albuminurie (jeweils häufig bei Lupus-Nephritis I oder II) bis hin zum schweren nephritischen Syndrom mit Hämaturie, Proteinurie und raschem eGFR-Verlust oder auch einem nephrotischen Syndrom mit hoher Proteinurie, Ödemen und Hypalbuminämie. Insbesondere beim sekundären Antiphospholipidsyndrom kann es auch zu thrombotischen Mikroangiopathien der Niere kommen.

7.1.3. Diagnostik

Die Diagnose eines SLE wird klinisch gestellt und beruht auf typischen klinischen und immunserologischen Befunden. Die Klassifikationskriterien der EULAR/ACR können bei der Diagnosestellung helfen (☞ Tab. 7.1). Als Eingangskriterium gilt hierbei ein positiver Antinukleäre Antikörper (ANA)-Titer >1:80 (d.h. bei ANA-Negativität ist die Diagnose SLE sehr kritisch zu prüfen) [5].

Bei SLE können neben ANA typischerweise Antikörper gegen die nukleären Antigene Doppelstrang-DNA (dsDNA) oder Smith-Antigen (Sm) nachgewiesen werden. Neben diesen, in die Klassifikationskriterien eingehenden Autoantikörper, sind aber nicht selten auch weitere Autoantikörper nachweisbar, wie Anti-SSA/Ro-, Anti-SSB/La- (wie beim Sjögren-Syndrom), Anti-Histon- (typisch bei medikamenten-induziertem SLE) oder Anti-C1q-Antikörper (diese gehäuft bei LN). Insbesondere bei Erstdiagnose, klinischem Verdacht (Thrombose) und Schwangerschaft sollte auch auf Antiphospholipid-Antikörper getestet werden [7].

Alle SLE-Patient*innen sollten bei Diagnosestellung und regelmäßig im Verlauf auf das Vorliegen einer LN untersucht werden. Dazu dienen neben Anamnese und Klinik (Hypertonie, Ödeme) insbesondere Urin- aber auch Blutuntersuchungen (Albuminurie, Hämaturie, Kreatinin). Bei bestätigter relevanter Proteinurie (>500 mg/24 h bzw. 500 mg/g Kreatinin) oder einem unerklärten eGFR-Abfall, insbesondere bei aktivem Urinsediment (Akanthozytennachweis), sollte frühzeitig eine Nierenbiopsie erwogen werden [8].

Die Nierenbiopsie ist der Goldstandard zur Diagnose der LN. Sie hilft bei der Therapiewahl und zur Prognoseeinschätzung, und kann auch bei histologischer Sicherung als alleiniger klinischer Befund zur Klassifikation eines SLE dienen (Nachweis LN Klasse III oder IV; ☞ Tab. 7.1).

Eingangskriterium: ANA-Titer ≥1:80 auf Hep-2-Zellen
• Die Klassifikation des SLE erfordert mindestens ein klinisches Kriterium und ≥10 Punkte. • Kriterien dürfen nur gezählt werden, wenn es keine wahrscheinlichere Ursache als den SLE gibt. Das einmalige Auftreten eines Kriteriums ist ausreichend. Kriterien müssen nicht zum selben Zeitpunkt auftreten. • Pro Parameter wird nur der höchste Punktwert gezählt.

Klinische Parameter	Punkte
Allgemeinsymptome: • Fieber	 2
Hämatologisch: • Leukopenie • Thrombozytopenie • Autoimmune Hämolyse	 3 4 4
Neuropsychiatrisch: • Delir • Psychose • Krampfanfall	 2 3 5
Mukokutan: • nicht vernarbende Alopezie • orale Ulcera • subakuter kutaner Lupus *oder* diskoider Lupus • akuter kutaner Lupus	 2 2 4 6
Serosal: • Pleura- oder Perikarderguss • akute Perikarditis	 5 6
Renal: • Proteinurie >0,5 g/24h • Nierenbioptisch Klasse II oder V Lupus-Nephritis • Nierenbioptisch Klasse III oder IV Lupus-Nephritis	 4 8 10

Immunologische Kriterien	Punkte
Antiphospholipid-Antikörper: • Anti-Cardiolipin-Antikörper *oder* Anti-β2GP1-Antikörper *oder* Lupusantikoagulanz	2
Komplement: • erniedrigtes C3 *oder* erniedrigtes C4 • erniedrigtes C3 *und* erniedrigtes C4	 3 4
SLE-spezifische Antikörper: • Anti-dsDNA- *oder* Anti-Smith-Antikörper	6

Tab. 7.1: Klassifikationskriterien des systemischen Lupus erythematodes nach EULAR/ACR 2019 [6].

7.1.4. Pathologie und Immunpathologie

Der histopathologische Befund wird nach der ISN/RPS-Klassifikation in die LN Klassen I-VI eingeteilt. Die aktuelle revidierte Klassifikation unterscheidet nicht nur die Glomeurulonephritis-Klassen, sondern auch den Anteil der betroffenen Glomeruli (<50 % = fokal; ≥50 % = diffus), die Art und Ausdehnung der Läsionen innerhalb eines Glomerulus und die Aktivität bzw. Chronizität der Läsionen. Außerdem werden tubulointerstitielle Veränderungen und vaskuläre Veränderungen beschrieben.

Die sechs Klassen der Lupus-Nephritis sind:
- I Minimale mesangiale LN
- II Mesangial-proliferative LN
- III Fokale LN (<50 % der Glomeruli betroffen)
- IV Diffuse proliferative LN (≥50 % der Glomeruli betroffen)
- V Membranöse LN
- IV Fortgeschrittene sklerosierende LN (≥90 % der Glomeruli)

Die LN Klasse I zeigt im Gegensatz zur Klasse II lichtmikroskopisch keine signifikante mesangiale Hyperzellularität. Klasse II weist hingegen eine signifikante mesangiale Hyperzellularität definiert als ≥4 Nuclei, die komplett von Matrix im Mesangium umgeben sind, auf. Klasse I und II zeigen immunhistologisch eine Ablagerung von Immunglobulinen (IgG) und Komplement im Mesangium.

Bei der LN Klasse III zeigt sich histologisch eine fokale, segmentale oder globale endokapilläre oder extrakapilläre proliferative Glomerulonephritis, die immunhistologisch typischerweise mit zumindest segmentalen subendothelialen Immunablagerungen einhergeht. Es sind weniger als 50 % der Glomeruli betroffen. Bei der LN Klasse IV zeigen sich meist diffuse subendotheliale Immundeposits. Es sind mehr als 50 % der Glomeruli betroffen. Die Klasse V der Lupus-Nephritis zeigt eine Verdickung der glomerulären Basalmembran und globale oder segmentale subepitheliale Immunablagerungen.

Bei der Klasse VI der Lupus-Nephritis sind ≥90 % der Glomeruli sklerosiert.

Typische Befunde der Nierenbiopsie bei Lupus-Nephritis IV sind in Abb. 7.1 und 7.2 dargestellt.

7.1.5. Therapie

Die Therapie der LN richtet sich nach Klinik und histologischem Befund der Nierenbiopsie. Unabhängig von einer etwaigen immunsuppressiven Therapie sollten SLE-Patient*innen folgende Basistherapie erhalten: Hydroxychloroquin, kardiovaskuläre Protektion, UV-Schutz, Osteoporoseprävention und Infektionsprophylaxe.

Alle SLE-Patient*innen sollten dauerhaft Hydroxychloroquin erhalten, sofern keine Kontraindikationen vorliegen. Hydroxychloroquin senkt die Krankheitsaktivität und ist mit *Flare*-Reduktion, Steroideinsparung, Verminderung chronischer Schäden und längerem Überleben assoziiert [9]. Aufgrund möglicher Retinopathie-Entwicklung sollte die Dosis von 5 mg/kg Idealgewicht nicht überschritten werden (bei eGFR <30 ml/min Dosis um 25 % reduzieren). Augenärztliche Kontrollen müssen spätestens nach 5 Jahren regelhaft erfolgen, viele Zentren empfehlen die Kontrollen bereits zu Therapiebeginn und dann jährlich [10]. Hydroxychloroquin wirkt nicht teratogen und kann deshalb sowohl in der Schwangerschaft, als auch in der Stillzeit verabreicht werden. SLE-Patient*innen haben ein stark erhöhtes kardiovaskuläres Risikoprofil. Es sollte daher eine strikte Einstellung von Blutdruck, Blutzucker und Lipiden erfolgen. *Angiotensin Converting Enzyme* (ACE)-Hemmer oder Angiotensin-Rezeptor-Blocker (ARB) sind Mittel der ersten Wahl zur Blutdruckkontrolle. Konsequenter UV-Schutz (u.a. Lichtschutzfaktor 50) ist bei SLE-bedingter Sonnenempfindlichkeit wichtig, um Krankheitsaktivität und Schubfrequenz zu senken. Angesichts potenzieller Steroidgaben im Verlauf und zudem häufig notwendigem UV-Schutz ist auf Prophylaxe zur Knochengesundheit zu achten (Sport, Vitamin D, ggf. Knochendichtemessung). Infektionen können SLE-Schübe bedingen und gefährden die Patient*innen insbesondere unter immunsuppressiver Therapie. Die Vollständigkeit der empfohlenen Routineimpfungen sollte angestrebt werden, wobei Lebendimpfungen unter relevanter Immunsuppression kontraindiziert sind. Bei Immunsuppression wird die Vakzination gegen Influenza, Pneumokokken und allenfalls Varizellen empfohlen.

Bei renaler Manifestation mit erhöhter Proteinurie sollte immer ein ACE-Hemmer oder ARB und ein SGLT2-Hemmer (ohne spezifische Datenlage bei SLE) gegeben werden, denn die Senkung der Proteinurie führt auch bei LN zu einer Prognoseverbesserung.

Bei **Lupusnephritis Klasse I und II** besteht meist nur eine milde Klinik mit geringer Proteinurie oder Mikrohämaturie. Neben obiger Basistherapie ist oft keine spezielle immunsuppressive Therapie notwendig. Bei großer Proteinurie oder nephrotischem Syndrom besteht der Verdacht auf eine Lupus-Podozytopathie. Hier wird eine Therapie mit niedrigdosierten Glukokortikoiden ggf. in Kombination mit Mycophenolat (alternativ Azathioprin oder Calcineurininhibitoren) empfohlen [11].

Bei **Lupusnephritis Klasse III und IV** (auch bei gleichzeitigem Vorliegen einer Klasse V) wird die Therapie klassisch in eine initiale Therapiephase und eine folgende Erhaltungstherapie unterteilt. Das Ziel ist das Erreichen einer kompletten Remission (d.h. Proteinurie <500 mg/g Kreatinin und Stabilisierung oder Verbesserung der eGFR). Als partielle Remission, die bereits eine deutliche Prognoseverbesserung bringt, wird die Reduktion der Proteinurie um mindestens 50 % im Vergleich zum Ausgangswert und auf <3 g/g Kreatinin sowie Stabilisierung oder Verbesserung der eGFR angesehen.

Als Erstlinientherapie zur initialen Behandlung ist die Gabe von Glukokortikoiden in Kombination mit entweder Cyclophosphamid oder Mycophenolat Standard [11, 12]. Die Dosis von z.B. Methylprednisolon beträgt bei schweren Verläufen initial 250-500 mg/d intravenös für drei Tage, der sich die orale Prednisolon-Gabe in einer Dosis von 0,6-1 mg/kg KG (maximal 80 mg/d) anschließt. Die Dosis sollte über 3 bis 6 Monate auf ≤7,5 mg getapert werden. Begleitend sollte an eine *Pneumocystis jirovecii*-Prophylaxe mit Cotrimoxazol, Osteoporoseprophylaxe mit Vitamin D sowie an eine Ulkusprophylaxe mit Protonenpumpeninhibitoren gedacht werden.

Cyclophosphamid wird in Europa meist nach dem "Euro-Lupus"-Protokoll in einer Dosis von 500 mg i.v. alle zwei Wochen über drei Monate (Kumulativdosis von 3 g) verabreicht [13, 14]. Das höher dosierte "NIH-Protokoll" (monatlich 0,75-1 g/m² KO i.v. für 6 Monate oder 2-2,5 mg/kg/d p.o. für 3 Monate) ist mit mehr Infektionen assoziiert und ist schweren oder therapierefraktären Verläufen oder Hochrisikokonstellationen vorbe-

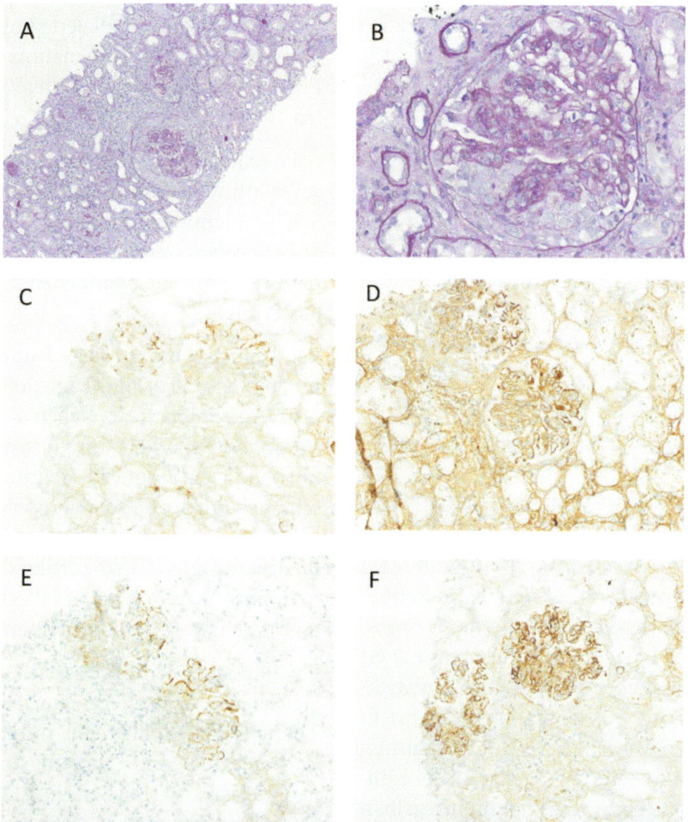

Abb. 7.1: **Histologie und immunhistologische Befunde bei proliferativer Lupus-Nephritis Klasse IV nach ISN/RPS.**

A: PAS-Färbung einer proliferativen Lupus-Nephritis Klasse IV. Übersichtsbild zeigt diffuse zelluläre Proliferation, Nekrose und Halbmondbildung. Die extrakapilläre Proliferation nimmt den Bowman'schen Kapselraum fast vollständig ein. Im Tubulointerstitium Fibrose und mononukleäre Zellinfiltration. PAS 100×;

B: PAS-Färbung einer proliferativen Lupus-Nephritis Klasse IV. Detailaufnahme zeigt die Verdickung der glomerulären Basalmembran in Form von *"wire loops"* und extrakapilläre Halbmondbildung. PAS 200×;

C: Positive IgA-Färbung im Rahmen des *"full-house pattern"* mit Positivität für Komplementfaktoren, Immunglobuline bei proliferativer Lupus-Nephritis Klasse IV nach ISN/RPS. IgA 200×;

D: Positive IgG-Färbung im Rahmen des *"full-house pattern"* mit Positivität für Komplementfaktoren, Immunglobuline bei proliferativer Lupus-Nephritis Klasse IV nach ISN/RPS. IgG 200×;

E: Positive C1q-Färbung im Rahmen des *"full-house pattern"* mit Positivität für Komplementfaktoren, Immunglobuline bei proliferativer Lupus-Nephritis Klasse IV nach ISN/RPS. C1q 200×;

F: Positives C3-Färbung im Rahmen des *"full-house pattern"* mit Positivität für Komplementfaktoren, Immunglobuline bei proliferativer Lupus-Nephritis Klasse IV nach ISN/RPS. C3c 200×.

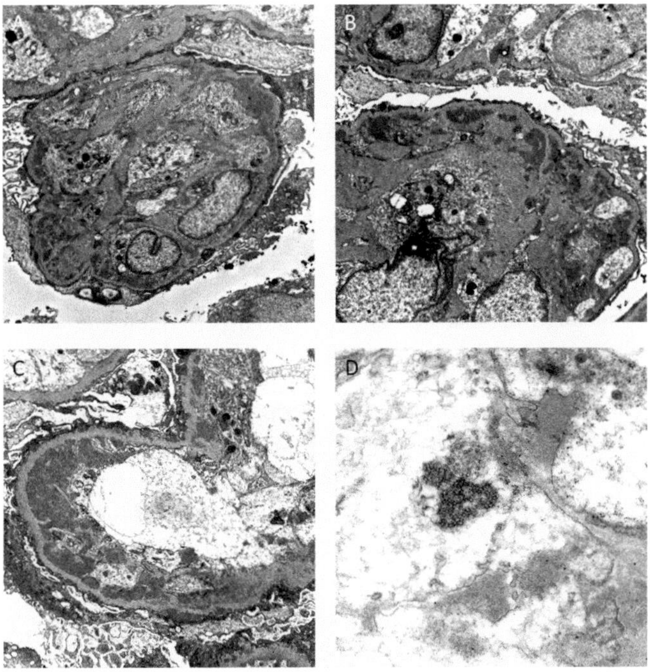

Abb. 7.2: **EM-Befunde bei Lupus-Nephritis Klasse IV nach ISN/RPS.**
A/B: Osmiophile subendotheliale und mesangiale Depots bei Lupus-Nephritis Klasse IV; EM 2000×.
C: Ausgedehnte subendotheliale osmiophile Depots und Podozyteneffacement bei Lupus-Nephritis; EM 5000×;
D: Tubuloretikuläre Strukturen in Endothelien bei Lupus-Nephritis; EM 25000×.

halten [13, 14]. Unter Cyclophosphamid-Therapie sollte grundsätzlich die Kumulativdosis dokumentiert werden (ab einer Dosis von ca. 36 g erhöhtes Malignomrisiko). SLE-Patient*innen müssen hinsichtlich der Gonadentoxizität des Cyclophosphamids aufgeklärt und sollten gynäkologisch bzw. andrologisch beraten werden. Es besteht die Möglichkeit zur Kryoasservierung von Spermien, Eizellen oder Keimzellgewebe. Zur Ovarienprotektion kann die Gabe eines GnRH-Agonisten wie z.B. Goserelin s.c. erwogen werden. Grundsätzlich muss auf eine zuverlässige Kontrazeption sowohl bei Cyclophosphamid oder Mycophenolat aber auch bei ACE-Hemmer oder ARB u.a.m. geachtet werden.

Mycophenolat ist dem Cyclophosphamid als initiale Therapie meist gleichwertig. Mycophenolatmofetil (MMF) wird oft mit 1 g/d (500 mg zweimal täglich) begonnen und dann wöchentlich erhöht bis zur Zieldosis von (2-) 3 g/d ((1000-) 1500 mg zweimal täglich). Nach sechs Monaten wird die Dosis auf 2 g/d (1000 mg zweimal täglich) reduziert und im Verlauf weiter getapert. Gemäß einer großen Metaanalyse finden sich keine signifikanten Unterschiede hinsichtlich Remissionsrate, Mortalität, Risiko für terminale Niereninsuffizienz oder renalem Relapse nach Induktionstherapie mit Mycophenolatmofetil im Vergleich zu Cyclophosphamid. An Nebenwirkungen traten unter Therapie mit Mycophenolatmofetil seltener Ovarialinsuffizienz und Alopezie auf [15].

Welche der beiden Erstliniensubstanzen zur initialen Therapie ausgewählt wird, sollte individuell entschieden werden. Bei erhöhtem Infertilitätsrisiko oder relevanter Vortherapie mit Cyclophosphamid sollte eher eine MMF-basierte Therapie erfolgen. Das Therapieansprechen ist zwischen den Ethnien unterschiedlich, weshalb dies ebenfalls in die Entscheidungsfindung einfließen sollte. Es zeigte sich, dass Patient*innen, die sich selbst als *Hispanics* oder Schwarze bezeichnen, ein signifikant besseres Ansprechen auf MMF zeigten, bei asiatischer Abstimmung ist das Ansprechen auf Cyclophosphamid tendenziell besser [16]. In Fällen mit unklarer Therapieadhärenz kann die intravenöse Cyclophosphamid-Gabe Vorteile bieten [11].

Als neuer Calcineurininhibitor steht Voclosporin zur Therapie der Lupus-Nephritis zur Verfügung. In der AURORA-1-Studie war der Anteil der kompletten renalen Remissionen unter Voclosporin in Kombination mit der Standardtherapie höher als unter alleiniger Standardtherapie (Glukokortikoide plus Mycophenolat oder Cyclophosphamid). Nebenwirkungen waren in beiden Gruppen vergleichbar. In der Subgruppenanalyse war dieser Voclosporin-Vorteil bei Patient*innen kaukasischer Ethnie oder mit alleiniger LN Klasse V leider nicht signifikant [17]. Eine alternative Therapie besteht im Einsatz von klassichen Calcineurininhibitoren (Ciclosporin, Tacrolimus), die mit Steroid auch in der Schwangerschaft eingesetzt werden können. Die Kombination aus Glukokortikoiden, Mycophenolat und Calcineurininhibitor ("*Multitarget*-Therapie") zeigte in Studien mit überwiegend asiatischen Patient*innen eine Überlegenheit gegenüber Cyclophosphamid [18, 19]. Die *Multitarget*-Therapie sollte bei unzureichendem Ansprechen auf obige Erstlinientherapie oder bei nephrotischer Proteinurie in Erwägung gezogen werden.

Belimumab, ein rekombinanter humaner monoklonaler Antikörper gegen den löslichen B-Zell-aktivierenden Faktor BAFF, ist seit längerem zur Therapie des SLE und relativ neu auch der LN zugelassen. In der BLISS-LN-Studie wurde Belimumab als *Add-on*-Therapie zur Standardtherapie (Glukokortikoid plus Mycophenolat oder Cyclophosphamid) mit alleiniger Standardtherapie über zwei Jahre verglichen. Der primäre Endpunkt (Komposit aus Proteinurie- und eGFR-Verlauf) sowie die komplette Remission waren im Belimumab/Standardtherapie-Arm signifikant häufiger als unter alleiniger Standardtherapie. Die Häufigkeit unerwünschter Ereignisse war in beiden Gruppen vergleichbar [20]. In einer *Post-hoc*-Analyse waren die günstigen Belimumab-Effekte bei Patient*innen mit LN Klasse III und IV zu beobachten; für LN Klasse V war kein signifikanter Effekt zu sehen. Auch bei Patient*innen mit nephrotischer Proteinurie oder Induktionstherapie mit Cyclophosphamid wurden die Endpunkte nicht signifikant häufiger erreicht [21]. Die Dosis für Belimumab beträgt bei Neubeginn und LN initial 400 mg s.c. einmal wöchentlich für 4 Wochen, im weiteren Verlauf 200 mg s.c. einmal wöchentlich (oder alternativ i.v. mit 10 mg/kg KG zu Woche 0, 2, 4 und dann alle 4 Wochen).

Der CD20-Antikörper Rituximab zeigte trotz mehrerer positiver Fallberichte und -serien in einer randomisiert kontrollierten Studie keine Überlegenheit bei Zugabe zur Standardtherapie [22]. Obinutuzumab, ein weiterentwickelter CD20-Antikörper, zeigte in der Phase II-Studie NOBILITY bei Hinzunahme zur Standardtherapie eine höhere Remissionsrate im Vergleich zur alleinigen Standardtherapie [23]. Zum aktuellen Zeitpunkt ist die Gabe von monoklonalen CD-20-Antikörpern schweren und therapierefraktären Verläufen vorbehalten. Derzeit wird in einer globalen Phase III-Studie der Einsatz von Obinutuzumab bei proliferativer Lupus-Nephritis getestet (REGENCY-Studie).

Der Initialtherapie folgt die Erhaltungstherapie, um den Behandlungserfolg der Initialtherapiephase fortzusetzen, neue Schübe zu verhindern und die Nierenfunktion bestmöglich zu erhalten. Die Glukokortikoid-Dosis wird möglichst konsequent auf <5 mg/d getapert. Das Ziel sollte eine Steroidfreiheit sein, wenn dies klinisch möglich ist. Nach gutem Ansprechen auf die initiale Therapie wird meist Mycophenolat oder alternativ Azathioprin als Folgetherapie eingesetzt. Im 10-Jahres-*Follow-up* des MAINTAIN-Trials wurde die Effektivität dieser beiden Substanzen verglichen. Die Relapse-Häufigkeit in beiden Therapiegruppen unterschied sich nicht signifikant [24]. Im Gegensatz hierzu war in der ALMS-Studie Mycophenolat in der Erhaltungstherapie Azathioprin überlegen [25]. Falls als initiale Therapie Mycophenolat gewählt wurde, sollte Mycophenolat als Erhaltungstherapie fortgeführt werden. Wurde stattdessen initial Cyclophosphamid eingesetzt, kann entweder Mycophenolat oder Azathioprin ausgewählt werden. Die Erhaltungsdosis für MMF beträgt 2 g/d. Bei Patient*innen mit Kinderwunsch sollte Azathioprin gewählt werden, da die Gabe in Schwangerschaft und Stillzeit möglich ist.

Die Dauer der Erhaltungstherapie wird kontrovers diskutiert und kann nicht pauschal angegeben werden. Das Risiko für Schübe ist umso geringer, je länger die Remissionsdauer sowie die Gesamttherapiedauer anhält. Im Allgemeinen sollte die gesamte LN-Therapiedauer (initiale und Folgetherapie zusammen) nicht kürzer als 36 Monate sein; Hydroxychloroquin sollte als Basistherapie darüber hinaus fortgeführt werden. Bei anhaltender kompletter Remission über mehr als zwölf Monate sollte zunächst die Glukokortikoid-Dosis reduziert und schließlich beendet werden; anschließend wird das eingesetzte Immunsuppressivum schrittweise reduziert.

Bei unzureichendem Ansprechen auf die initiale Therapie (und gesicherter Therapieadhärenz) ist die konsequente Hinzunahme von Belimumab oder Voclosporin wichtig. Dabei sollte von Cyclophosphamid auf Mycophenolat gewechselt werden. Bei der Therapiewahl kann Abb. 7.3 helfen (angelehnt an [26]). In therapierefraktären Fällen kann der Einsatz von Rituximab oder Obinutuzumab aber auch i.v. Immunglobuline oder Plasmapherese notwendig werden. Bei moderatem oder schwerem SLE ist der Interferonrezeptor-Antikörper Anifrolumab als Zusatzmedikation zugelassen (nicht bei LN explizit getestet).

Für das Monitoring der Krankheitsaktivität sollte neben der Klinik des SLE (z.B. mittels SLEDAI-2K) regelmäßig Blutdruck, Serum-Kreatinin sowie Proteinurie bestimmt werden; zusätzlich können Komplementfaktoren C3 und C4 oder eingeschränkt Antikörper gegen Doppelstrang-DNS oder C1q (nicht aber ANA) als Parameter für die Krankheitsaktivität dienen. Bei Zeichen der renalen Aktivität sollte die Indikation zur Re-Biopsie großzügig gestellt werden, um einen "Klassenwechsel" oder anhaltende Aktivität zu dokumentieren. Auch hat die Re-Biopsie z.B. vor Ende der immunsuppressiven Therapie ihren Stellenwert, da eine subklinische Krankheitsaktivität in der Biopsie das Risiko für Schübe nach Therapieende anzeigen kann [27].

Bei alleiniger **Lupus-Nephritis Klasse V** sollte die antiproteinurische Therapie mit ACE-Hemmern oder Angiotensin-Rezeptorblockern und auch SGLT2-Hemmer (ohne explizite Studien bei LN) konsequent ausdosiert werden. Bei anhaltend hoher Proteinurie ist darüber hinaus eine immunsuppressive Therapie indiziert. Analog zur proliferativen Lupus-Nephritis soll diese nach KDIGO-Leitlinie mit Glukokortikoiden in Kombination mit Mycophenolat oder Cyclophosphamid erfolgen. Die Hinzunahme des Calcineurin-Inhibitors Voclosporin ist aufgrund der Proteinurie-senkenden Wirkung sinnvoll.

Mit Nachweis einer **Lupus-Nephritis Klasse VI** bestehen bereits fortgeschrittene chronische Veränderungen. Eine immunsuppressive Therapie würde keine Besserung der Nierenfunktion herbeiführen. Die Therapie richtet sich somit nach den extrarenalen SLE-Manifestationen.

7.1.6. Prognose

Als günstiger Prädiktor für das renale Outcome zeigte sich die Senkung der Proteinurie auf <700 mg/g Kreatinin nach 12 Monaten [12, 24, 28]. Die Prognose einer LN ist bei nicht-europäischer Ethnie und auch bei männlichem Geschlecht ungünstiger. In heterogenen Kohorten trat im langjährigen Verlauf trotz immunsuppressiver Therapie bei ca. 30 % der Patient*innen mit proliferativer Lupusnephritis eine terminale Niereninsuffizienz auf. Eine renale Manifestation ist zudem mit erhöhter Morbidität und Mortalität assoziiert [29]. Durch frühe Diagnostik (z.B. Albu-

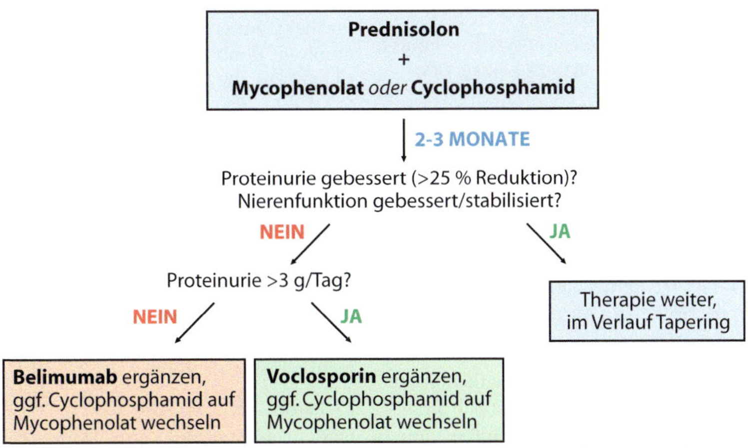

Abb. 7.3: Orientierender Vorschlag zur Therapie der proliferativen Lupus-Nephritis (angelehnt an Mejia-Vilet et al., 2021).

minurie) und verbesserte Therapie (z.B. Belimumab, Voclosporin, SGLT2-Inhibitoren, ggf. Obinutuzumab und andere künftige Therapeutika) sollte es gelingen, diese Prognose deutlich zu verbessern.

Literatur

1. Parikh SV et al. Update on lupus nephritis: Core Curriculum 2020. Am J Kidney Dis 2020;76(2):265-281.

2. Tektonidou MG, A Dasgupta, MM Ward. Risk of end-stage renal disease in patients with lupus nephritis, 1971-2015: A systematic review and bayesian meta-analysis. Arthritis Rheumatol 2016;68(6):1432-41.

3. Langefeld CD et al. Transancestral mapping and genetic load in systemic lupus erythematosus. Nature communications 2017;8:16021-16021.

4. Chen L, DL Morris, TJ Vyse. Genetic advances in systemic lupus erythematosus: an update. Curr Opin Rheumatol 2017;29(5):423-433.

5. Niu Z, P Zhang, Y Tong. Value of HLA-DR genotype in systemic lupus erythematosus and lupus nephritis: a meta-analysis. Int J Rheum Dis 2015;18(1):17-28.

6. Rovin BH et al. KDIGO 2021 Clinical Practice Guideline for the Management of Glomerular Diseases. Kidney International 2021;100(4):S1-S276.

7. Anders H-J, B Rovin. A pathophysiology-based approach to the diagnosis and treatment of lupus nephritis. Kidney International 2016;90(3):493-501.

8. Lech M, H-J Anders. The pathogenesis of lupus nephritis. JASN 2013;24(9):1357-1366.

9. Lee S-J, E Silverman, JM Bargman. The role of antimalarial agents in the treatment of SLE and lupus nephritis. Nature Reviews Nephrology 2011;7(12):718-729.

10. Fanouriakis A et al. 2019 update of the EULAR recommendations for the management of systemic lupus erythematosus. Ann Rheum Dis 2019;78(6):736-745.

11. KDIGO 2021 Clinical Practice Guideline for the Management of Glomerular Diseases. Kidney Int 2021; 100(4s):S1-s276.

12. Fanouriakis A et al. 2019 Update of the Joint European League Against Rheumatism and European Renal Association-European Dialysis and Transplant Association (EULAR/ERA-EDTA) recommendations for the management of lupus nephritis. Ann Rheum Dis 2020;79(6): 713-723.

13. Houssiau FA et al. Immunosuppressive therapy in lupus nephritis: the Euro-Lupus Nephritis Trial, a randomized trial of low-dose versus high-dose intravenous cyclophosphamide. Arthritis Rheum 2002;46(8):2121-31.

14. Houssiau FA et al. The 10-year follow-up data of the Euro-Lupus Nephritis Trial comparing low-dose and high-dose intravenous cyclophosphamide. Annals of the Rheumatic Diseases 2010;69(01):61-64.

15. Henderson LK et al. Induction and maintenance treatment of proliferative lupus nephritis: a meta-analysis of randomized controlled trials. Am J Kidney Dis 2013;61(1):74-87.

16. Appel GB et al. Mycophenolate mofetil versus cyclophosphamide for induction treatment of lupus nephritis. J Am Soc Nephrol 2009;20(5):1103-12.

17. Rovin BH et al. Efficacy and safety of voclosporin versus placebo for lupus nephritis (AURORA 1): a double-blind, randomised, multicentre, placebo-controlled, phase 3 trial. Lancet 2021;397(10289):2070-2080.

18. Bao H et al. Successful treatment of class V+IV lupus nephritis with multitarget therapy. Journal of the American Society of Nephrology 2008;19(10):2001-2010.

19. Liu Z et al. Multitarget therapy for induction treatment of lupus nephritis: a randomized trial. Ann Intern Med 2015;162(1):18-26.

20. Furie R et al. Two-year, randomized, controlled trial of belimumab in lupus nephritis. N Engl J Med 2020; 383(12):1117-1128.

21. Rovin BH et al. A secondary analysis of the belimumab international study in lupus nephritis trial examined effects of belimumab on kidney outcomes and preservation of kidney function in patients with lupus nephritis. Kidney Int 2022;101(2):403-413.

22. Rovin BH et al. Efficacy and safety of rituximab in patients with active proliferative lupus nephritis: the Lupus Nephritis Assessment with Rituximab study. Arthritis Rheum 2012;64(4):1215-26.

23. Furie RA et al. B-cell depletion with obinutuzumab for the treatment of proliferative lupus nephritis: a randomised, double-blind, placebo-controlled trial. Ann Rheum Dis 2022;81(1):100-107.

24. Tamirou F et al. Long-term follow-up of the MAINTAIN Nephritis Trial, comparing azathioprine and mycophenolate mofetil as maintenance therapy of lupus nephritis. Ann Rheum Dis 2016;75(3):526-31.

25. Dooley MA et al. Mycophenolate versus azathioprine as maintenance therapy for lupus nephritis. N Engl J Med 2011;365(20):1886-95.

26. Mejia-Vilet JM et al. The lupus nephritis management renaissance. Kidney Int 2022;101(2):242-255.

27. Parodis I et al. Per-protocol repeat kidney biopsy portends relapse and long-term outcome in incident cases of proliferative lupus nephritis. Rheumatology (Oxford) 2020;59(11):3424-3434.

28. Dall'Era M et al. Predictors of long-term renal outcome in lupus nephritis trials: lessons learned from the Euro-Lupus Nephritis cohort. Arthritis Rheumatol 2015;67(5):1305-13.

29. Reppe Moe SE et al. Assessing the relative impact of lupus nephritis on mortality in a population-based systemic lupus erythematosus cohort. Lupus 2019;28(7): 818-825.

7.2. Diabetische Nephropathie

Michael S. Balzer

Die diabetische Nephropathie (DN) stellt die Hauptursache für Nierenversagen dar und besitzt darüber hinaus die schlechteste Prognose, wenn man sie mit anderen Ursachen von Nierenversagen vergleicht. Die Prävalenz der DN steigt weltweit, was größtenteils der zunehmenden Diabetes-Prävalenz geschuldet ist, welche insbesondere in der westlichen Welt epidemische Ausmaße angenommen hat. So hat sich die Zahl der Menschen mit Diabetes binnen 20 Jahren etwa verdoppelt [2]. Aufgrund der komplexen pathophysiologischen Mechanismen der DN und ihrer heterogenen Ausprägungsformen besteht nach wie vor ein immenser Bedarf, Pathophysiologie und therapeutische Ansatzpunkte zu erforschen.

7.2.1. Pathogenese und Pathophysiologie

Trotz intensiver Forschungsbemühungen ist die Pathogenese der DN weitestgehend unklar und sehr wahrscheinlich multifaktoriell. Eine Beteiligung metabolischer und hämodynamischer Faktoren, die in Kombination mit genetisch erhöhter Suszeptibilität unterschiedliche Zielzellen betreffen, erscheint wahrscheinlich. Die metabolischen Veränderungen im Rahmen des Diabetes befördern dabei ein inflammatorisches und profibrotisches Milieu, das letztendlich zum Nierenversagen führt. Frühe hyperglykämische Veränderungen betreffen die Hämodynamik und die Durchlässigkeit glomerulär-endothelialer Kapillaren für Makromoleküle (**selektive glomeruläre Permeabilität**). Beim hiermit assoziierten **progressiven Nierenfunktionsverlust**, der oft mit progressiver Fibrose einhergeht, spielen neben glomerulär-endothelialen Kapillaren noch Mesangialzellen und epitheliale Tubuluszellen eine große Rolle (☞ Tab. 7.2).

Zelltyp	Pathophysiologische Relevanz
Glomeruläre Endothelzelle (GEC)	• Reduktion von Glykokalyx und Fenestrierung [3-6] • Endothelin-1-Rezeptor Typ A [7] • Angiopoietin-Dysregulation [8, 9] • *Crosstalk* zwischen GEC und Mesangialzelle [10]
Podozyt	• Fußfortsatzverlust, Podozytopenie [11-13] • Verlust von Nephrin [14] • Notch&Wnt/beta-Catenin-Reaktivierung • Direktes Ziel von RAAS-Komponenten (Angiotensin II [15-17], Aldosteron [18, 19], Prorenin [20, 21]) • *Insulin-like growth factors* [22] • Adiponectin [23] • Vitamin D-Metabolismus [24]
Mesangialzelle	• Mesangiale Expansion als Prädiktor der DN [25] • gesteigerte Produktion extrazellulärer Matrix, Glomerulosklerose [26] • miRNA192-vermittelt Mesangialzellfunktion in DN [27] • JAK-STAT-Signalweg-Aktivierung 633
Tubulointerstitium	• Korrelation von tubulointerstitieller Fibrose mit eGFR-Verlust • Korrelation von KIM-1, L-FABP und NGAL mit Albuminurie • Fettsäurestoffwechsel, oxidative Phosphorylierung [28] • Epithelial-Mesenchymal-Transition [29]

Tab. 7.2: Pathophysiologisch relevante Zelltypen bei DN.

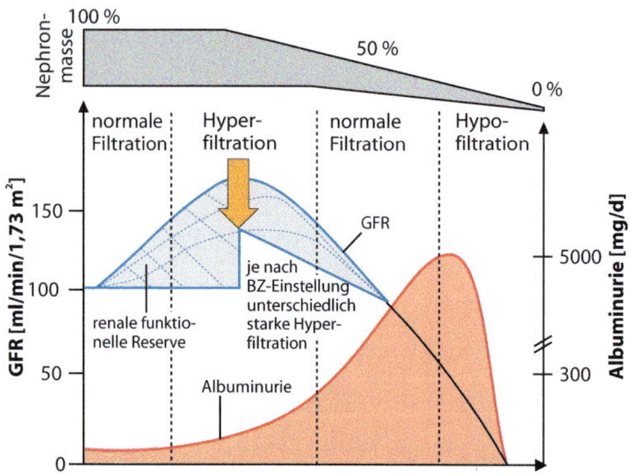

Abb. 7.4: Klassische albuminurische Verlaufsform der DN mit Hyperfiltration und konsekutivem Durchlaufen der Normoalbuminurie, Mikroalbuminurie, Makroalbuminurie (nach [1]).

Mikropunktionsstudien haben gezeigt, dass das Auftreten einer Albuminurie vorrangig zurückgeht auf Veränderungen der elektrostatischen Barriere innerhalb des Glomerulus, welchen die Abnahme von Glycocalyx und Heparansulfatgehalt der glomerulären Basalmembran der Endothelzellen vorausgeht [30-33]. Weiterhin sind die Eigenschaften der Größenselektion an der glomerulärkapillaren Barriere mit zunehmendem Ausmaß der Albuminurie zunehmend eingeschränkt [34-36].

Während beim gesunden Erwachsenen die GFR typischerweise zwischen 90 und 120 ml/min/ 1,73 m² liegt und um etwa 1 ml/min pro Jahr nach dem 50. Lebensjahr abnimmt, ist seit den späten 1960er Jahren bekannt, dass der Beginn eines Diabetes häufig mit hämodynamischen Veränderungen einhergeht, welche zu einem gesteigerten renalen Blutfluss, glomerulärer Hyperperfusion und dadurch zu einem erhöhten transkapillären hydraulischen Druckgradienten führen, was sich letztendlich in einem Anstieg der GFR niederschlägt (☞ Abb. 7.2) [37-40]. Eine solche Hyperfiltration kommt bei Personen mit T1D in 10-67 % der Fälle, bei Personen mit T2D in 6-73 % der Fälle vor [1], wobei die hohe Variabilität auf die Unterschiede bezüglich Alter, Rasse/Ethnie, glykämischer Kontrolle, Diabetesdauer, der Definition von Hyperfiltration sowie der Methodologie zur GFR-Messung oder -Schätzung in den unterschiedlichen Studien zurückgehen dürfte. Nach einem initialen Anstieg der GFR nimmt diese infolge gebesserter metabolischer Kontrolle sowohl bei T1D als auch T2D wieder ab [41-43], wobei dieser Rückgang nicht einem Rückgang auf das Niveau von nicht-diabetischen Personen entspricht [44, 45]. Die Problematik besteht darin, dass es im individuellen Fall schwierig sein kann, bei einem GFR-Rückgang eine Krankheitsprogression von gebesserter Diabeteskontrolle oder einfach der GFR-Variabilität in Abwesenheit signifikanter physiopathologischer Veränderungen zu unterscheiden [46, 47]. Diese beiden Fälle lassen sich ausschließlich durch Verlaufskontrolle der GFR oder zusätzliche Beobachtung von Albuminurie oder anderen Biomarkern unterscheiden [48].

Für die Entstehung und Progression einer DN existieren zahlreiche Risikofaktoren (☞ Tab. 7.3), von denen manche wie etwa Hypertonus, Hyperglykämie, Rauchen und Adipositas sowie Dyslipidämie prinzipiell einer medikamentösen oder Lebensstil-Intervention zugänglich sind. Erbliche Suszeptibilität kann demgegenüber nicht verändert werden, obwohl zunehmend Daten zur Modifikation epigenetischer Faktoren vorliegen, wie eine ungünstige Konstellation von Genexpression möglicherweise beeinflusst werden könnte.

Risikofaktor	Intervention möglich?
Diabetesdauer	Ggf. frühe Diagnosestellung, Screening auf DN alle 5 Jahre bei T1D; sofortiges Screening auf DN bei T1D mit Hypertonie und bei T2D [50]
Hyperglykämie	Ja [51, 52]
Arterielle Hypertonie	Ja [53, 54]
Hyperfiltration	Nein [1, 55-57]
Dyslipidämie	Potentiell [58-61]
Adipositas	Ja [62-64]
Insulinresistenz	Unklar [64-66]
Schwangerschaft	Ethisch fragwürdig [67-69]
Rauchen	Ja [52]
Parodontitis	Ja [70-72]
Familiäre und genetische Faktoren	Nein [73, 74]; Kandidatengene: *ACE* [75, 76], *ADAMTS13* [77], *PVT1* [78], *FRMD3/CARS* locus [79], *SCAF8/CNKSR* locus [80]
Epigenetische Faktoren	Potentiell [81-84]

Tab. 7.3: Risikofaktoren für Entstehung und Progression einer DN (nach [49]).

7.2.2. Klinik

Obwohl die DN durch klassische histopathologische Kriterien definiert ist (s.u.), wird die Arbeitsdiagnose DN in der Praxis häufig unabhängig von der Biopsie gestellt und – ebenfalls unabhängig von der jeweiligen Ätiologie – anhand des Ausmaßes der Albuminurie sowie der Nierenfunktionseinschränkung (eGFR) klassifiziert. Im Allgemeinen unterscheidet man nach den KDIGO-Leitlinien zwischen Mikroalbuminurie (30-299 mg/g) und Makroalbuminurie (≥300 mg/g). Mikroalbuminurie, auch moderate Albuminurie genannt, ist, verglichen mit normaler Albuminausscheidung (<30 mg/g), mit einem erhöhten Risiko hoher Albuminausscheidung verknäult [85]. Makroalbuminurie, auch schwere Albuminurie, overte Nephropathie oder klinische Proteinurie genannt, ist typischerweise mit arteriellem Hypertonus und erhöhtem Risiko von Nierenversagen vergesellschaftet [85]. Hierzu gesellet sich die übliche Klassifizierung der sechs GFR-Kategorien, die aktuell Verwendung finden: G1 >90, G2 60-89, G3a 45-59, G3b 30-44, G4 15-29, G5 <15 ml/min/1,73 m^2. Reduzierte Nierenfunktion ist definiert durch eine GFR von <60, Nierenversagen ab <15 ml/min/1,73 m^2.

Im Allgemeinen haben Personen mit Diabetes ein höheres Risiko für Nierenversagen, kardiovaskuläre Mortalität und Mortalität infolge anderer Ursachen als Personen ohne Diabetes [86].

7.2.3. Diagnostik

Die Wahrscheinlichkeit, dass bei einem Patienten mit chronischer Nierenerkrankung eine DN vorliegt, steigt mit dem Vorliegen einiger zusätzlicher klinischer Faktoren. So ist etwa bei Vorliegen eines T1D von mindestens 10 Jahren eine chronische Nierenerkrankung fast immer eine DN [87]. Das Vorliegen einer diabetischen Retinopathie ist bei Patienten mit vorhandener Albuminurie stark suggestiv für eine DN, wohingegen die Abwesenheit diabetischer Retinopathie in Individuen mit normaler Albuminausscheidung oder Mikroalbuminurie und einer GFR <60 andere Ursachen als DN nahelegen [88, 89]. Zudem sollten bei Diabetikern andere Ursachen als DN für eine chronische Nierenerkrankung in Erwägung gezogen werden in Fällen von raschem GFR-Verlust, therapierefraktärer Hypertonie, aktivem Urinsediment, systemischen Krankheitszeichen oder -symptomen oder mehr als 30 % GFR-Verlust innerhalb 2-3 Monaten nach Beginn einer ACE/AT-Blockade.

Allerdings haben nicht alle Patienten mit Diabetes, Albuminurie und/oder reduzierter Nierenfunktion eine DN. Umsichtige Indikationsstellung für eine Nierenbiopsie mag in solchen Fällen geboten sein, um eine DN von nicht-diabetischen Ursachen einer chronischen Nierenerkrankung zu unterscheiden.

Zudem stellt sich der individuelle Verlauf der Albuminurie als ausgeprägt heterogen dar und das bisherige in den 1980er Jahren etablierte Dogma der DN als typisch progressive Erkrankung mit strenger Abfolge von Mikroalbuminurie ⇒ Makroalbuminurie ⇒ GFR-Verlust ⇒ Nierenversagen [90] muss mittlerweile revidiert werden, da ein signifikanter Anteil von Menschen mit Diabetes diese typische Abfolge nicht aufzeigt, sondern Albuminurie auch regredient sein kann [91-96]. Während die Albuminausscheidung bei Diagnosestellung eines T1D typischerweise normal und mit schlechter metabolischer Kontrolle assoziiert ist und im Verlauf der Diabetestherapie eine Mikroalbuminurie häufig regredient ist [61], beträgt die jährliche Zunahme an Albuminausscheidung bei T1D etwa 20 % [97]. Sobald sich eine Makroalbuminurie entwickelt hat, ist eine Regression deutlich seltener [98, 99]. Demgegenüber ist bei Diagnosestellung eines T2D aufgrund häufig jahrelanger schlechter Glukosekontrolle und erhöhten Blutdrucks vor Diagnosestellung eine Albuminurie deutlich öfter festzustellen. Zudem stellt sich der individuelle Verlauf der Albuminurie bei T2D heterogener dar als bei Patienten mit T1D, was hauptsächlich auf das höhere Alter und häufigere Komorbiditäten zurückzuführen ist [100, 101]. Verkomplizierend kommt hinzu, dass manche Patienten mit DN trotz zunehmender Nierenfunktionseinschränkung keine Albuminurie entwickeln oder dies erst sehr spät in ihrem Krankheitsverlauf tun [102-104].

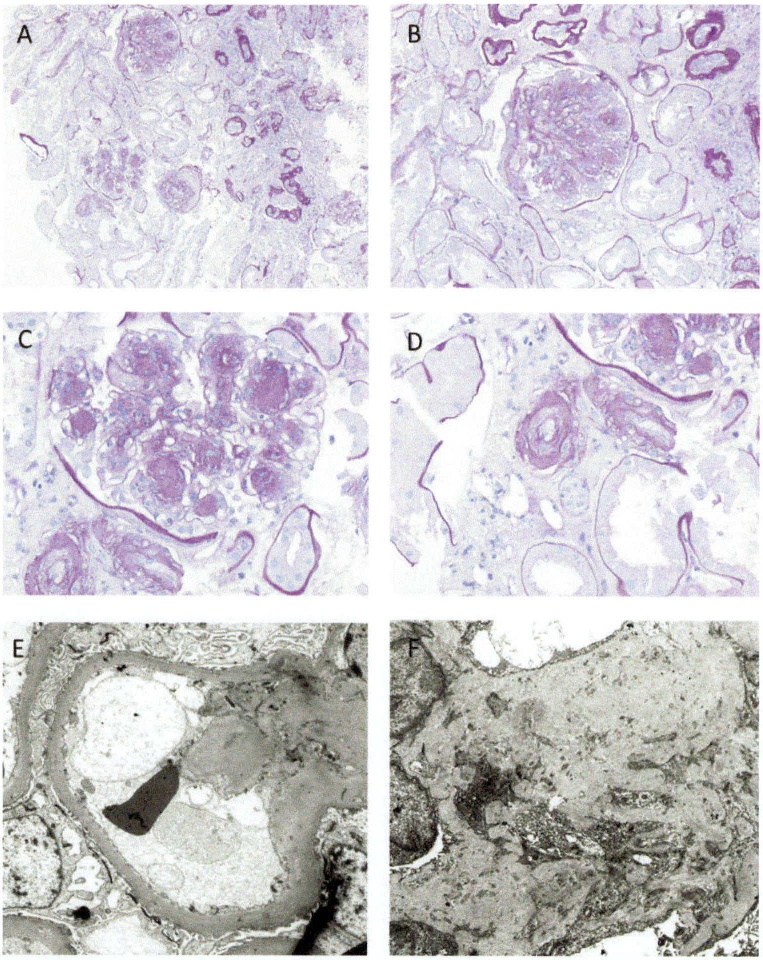

Abb. 7.5: **Diabetische Nephropathie.**

A-D: PAS-Färbung zeigt Glomeruli mit diffuser oder nodulärer Matrixvermehrung (Glomerulosklerose Kimmelstiel-Wilson), verdickte PAS-positive glomeruläre und tubuläre Basalmembranen, wandverdickte, hyalinisierte Arteriolen und Tubulusatrophie mit z.T. Verlust des Bürstensaums.

A: PAS 100×, **B:** PAS 200×, **C:** PAS 400×, **D:** PAS 400×, **E:** EM 4500×;

E/F: Elektronenmikroskopische Aufnahme mit typischer Verdickung der glomerulären Basalmembran und Akkumulation von extrazellulärer Matrix. **E:** EM 4500×, **F:** EM 5000×.

7.2.4. Pathologie und Immunpathologie

Typische Veränderungen der Niere bei DN sind diffuse oder noduläre Matrixvermehrung in den Glomeruli, Glomeruloskerose, Hyalinose der Arteriolen, eine Verdickung der glomerulären Basalmembran und eine Akkumulation von extrazellulärer Matrix. Diese Befunde sind in Abb. 7.5 dargestellt.

7.2.5. Therapie

Die 2020 formulierten KDIGO-Leitlinien zu Diabetes-Management bei chronischer Nierenerkrankung geben eine umfassende Zusammenfassung der Evidenz von Blutdruckkontrolle, Blutzuckerkontrolle, Therapie der Dyslipidämie, Eiweißrestriktion sowie von Lebensstilinterventionen zum Rauchen und Adipositas [105]. Je weiter vorangeschritten die DN ist, desto höher ist nicht nur das individuelle Risiko von makro- und mikrovaskulären Diabeteskomplikationen, sondern auch das Risiko eines Nierenversagens. Vorrangiges Ziel eines multifaktoriellen und ganzheitlichen Therapieansatzes ist dabei die Blutdruck- und Blutzuckerkontrolle.

Blutdruckkontrolle

Der Zielblutdruck von Patienten mit DN liegt dabei <140/90 mmHg und soll die kardiovaskuläre Mortalität sowie das Voranschreiten der DN verlangsamen [105, 106]. Bei Patienten mit Vorhandensein von Albuminurie und Blutdruckwerten, die konstant >130/80 mmHg liegen, sollte ein Zielblutdruck von <130/80 mmHg in Erwägung gezogen werden [107]. Diese Zielblutdruckwerte sind Gegenstand intensiver Debatte, da sie sich häufig aus *Post-hoc*-Analysen ableiten. In einer Metaanalyse von Blutdruckstudien an Patienten mit chronischer Nierenerkrankung zeigte sich, dass stärkere Blutdruckreduktion einen größeren nephroprotektiven Effekt hatte, wobei ein systolischer Blutdruck <120 mmHg mit dem geringsten Progressionsrisiko einherging [108]. Dieser Zusammenhang zeigte sich auch im Speziellen auch für Patienten mit DN (☞ Abb. 7.5) [109]. Eine gepoolte Metaanalyse der initial nicht für DN-Patienten konzipierten ONTARGET- [110] und TRANSCEND- [111] Studien konnte zudem einen positiven Effekt auf den GFR-Verlust bei jenen Patienten nachweisen, die eine Reduktion von Mikro- zu Normoalbuminurie erreichten [112].

Blutzuckerkontrolle

Studien sowohl zu T1D als auch zu T2D haben reproduzierbar den robusten positiven Effekt einer frühen intensiven Blutzuckerkontrolle auf renale *Outcome*-Parameter gezeigt [113, 114]. Das im Allgemeinen akzeptierte Ziel-HbA_{1c} ist dabei <7,0 %, wobei auf eine patientenindividuelle Anpassung zu achten ist, wie etwa durch erhöhte Mortalität im Zusammenhang mit erhöhtem Hypoglykämierisiko durch intensivierte Insulintherapie in ADVANCE [115] und ACCORD [116] zu beobachten war.

Neue Therapeutika

Dieses Hypoglykämierisiko stellt eine wichtige der vielen Limitationen der blutzuckersenkenden Therapeutika für Patienten mit DN dar (☞ Tab. 7.4).

Wirkstoff	Limitation
Insulin	• Hypoglykämierisiko, verlängerte Halbwertszeit bei reduzierter GFR
Metformin	• Dosisanpassung bzw. Kontraindikation bei reduzierter GFR • Gastrointestinale Nebenwirkungen, Laktatazidose
Sulfonylharnstoff	• Hypoglykämierisiko, Dosisanpassung bei reduzierter GFR
Thiazolidinone	• Herzinsuffizienzrisiko infolge Hypervolämie
DPP4-Inhibitoren	• Dosisanpassung bei reduzierter GFR, ggf. Herzinsuffizienz
GLP1-Agonisten	• Kontraindikation bei reduzierter GFR, gastrointestinale Nebenwirkungen
SGLT2-Inhibitoren	• Wirkungsabschwächung bei niedriger GFR, Hypovolämie, Interaktion mit Schleifendiuretika

Tab. 7.4: Mögliche Limitationen blutzuckersenkender Therapeutika bei DN. DPP4: Dipeptidylpeptidase; GLP1: Glukagon-like Peptide; SGLT2: Sodium-glucose transporter 2 (nach [117]).

Einen hervorzuhebenden Meilenstein in der Therapie der DN stellt die neue Klasse der SGLT2-

Inhibitoren dar. Die EMPA-REG-OUTCOME-Studie hatte neben einer Reduktion von kardiovaskulärer Morbidität und Mortalität [118] zudem eine 39 % relative Risikoreduktion im Neuauftreten oder der Verschlechterung einer DN, eine 38 % relative Risikoreduktion für Makroalbuminurie, eine 44 % Reduktion für Kreatinin-Verdopplung sowie eine 55 % Risikoreduktion für den Beginn einer Nierenersatztherapie gezeigt [119]. Ähnliche Ergebnisse wie für Empagliflozin konnten in CANVAS und CREDENCE auch für Canagliflozin gezeigt werden [120, 121].

Zudem sind in der Klasse der nichtsteroidalen Mineralokortikoid-Rezeptor-Antagonisten die FIDELIO-DKD- [122] und FIGARO-DKD- [123, 124] Studien hervorzuheben, die bei Patienten mit T2D und unterschiedlichem Ausmaß von Nierenfunktionseinschränkung Vorteile von Finerenone für renale bzw. kardiovaskuläre gezeigt haben und dabei ein Hyperkaliämierisiko aufwiesen, das zwar weiterhin vorhanden war, sich jedoch geringer ausgeprägt zeigte als bei Spironolakton. Inwieweit sich dieses propagierte reduzierte Hyperkaliämierisiko im Gegensatz zur hierfür zugeschnittenen Studienpopulation auch im Praxisalltag bestätigen wird, ist weiterhin unklar [125].

Dyslipidämie-Therapie und Eiweißproduktion

Sowohl die Leitlinien der American Diabetes Association als auch von KDIGO empfehlen die Therapie der Dyslipidämie bei Patienten mit DN. Eine Statin-Therapie soll dabei kardiovaskuläre Morbidität und Mortalität senken, wobei ein Effekt auf die Progression der DN nach wie vor unklar ist. Obwohl ein Effekt auf Albuminurie gezeigt werden konnte, schlug sich dieser nicht in einer GFR-Protektion nieder [126, 127]. Während im Allgemeinen eine Reduktion der Eiweißzufuhr über die Ernährung auf <0,8 g/kg/d einen protektiven Effekt zu haben scheint, stellt sich die Studienlage gemischt dar und eine Metaanalyse konnte keinen konklusiven Effekt einer solchen Intervention auf das Outcome der DN feststellen [128], was auch am gesteigerten Risiko einer Malnutrition bei exzessiver Reduktion der Eiweißzufuhr liegen mag [129].

Aufgrund der hohen Komorbidität von Patienten mit albuminurischen oder nicht-albuminurischen Verlaufsformen der DN stellt die multifaktorielle Therapie selbiger hohe Herausforderungen dar. Ein interdiziplinärer Austausch von Nephrologen, Diabetologen, Angiologen, Ophthalmologen, Allgemeinärzten, Pflege, Ernährungsberatern, Podologen hat sich hierbei sowohl bei T1D als auch T2D als hilfreich erwiesen [130, 131].

7.2.6. Prognose

Das Vorliegen einer DN ist ein starker Prädiktor für vorrangig kardiovaskuläre und renal bedingte Mortalität. Bei Patienten mit T1D ist die Mortalität stark an die Albuminurie gekoppelt [132-134]. Im Vergleich zur gleichaltrigen Allgemeinbevölkerung verhält sich dieser Sachverhalt auch bei Patienten mit T2D ähnlich und zeigte das größte Mortalitätsrisiko bei Patienten mit Albuminurie und eingeschränkter Nierenfunktion [135, 136]. Mehrere Metaanalysen zeigen, dass es sich hierbei jedoch nicht um einen DN-spezifischen Effekt zu handeln scheint [86, 137-139].

Literatur

1. Tonneijck L et al. Glomerular hyperfiltration in diabetes: mechanisms, clinical significance, and treatment. J Am Soc Nephrol 2017. 28(4):1023-1039.

2. Zimmet PZ et al. Diabetes: a 21st century challenge. Lancet Diabetes Endocrinol 2014. 2(1):56-64.

3. Rutledge JC et al. Role of triglyceride-rich lipoproteins in diabetic nephropathy. Nat Rev Nephrol 2010. 6(6): 361-70.

4. Boels MG et al. Atrasentan reduces albuminuria by restoring the glomerular endothelial glycocalyx barrier in diabetic nephropathy. Diabetes 2016. 65(8):2429-39.

5. Li L et al. C3a and C5a receptor antagonists ameliorate endothelial-myofibroblast transition via the Wnt/β-catenin signaling pathway in diabetic kidney disease. Metabolism 2015. 64(5):597-610.

6. Oltean S et al. Vascular endothelial growth factor-A165b Is protective and restores endothelial glycocalyx in diabetic nephropathy. J Am Soc Nephrol 2015. 26(8): 1889-904.

7. Qi H et al. Glomerular endothelial mitochondrial dysfunction is essential and characteristic of diabetic kidney disease susceptibility. Diabetes 2017. 66(3):763-778.

8. Gnudi L. Angiopoietins and diabetic nephropathy. Diabetologia 2016. 59(8):1616-20.

9. Dessapt-Baradez C et al. Targeted glomerular angiopoietin-1 therapy for early diabetic kidney disease. J Am Soc Nephrol 2014. 25(1):33-42.

10. Li J et al. Blockade of endothelial-mesenchymal transition by a Smad3 inhibitor delays the early development of streptozotocin-induced diabetic nephropathy. Diabetes 2010. 59(10):2612-24.

11. Pagtalunan ME et al. Podocyte loss and progressive glomerular injury in type II diabetes. J Clin Invest, 1997. 99(2):342-8.

12. Meyer TW, PH Bennett, RG Nelson. Podocyte number predicts long-term urinary albumin excretion in Pima Indians with Type II diabetes and microalbuminuria. Diabetologia, 1999. 42(11):1341-4.

13. Verzola D et al. Apoptosis in the kidneys of patients with type II diabetic nephropathy. Kidney Int 2007. 72(10):1262-72.

14. Barutta F, S Bellini, G Gruden. Mechanisms of podocyte injury and implications for diabetic nephropathy. Clinical Science 2022. 136(7):493-520.

15. Durvasula RV, SJ Shankland. Activation of a local renin angiotensin system in podocytes by glucose. Am J Physiol Renal Physiol 2008. 294(4):F830-9.

16. Hoffmann S et al. Angiotensin II type 1 receptor overexpression in podocytes induces glomerulosclerosis in transgenic rats. J Am Soc Nephrol 2004. 15(6):1475-87.

17. Reiser J, Mundel. Dual effects of RAS blockade on blood pressure and podocyte function. Curr Hypertens Rep 2007. 9(5):403-8.

18. Shibata S et al. Podocyte as the target for aldosterone: roles of oxidative stress and Sgk1. Hypertension 2007. 49(2):355-64.

19. Shibata S et al. Modification of mineralocorticoid receptor function by Rac1 GTPase: implication in proteinuric kidney disease. Nat Med 2008. 14(12):1370-6.

20. Ichihara A et al. Inhibition of diabetic nephropathy by a decoy peptide corresponding to the "handle" region for nonproteolytic activation of prorenin. J Clin Invest 2004. 114(8):1128-35.

21. Sakoda M et al. Aliskiren inhibits intracellular angiotensin II levels without affecting (pro)renin receptor signals in human podocytes. Am J Hypertens 2010. 23(5):575-80.

22. Hale LJ et al. Insulin-like growth factor-II is produced by, signals to and is an important survival factor for the mature podocyte in man and mouse. J Pathol 2013. 230(1):95-106.

23. Sharma K et al. Adiponectin regulates albuminuria and podocyte function in mice. J Clin Invest 2008. 118(5):1645-56.

24. Wang Y et al. Altered vitamin D metabolism in type II diabetic mouse glomeruli may provide protection from diabetic nephropathy. Kidney Int 2006. 70(5):882-91.

25. Mauer SM et al. Structural-functional relationships in diabetic nephropathy. J Clin Invest, 1984. 74(4):1143-55.

26. Striker LJ et al. The contribution of glomerular mesangial cells to progressive glomerulosclerosis. Semin Nephrol 1989. 9(4):318-28.

27. Kato M et al. MicroRNA-192 in diabetic kidney glomeruli and its function in TGF-beta-induced collagen expression via inhibition of E-box repressors. Proc Natl Acad Sci U S A 2007. 104(9):3432-7.

28. Kang HM et al. Defective fatty acid oxidation in renal tubular epithelial cells has a key role in kidney fibrosis development. Nat Med 2015. 21(1):37-46.

29. Iwano M et al. Evidence that fibroblasts derive from epithelium during tissue fibrosis. J Clin Invest 2002. 110(3):341-50.

30. Jeansson M et al. Adriamycin alters glomerular endothelium to induce proteinuria. J Am Soc Nephrol 2009. 20(1):114-22.

31. Nieuwdorp M et al. Endothelial glycocalyx damage coincides with microalbuminuria in type 1 diabetes. Diabetes 2006. 55(4):1127-32.

32. Nieuwdorp M et al. Loss of endothelial glycocalyx during acute hyperglycemia coincides with endothelial dysfunction and coagulation activation in vivo. Diabetes 2006. 55(2):480-6.

33. Vernier RL et al. Heparan sulfate proteoglycan in the glomerular basement membrane in type 1 diabetes mellitus. Kidney Int 1992. 41(4):1070-80.

34. Scandling JD, BD Myers, Glomerular size-selectivity and microalbuminuria in early diabetic glomerular disease. Kidney Int 1992. 41(4):840-6.

35. Lemley KV et al. Glomerular permselectivity at the onset of nephropathy in type 2 diabetes mellitus. J Am Soc Nephrol 2000. 11(11):2095-2105.

36. Tanner GA. Glomerular sieving coefficient of serum albumin in the rat: a two-photon microscopy study. Am J Physiol Renal Physiol 2009. 296(6):F1258-65.

37. Christiansen JS et al. Increased kidney size, glomerular filtration rate and renal plasma flow in short-term insulin-dependent diabetics. Diabetologia 1981. 20(4):451-6.

38. Ditzel J, M Schwartz. Abnormally increased glomerular filtration rate in short-term insulin-treated diabetic subjects. Diabetes 1967. 16(4):264-7.

39. Hostetter TH, HG Rennke, BM Brenner. The case for intrarenal hypertension in the initiation and progression of diabetic and other glomerulopathies. Am J Med 1982. 72(3):375-80.

40. Nelson RG et al. Changing glomerular filtration with progression from impaired glucose tolerance to Type II diabetes mellitus. Diabetologia 1999. 42(1):90-3.

41. Schmitz A, HH Hansen, T Christensen. Kidney function in newly diagnosed type 2 (non-insulin-dependent) diabetic patients, before and during treatment. Diabetologia 1989. 32(7):434-9.

42. Mogensen CE, MJ Andersen. Increased kidney size and glomerular filtration rate in untreated juvenile diabetes: normalization by insulin-treatment. Diabetologia 1975. 11(3):221-4.

43. Christiansen JS et al. Kidney function and size in diabetics before and during initial insulin treatment. Kidney Int 1982. 21(5):683-8.

44. Mogensen CE. Kidney function and glomerular permeability to macromolecules in early juvenile diabetes. Scand J Clin Lab Invest 1971. 28(1):79-90.

45. Vora JP et al. Impact of initial treatment on renal function in newly-diagnosed type 2 (non-insulin-dependent) diabetes mellitus. Diabetologia 1993. 36(8):734-40.

46. Lemley KV et al. Modeling GFR trajectories in diabetic nephropathy. Am J Physiol Renal Physiol 2005. 289(4):F863-70.

47. Lemley KV et al. Evolution of incipient nephropathy in type 2 diabetes mellitus. Kidney Int 2000. 58(3):1228-37.

48. Pavkov ME et al. Early renal function decline in type 2 diabetes. Clin J Am Soc Nephrol 2012. 7(1):78-84.

49. Fornoni A et al. Epidemiology of diabetic kidney disease, in Brenner and Rector's The Kidney, Glenn M. Chertow et al., Editors. 2020, Elsevier.1327-1379.

50. Microvascular complications and foot care. Diabetes Care 2017. 40(Suppl 1):S88-s98.

51. Keane WF et al. The risk of developing end-stage renal disease in patients with type 2 diabetes and nephropathy: the RENAAL study. Kidney Int 2003. 63(4): 1499-507.

52. Scott LJ et al. A nonlinear effect of hyperglycemia and current cigarette smoking are major determinants of the onset of microalbuminuria in type 1 diabetes. Diabetes 2001. 50(12):2842-9.

53. Nielsen FS et al. On the mechanisms of blunted nocturnal decline in arterial blood pressure in NIDDM patients with diabetic nephropathy. Diabetes 1995. 44(7): 783-9.

54. Marcovecchio M.L et al. Clustering of cardio-metabolic risk factors in parents of adolescents with type 1 diabetes and microalbuminuria. Pediatr Diabetes 2017. 18(8):947-954.

55. Thomson HJ et al. Elevated baseline glomerular filtration rate (GFR) is independently associated with a more rapid decline in renal function of patients with type 1 diabetes. J Diabetes Complications 2016. 30(2):256-61.

56. Silveiro SP et al. Five-year prospective study of glomerular filtration rate and albumin excretion rate in normofiltering and hyperfiltering normoalbuminuric NIDDM patients. Diabetes Care 1996. 19(2):171-4.

57. Magee GM et al. Is hyperfiltration associated with the future risk of developing diabetic nephropathy? A meta-analysis. Diabetologia 2009. 52(4):691-7.

58. Jenkins AJ et al. Lipoproteins in the DCCT/EDIC cohort: associations with diabetic nephropathy. Kidney Int 2003. 64(3):817-28.

59. Marcovecchio ML et al. Prevalence of abnormal lipid profiles and the relationship with the development of microalbuminuria in adolescents with type 1 diabetes. Diabetes Care 2009. 32(4):658-63.

60. Ku E, V Campese. Is lipid management effective for all stages of CKD? Blood Purif 2013. 35(1-3):26-30.

61. de Boer IH et al. Long-term renal outcomes of patients with type 1 diabetes mellitus and microalbuminuria: an analysis of the Diabetes Control and Complications Trial/Epidemiology of Diabetes Interventions and Complications cohort. Arch Intern Med 2011. 171(5): 412-20.

62. Hsu CY et al. Body mass index and risk for end-stage renal disease. Ann Intern Med 2006. 144(1):21-8.

63. Wang Y et al. Association between obesity and kidney disease: a systematic review and meta-analysis. Kidney Int 2008. 73(1):19-33.

64. Whaley-Connell A, JR Sowers. Obesity and kidney disease: from population to basic science and the search for new therapeutic targets. Kidney Int 2017. 92(2):313-323.

65. Forsblom CM et al. Insulin resistance and abnormal albumin excretion in non-diabetic first-degree relatives of patients with NIDDM. Diabetologia, 1995. 38(3):363-9.

66. Yip J et al. Insulin resistance in insulin-dependent diabetic patients with microalbuminuria. Lancet 1993. 342(8876):883-7.

67. Bramham K, D Rajasingham. Pregnancy in diabetes and kidney disease. J Ren Care 2012. 38 Suppl 1:78-89.

68. Rossing K et al. Pregnancy and progression of diabetic nephropathy. Diabetologia 2002. 45(1):36-41.

69. Biesenbach G et al. How pregnancy influences renal function in nephropathic type 1 diabetic women depends on their pre-conceptional creatinine clearance. J Nephrol 1999. 12(1):41-6.

70. Ricardo AC et al. Periodontal disease, chronic kidney disease and mortality: results from the third National Health and Nutrition Examination Survey. BMC Nephrol 2015. 16:97.

71. Taylor GW, WS Borgnakke. Periodontal disease: associations with diabetes, glycemic control and complications. Oral Dis 2008. 14(3):191-203.

72. Tonetti MS et al. Treatment of periodontitis and endothelial function. N Engl J Med 2007. 356(9):911-20.

73. Pettitt DJ et al. Familial predisposition to renal disease in two generations of Pima Indians with type 2 (non-insulin-dependent) diabetes mellitus. Diabetologia 1990. 33(7):438-43.

74. Seaquist ER et al. Familial clustering of diabetic kidney disease. Evidence for genetic susceptibility to diabetic nephropathy. N Engl J Med 1989. 320(18):1161-5.

75. Yoshida H et al. Angiotensin I converting enzyme gene polymorphism in non-insulin dependent diabetes mellitus. Kidney Int 1996. 50(2):657-64.

76. Solini A et al. The angiotensin-converting enzyme DD genotype is associated with glomerulopathy lesions in type 2 diabetes. Diabetes 2002. 51(1):251-5.

77. Rurali E et al. ADAMTS13 predicts renal and cardiovascular events in type 2 diabetic patients and response to therapy. Diabetes 2013. 62(10):3599-609.

78. Hanson RL et al. Identification of PVT1 as a candidate gene for end-stage renal disease in type 2 diabetes using a pooling-based genome-wide single nucleotide polymorphism association study. Diabetes 2007. 56(4): 975-83.

79. Pezzolesi MG et al. Genome-wide association scan for diabetic nephropathy susceptibility genes in type 1 diabetes. Diabetes 2009. 58(6):1403-10.

80. Iyengar SK et al. Genome-wide association and trans-ethnic meta-analysis for advanced diabetic kidney disease: Family Investigation of Nephropathy and Diabetes (FIND). PLoS Genet 2015. 11(8):e1005352.

81. Reddy MA, E Zhang, R Natarajan. Epigenetic mechanisms in diabetic complications and metabolic memory. Diabetologia 2015. 58(3):443-55.

82. Alvarez ML, JK Distefano. The role of non-coding RNAs in diabetic nephropathy: potential applications as biomarkers for disease development and progression. Diabetes Res Clin Pract 2013. 99(1):1-11.

83. Dwivedi RS et al. Beyond genetics: epigenetic code in chronic kidney disease. Kidney Int 2011. 79(1):23-32.

84. Ko YA et al. Cytosine methylation changes in enhancer regions of core pro-fibrotic genes characterize kidney fibrosis development. Genome Biol 2013. 14(10):R108.

85. Summary of Recommendation Statements. Kidney Int Suppl (2011) 2013. 3(1):5-14.

86. Fox CS et al. Associations of kidney disease measures with mortality and end-stage renal disease in individuals with and without diabetes: a meta-analysis. Lancet 2012. 380(9854):1662-73.

87. KDOQI Clinical Practice Guidelines and Clinical Practice Recommendations for Diabetes and Chronic Kidney Disease. Am J Kidney Dis 2007. 49(2 Suppl 2): S12-154.

88. He F et al. Diabetic retinopathy in predicting diabetic nephropathy in patients with type 2 diabetes and renal disease: a meta-analysis. Diabetologia 2013. 56(3):457-66.

89. Tuttle KR et al. Diabetic kidney disease: a report from an ADA Consensus Conference. Diabetes Care 2014. 37(10):2864-83.

90. Mogensen CE, CK Christensen, E Vittinghus. The stages in diabetic renal disease. With emphasis on the stage of incipient diabetic nephropathy. Diabetes 1983. 32 Suppl 2:64-78.

91. Caramori ML,Fioretto, M Mauer. The need for early predictors of diabetic nephropathy risk: is albumin excretion rate sufficient? Diabetes 2000. 49(9):1399-408.

92. Perkins BA et al. Regression of microalbuminuria in type 1 diabetes. N Engl J Med 2003. 348(23):2285-93.

93. Adler AI et al. Development and progression of nephropathy in type 2 diabetes: the United Kingdom Prospective Diabetes Study (UKPDS 64). Kidney Int 2003. 63(1):225-32.

94. Araki S et al. Factors associated with frequent remission of microalbuminuria in patients with type 2 diabetes. Diabetes 2005. 54(10):2983-7.

95. Pavkov ME et al. Predictive power of sequential measures of albuminuria for progression to ESRD or death in Pima Indians with type 2 diabetes. Am J Kidney Dis 2008. 51(5):759-66.

96. Vupputuri S et al. Risk of progression of nephropathy in a population-based sample with type 2 diabetes. Diabetes Res Clin Pract 2011. 91(2):246-52.

97. Borch-Johnsen K et al. Is screening and intervention for microalbuminuria worthwhile in patients with insulin dependent diabetes? BMJ 1993. 306(6894):1722-5.

98. Hovind P et al. Predictors for the development of microalbuminuria and macroalbuminuria in patients with type 1 diabetes: inception cohort study. BMJ 2004. 328(7448):1105.

99. Jerums G et al. Integrating albuminuria and GFR in the assessment of diabetic nephropathy. Nat Rev Nephrol 2009. 5(7):397-406.

100. Parving HH et al. Prevalence and causes of albuminuria in non-insulin-dependent diabetic patients. Kidney Int 1992. 41(4):758-62.

101. Sharma SG et al. The modern spectrum of renal biopsy findings in patients with diabetes. Clin J Am Soc Nephrol 2013. 8(10):1718-24.

102. Molitch ME et al. Development and progression of renal insufficiency with and without albuminuria in adults with type 1 diabetes in the diabetes control and complications trial and the epidemiology of diabetes interventions and complications study. Diabetes Care 2010. 33(7):1536-43.

103. Retnakaran R et al. Risk factors for renal dysfunction in type 2 diabetes: U.K. Prospective Diabetes Study 74. Diabetes 2006. 55(6):1832-9.

104. Thomas MC et al. Nonalbuminuric renal impairment in type 2 diabetic patients and in the general population (national evaluation of the frequency of renal impairment cO-existing with NIDDM [NEFRON] 11). Diabetes Care 2009. 32(8):1497-502.

105. KDIGO 2020 Clinical Practice Guideline for Diabetes Management in Chronic Kidney Disease. Kidney Int 2020. 98(4s):S1-s115.

106. Standards of Medical Care in Diabetes-2017: Summary of Revisions. Diabetes Care 2017. 40(Suppl 1):S4-s5.

107. Emdin CA et al. Blood pressure lowering in type 2 diabetes: a systematic review and meta-analysis. Jama 2015. 313(6):603-15.

108. Jafar TH et al. Progression of chronic kidney disease: the role of blood pressure control, proteinuria, and angiotensin-converting enzyme inhibition: a patient-level meta-analysis. Ann Intern Med 2003. 139(4):244-52.

109. Yamout H, I Lazich, GL Bakris. Blood pressure, hypertension, RAAS blockade, and drug therapy in diabetic kidney disease. Adv Chronic Kidney Dis 2014. 21(3): 281-6.

110. Mancia G et al. Blood pressure targets recommended by guidelines and incidence of cardiovascular and renal events in the Ongoing Telmisartan Alone and in Combination With Ramipril Global Endpoint Trial (ONTARGET). Circulation 2011. 124(16):1727-36.

111. Yusuf S et al. Telmisartan, ramipril, or both in patients at high risk for vascular events. N Engl J Med 2008. 358(15):1547-59.

112. Schmieder RE et al. Mortality and morbidity in relation to changes in albuminuria, glucose status and systolic blood pressure: an analysis of the ONTARGET and TRANSCEND studies. Diabetologia 2014. 57(10):2019-29.

113. de Boer IH. Kidney disease and related findings in the diabetes control and complications trial/epidemiology of diabetes interventions and complications study. Diabetes Care 2014. 37(1):24-30.

114. Wong MG et al. Long-term benefits of intensive glucose control for preventing end-stage kidney disease: ADVANCE-ON. Diabetes Care 2016. 39(5):694-700.

115. Patel A et al. Intensive blood glucose control and vascular outcomes in patients with type 2 diabetes. N Engl J Med 2008. 358(24):2560-72.

116. Gerstein HC et al. Effects of intensive glucose lowering in type 2 diabetes. N Engl J Med 2008. 358(24):2545-59.

117. Perkovic V et al. Management of patients with diabetes and CKD: conclusions from a "Kidney Disease: Improving Global Outcomes" (KDIGO) Controversies Conference. Kidney Int 2016. 90(6):1175-1183.

118. Zinman B et al. Empagliflozin, cardiovascular outcomes, and mortality in type 2 diabetes. N Engl J Med 2015. 373(22):2117-28.

119. Wanner C et al. Empagliflozin and progression of kidney disease in type 2 diabetes. N Engl J Med 2016. 375(4):323-34.

120. Neal B et al. Canagliflozin and cardiovascular and renal events in type 2 diabetes. N Engl J Med 2017. 377(7):644-657.

121. Jardine MJ et al. Renal, cardiovascular, and safety outcomes of canagliflozin by baseline kidney function: A Secondary analysis of the CREDENCE randomized trial. J Am Soc Nephrol 2020. 31(5):1128-1139.

122. Bakris GL et al. Effect of finerenone on chronic kidney disease outcomes in type 2 diabetes. N Engl J Med 2020. 383(23):2219-2229.

123. Pitt B et al. Cardiovascular events with finerenone in kidney disease and type 2 diabetes. N Engl J Med 2021. 385(24):2252-2263.

124. Filippatos G et al. Finerenone reduces risk of incident heart failure in patients with chronic kidney disease and type 2 diabetes: Analyses from the FIGARO-DKD trial. Circulation 2022. 145(6):437-447.

125. Waitzman J, M Canney, S Hiremath. Finerenone: Fiddling with hyperkalemia? Am J Kidney Dis 2021. 78(5):760.

126. Agarwal R. Effects of statins on renal function. Am J Cardiol 2006. 97(5):748-55.

127. Haynes R et al. Effects of lowering LDL cholesterol on progression of kidney disease. J Am Soc Nephrol 2014. 25(8):1825-33.

128. Otoda T, K Kanasaki, D Koya. Low-protein diet for diabetic nephropathy. Curr Diab Rep 2014. 14(9):523.

129. Flanigan MJ et al. Nutritional markers during peritoneal dialysis: data from the 1998 Peritoneal Dialysis Core Indicators Study. Perit Dial Int 2001. 21(4):345-54.

130. Hovind P et al. Decreasing incidence of severe diabetic microangiopathy in type 1 diabetes. Diabetes Care 2003. 26(4):1258-64.

131. Dalla Vestra M et al. Acute-phase markers of inflammation and glomerular structure in patients with type 2 diabetes. J Am Soc Nephrol 2005. 16 Suppl 1:S78-82.

132. Orchard TJ et al. In the absence of renal disease 20 year mortality risk in type 1 diabetes is comparable to that of the general population: a report from the Pittsburgh Epidemiology of Diabetes Complications Study. Diabetologia 2010. 53(11):2312-9.

133. Groop PH et al. The presence and severity of chronic kidney disease predicts all-cause mortality in type 1 diabetes. Diabetes 2009. 58(7):1651-8.

134. Borch-Johnsen K, PK Andersen, T Deckert. The effect of proteinuria on relative mortality in type 1 (insulin-dependent) diabetes mellitus. Diabetologia, 1985. 28(8):590-6.

135. Nelson RG et al. Effect of proteinuria on mortality in NIDDM. Diabetes, 1988. 37(11):1499-504.

136. Afkarian M et al. Kidney disease and increased mortality risk in type 2 diabetes. J Am Soc Nephrol 2013. 24(2):302-8.

137. Dinneen SF, HC Gerstein. The association of microalbuminuria and mortality in non-insulin-dependent diabetes mellitus. A systematic overview of the literature. Arch Intern Med, 1997. 157(13):1413-8.

138. Ninomiya T et al. Proteinuria and stroke: a meta-analysis of cohort studies. Am J Kidney Dis 2009. 53(3): 417-25.

139. Perkovic V et al. The relationship between proteinuria and coronary risk: a systematic review and meta-analysis. PLoS Med 2008. 5(10):e207.

7.3. ANCA-assoziierte Glomerulonephritis

Ulf Schönermarck

Zu den ANCA-assoziierten Vaskulitiden (AAV) werden gemäß der Nomenklatur der Chapel Hill Consensus Konferenz (CHCC) 2012 die Granulomatose mit Polyangiitis (GPA), die mikroskopische Polyangiitis (MPA) und die eosinophile Granulomatose mit Polyangiits (EGPA) zusammengefasst. Als Kleingefäßvaskulitis sind sie durch das Vorliegen einer nekrotisierenden Vaskulitis kleiner und mittelgroßer Gefäße (in der Niere als pau ci-immune Glomerulonephritis) sowie das Auftreten von ANCA-Autoantikörpern (Anti-Neutrophile cytoplasmatische Antikörper) gekennzeichnet [1]. Daneben sind GPA und EGPA durch eine Neutrophilen- bzw. Eosinophilen-reiche granulomatöse Entzündung charakterisiert. Zudem existieren Organ-limitierte Verlaufsformen mit isoliertem Befall der Niere oder Lunge.

Die AAV können sich im Bereich der kleinen Gefäße eines jeden Organs manifestieren, wobei GPA und MPA am häufigsten den oberen und unteren Respirationstrakt und die Nieren betreffen. Dagegen ist eine renale Manifestation bei der EGPA deutlich seltener. Häufig liegen schwere, die Organfunktion bedrohende oder vital bedrohliche Manifestationen vor. Neben Gemeinsamkeiten zeigen sich Unterschiede in Bezug auf klinische Manifestationen, ANCA-Spezifität, Pathogenese und Therapieansprechen (☞ Tab. 7.5). Allen

	Prävalenz (pro 1 Mio. Einwohner)	ANCA-Positivität	Organmanifestationen	Nieren-beteiligung	RPGN
GPA	59-98	~90 % (75 % PR3-ANCA, 20 % MPO-ANCA)	• HNO, Lunge, Nieren, Gelenke, Augen • HNO-limitierte Verlaufsform	~70 %	~50 %
MPA	9-28	~90 % (25 % PR3-ANCA, 60 % MPO-ANCA)	• Niere, Lunge • Renal-limitierte und pulmonal-limitierte Verlaufsformen	>90 %	~65 %
EGPA	7-24	~40 % (<5 % PR3-ANCA, 30-40 % MPO-ANCA)	• Lunge (Asthma), HNO, PNP, Herz, Haut • Eosinophilie	~25 %	<15 %

Tab. 7.5: Gegenüberstellung der ANCA-assoziierten Vaskulitiden (modifiziert nach Kitching et al. [1] und Schönermarck & Vielhauer [4]). PNP: Polyneuropathie, RPGN: rapid progressive Glomerulonephritis.

AAV-Formen gemeinsam ist ihre Neigung zu Rezidiven, wobei das Rezidivrisiko der GPA am höchsten ist [2].

Die Inzidenz der AAV liegt bei ca. 12 Fällen/1 Mio. Einwohner, ihre Prävalenz wird in Deutschland mit etwa 150/1 Mio. geschätzt [3]. Es existieren deutliche geographische und ethnische Unterschiede. So treten GPA (bzw. PR3-ANCA+ AAV) bevorzugt in Populationen mit europäischen Wurzeln auf, während in Asien die MPA (bzw. MPO-ANCA+ AAV) dominiert. Auch sinkt die Inzidenz der GPA in Richtung Äquatornähe. Die AAV manifestiert sich bei Frauen und Männern gleich häufig.

ANCA-Autoantikörper

Die ANCA-Autoantikörper sind gegen cytoplasmatische Bestandteile neutrophiler Granulozyten gerichtet. In der indirekten Immunfluoreszenz werden eine cytoplasmatische Anfärbung (c-ANCA, häufigstes Zielantigen ist die Proteinase 3, PR3), eine perinukleäre Anfärbung (p-ANCA, häufigstes Zielantigen ist die Myeloperoxidase, MPO), und eine atypische Anfärbung (a-ANCA, Zielantigene Cathepsin G, Elastase, BPI und andere) beschrieben. Hochspezifisch für die Diagnose einer AAV sind jedoch nur PR3- und MPO-ANCA, die in antigenspezifischen Immunoassays direkt nachgewiesen werden können.

Aktuelle Konsensusempfehlungen sehen bei hoher klinischer Prätestwahrscheinlichkeit (Vorliegen eines von mindestens 10 präformierten klinischen Indikatoren, die auf eine Kleingefäßvaskulitis hinweisen) den primären Einsatz antigenspezifischer Immunoassays zum Nachweis von PR3-ANCA bzw. MPO-ANCA als Screeninguntersuchung vor [5].

Zu berücksichtigen ist, dass der ANCA-Nachweis nicht bei allen Patienten gelingt. So sind bei der GPA 10 % (sogar bis zu 50 % der lokalisierten Form), der MPA 20-40 % und der EGPA 60-70 % der Patienten ANCA-negativ. Auch ist der Nachweis eines ANCA nicht per se für die Diagnose einer ANCA-Vaskulitis beweisend, da ANCA auch bei Infektionen (z.B. Endokarditis), Medikamenten-assoziiert (z.B. Propylthiouracil, Kokain/Levamisol u.a.) oder entzündlichen Darmerkrankungen auftreten können.

Erwähnt werden soll auch, dass eine Doppel-Positivität für ANCA und Anti-GBM-Antikörper vorkommt. So haben ca. 5 % der AAV-Patienten auch einen Anti-GBM-Antikörper und bei ca. einem Drittel der Anti-GBM-Erkrankungen ist ein ANCA nachweisbar [6].

Die Bedeutung des ANCA-Nachweises für die Diagnose einer AAV spiegelt sich in ihrem hohen Stellenwert in den neuen Klassifikationskriterien für GPA, MPA und EGPA wider [7-9].

7.3.1. Ätiologie und Pathogenese

Die Pathogenese ist komplex (☞ Abb. 7.6), deutliche Unterschiede existieren insbesondere zwischen GPA/MPA und EGPA. Die initial zum Verlust der immunologischen Toleranz von autoreaktiven T- und B-Zellen gegenüber den Neutrophilen-Proteinen Proteinase 3 oder Myeloperoxidase und der Bildung der charakteristischen Autoantikörper führenden Faktoren sind nicht endgültig geklärt. Prädisponierende genetische Faktoren, Infektionen und andere Umweltfaktoren spielen eine Rolle [2, 10].

ANCA können an zirkulierende Neutrophile binden, die unter dem Einfluss von Zytokinen die ANCA-Zielantigene auf ihrer Oberfläche exprimieren. Dies führt zu einer vorzeitigen intravasalen endothelnahen Neutrophilen-Aktivierung mit vermehrter Expression von Adhäsionsmolekülen, Bildung reaktiver Sauerstoffradikale, Freisetzung proinflammatorischer Mediatoren und Komplement-Aktivatoren (z.B. Properdin) durch Degranulation sowie Bildung neutrophiler extrazellulärer Netze ("*Neutrophil Extracellular Traps*", NETs) [2].

Daraus resultiert eine endotheliale Schädigung in vulnerablen Gefäßregionen, die sich als nekrotisierende Kleingefäßvaskulitis mit lokaler Inflammation, Gewebedestruktion und Organischämie manifestiert. Glomeruläre und pulmonale Kapillaren sind besonders betroffen, der Mechanismus der Organpräferenz ist jedoch nicht geklärt. Unklar ist auch, warum Granulome bei der GPA (bzw. PR3-ANCA+ AAV) auftreten, aber praktisch nicht bei der MPA (bzw. MPO-ANCA+ AAV).

Autoreaktive T- und B-Zellen können direkt zum inflammatorischen Gewebeschaden beitragen. ANCA-aktivierte Neutrophile produzieren vermehrt den B-Zell-aktivierenden Faktor BAFF (BLyS), so dass autoreaktive B-Zellen und Plasmablasten anhaltend aktiviert werden. Außerdem

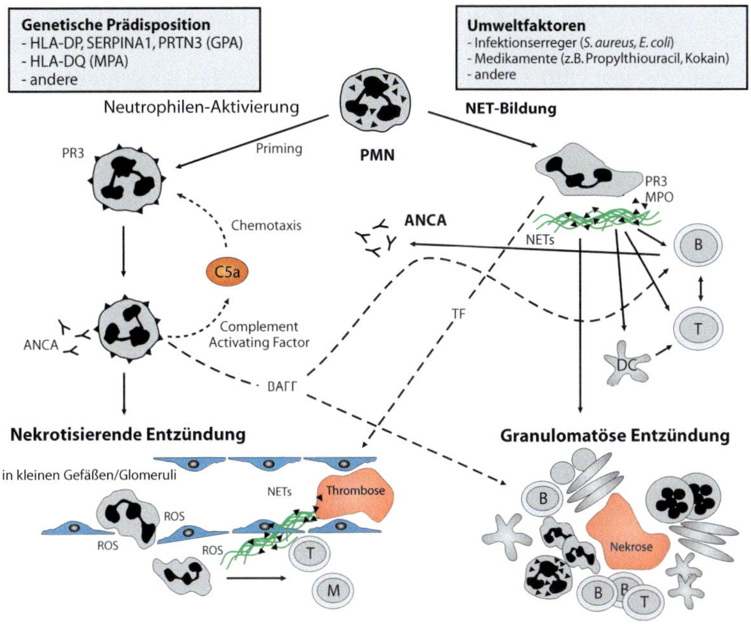

Abb. 7.6: Pathogenese der ANCA-assoziierten Vaskulitiden (modifiziert nach Schönermarck et al. [10]).

werden Zytokine freigesetzt, die an der Rekrutierung und Aktivierung von dendritischen Zellen, Monozyten und Lymphozyten beteiligt sind.

Das durch Aktivierung des alternativen Komplementweges gebildete chemotaktische Komplementspaltprodukt C5a führt über die Bindung an den C5a-Rezeptor zur Aktivierung von Neutrophilen und hält durch Rekrutierung weiterer Neutrophiler das lokale Entzündungsgeschehen selbstverstärkend aufrecht [11]. C5a verstärkt auch die T-Zell-Antwort durch Aktivierung dendritischer Zellen.

Genomweite Assoziationsstudien haben Assoziationen zu HLA- und Nicht-HLA-Genen gezeigt, die aber eher mit der ANCA-Spezifizität (PR3- versus MPO-ANCA) als mit der klinischen Manifestation der Erkrankungen als GPA oder MPA korrelieren. Die PR3-ANCA+ AAV ist mit Varianten im *SERPINA1-* (kodiert für α1-Antitrypsin) und *PR3*-Gen sowie HLA-DP-Polymorphismen, die MPO-ANCA+ AAV mit HLA-DQ-Polymorphismen assoziiert [2].

Die Pathogenese der EGPA ist weniger gut verstanden. Unterschiede in Genetik, klinischem Verlauf und Therapieansprechen implizieren zumindest teilweise unterschiedliche pathophysiologische Mechanismen der ANCA-positiven und ANCA-negativen EGPA. Proliferation und Aktivierung eosinophiler Granulozyten werden durch IL-5 und IL-13 vermittelt. Genetische Risikofaktoren sind bei der EGPA mit dem ANCA-Status assoziiert, so besteht für die ANCA-positive EGPA (in der Regel mit MPO-ANCA) eine Assoziation zu HLA-DQ-Polymorphismen [2].

7.3.2. Klinik

ANCA-assoziierte Vaskulitiden können sich mit sehr variablen klinischen Symptomen und Organmanifestationen präsentieren, die von unspezifischen Allgemeinsymptomen bis zu lebensbedrohlichen Verläufen mit Multiorganversagen reichen (☞ Tab. 7.6). Am häufigsten sind der HNO-Trakt, die Lunge und die Nieren betroffen, oft als pulmorenales Syndrom. Grundsätzlich kann jedoch jedes Organsystem betroffen sein. Auch kommen auf ein Organ limitierte Verlaufsformen vor (z.B. die renal-limitierte ANCA-Vaskulitis). Unspezifische Beschwerden können der Diagnosestellung Wochen bis Monate vorausgehen.

Die renale Symptomatik entspricht der eines nephritischen Syndroms. Typisch sind der Nachweis einer glomerulären Hämaturie (Nachweis von Akanthozyten und Erythrozytenzylindern) und einer geringen bis mäßigen Proteinurie. Der Grad der Nierenfunktionseinschränkung bei Diagnosestellung ist variabel. Die Nierenfunktion kann sich sowohl rasch – im Sinne einer RPGN – als auch schleichend bzw. schubförmig verschlechtern, wobei letzteres häufiger bei MPO-ANCA-assoziierter Vaskulitis zu sehen ist. Bedeutsam bleibt die Suche nach extra-renalen Organmanifestationen.

- HNO-Trakt (blutig-borkige Rhinitis, chronische Sinusitis oder Otitis, subglottische Trachealstenose)
- Lunge (Hämotpysen, alveoläre Hämorrhagie; multiple Lungenrundherde bei GPA; Asthma bei EGPA)
- Gelenke (Arthralgien, Myalgien, Arthritis)
- Niere (Glomerulonephritis: Akanthozyten oder Erythrozytenzylinder, Proteinurie, ggf. Niereninsuffizienz)
- Herz (Myokarditis, Perikarderguss)
- Haut (Purpura, Ulzera)
- Peripheres Nervensystem (Mononeuritis multiplex, sensomotorische Polyneuropathie)
- Gastrointestinaltrakt (Ulzera, Blutungen, Perforation)
- Auge (Skleritis, retroorbitale Raumforderung)
- ZNS-Beteiligung (Ischämie, Blutung; Meningitis bei GPA)
- B-Symptomatik

Tab. 7.6: Organmanifestationen und Leitsymptome, die einzeln oder in Kombination den Verdacht auf eine ANCA-Vaskulitis lenken (modifiziert nach Schönermarck [15]).

7.3.3. Diagnostik

Die Diagnose wird in Zusammenschau von Klinik, Bildgebung, Autoantikörper-Diagnostik und Histologie gestellt. Zentraler Bestandteil der Diagnostik der AAV mit renaler Beteiligung sind die Bestimmung von PR3- und MPO-ANCA sowie die Nierenbiopsie. Im diagnostischen Algorithmus werden neben der Autoantikörperbestimmung (zur Differenzialdiagnose Anti-GBM-Antikörper) eine Evaluation von extrarenalen Organmanifestationen und ein Ausschluss von Infektionen empfohlen. Für eine systematische Suche nach Organmanifestationen der Vaskulitis und Differenzialdiagnosen ist eine umfangreiche Basisdiagnostik erforderlich (vollständige klinischen Untersuchung, umfassende Labordiagnostik, Autoantikörperbestimmung, Infektionsserologie für Hepatitis B/C, HIV) sowie technische Untersuchungen (EKG, Herzecho, Lungenfunktion, Röntgen-Thorax, ggf. CT-Thorax, Abdomen-Sonographie) und konsiliarische Mitbeurteilungen (z.B. HNO, Augenarzt, Neurologie).

Die Nierenbiopsie stellt weiterhin den Goldstandard für die Diagnose bei Erstmanifestation (auch bei ANCA-negativen Patienten), bei Rekurrenz und als prognostischer Marker dar. Die aktuellen KDIGO-Leitlinien weisen explizit darauf hin, dass bei klinischem Vaskulitis-Verdacht und positiver Serologie für PR3- oder MPO-ANCA die immunsuppressive Therapie unverzüglich begonnen und nicht durch das Warten auf eine Nierenbiopsie verzögert werden sollte. Dies gilt insbesondere bei rascher Nierenfunktionsverschlechterung [6].

Zur Klassifikation der AAV-Subformen wurden bisher die CHCC-Definition, die ACR-Klassifikationen oder der EMA-Algorithmus genutzt, die den positiven ANCA-Nachweis nicht berücksichtigt haben. Diese werden nun mit den 2022 neu vorgeschlagenen Klassifikationskriterien für GPA, MPA und EGPA ergänzt [7-9].

Erfassung der Krankheitsaktivität

Die Erfassung der Krankheitsaktivität erfolgt mittels validierter Instrumente wie dem "*Birmingham Vaculitis Activity Score*" (BVAS) für alle AAV-Formen sowie dem "*Five Factor Score*" (FFS). Chronische krankheits- und therapiebedingte Organschäden können mit dem "*Vasculitis Damage Index*" (VDI) erfasst werden. Der "*Glucocorticoid Toxicity Index*" (GTI) erfasst Nebenwirkungen der Glukokortikoid-Therapie.

7.3.4. Pathologie und Immunpathologie

Histologisch zeigt sich das Bild einer pauci-immunen nekrotisierenden Glomerulonephritis.

In der Biopsie findet sich eine nekrotisierende extrakapillär-proliferative Glomerulonephritis. Die immunhistologische Untersuchung ist negativ oder zeigt nur spärliche Ablagerungen von Immunglobulinen und Komplement. Eine Unterscheidung zwischen GPA und MPA ist in der Nierenbiopsie in der Regel nicht möglich, da typischerweise kein Granulom nachweisbar ist. Aktuelle histologische Klassifikationen korrelieren mit dem Outcome: je mehr Glomerulosklerose, umso schlechter, je mehr normale Glomerula, umso besser [12, 13]. Histologische Klassifikationen der renalen Manifestation bei ANCA-assoziierter Vaskulitis sind in Tab. 7.7-7.9 dargestellt (modifiziert nach Kronbichler & Jayne [14]).

≥50 % global sklerosierte Glomeruli	JA ➡	Sklerotische Klasse
NEIN ⬇		
≥50 % normale Glomeruli	JA ➡	Fokale Klasse
NEIN ⬇		
≥50 % zelluläre Halbmonde	JA ➡	Halbmond-Klasse
NEIN ↪		Gemischte Klasse

Tab. 7.7: Berden-Klassifikation [12, 14].

- Globale und segmentale Glomerulosklerose (<10 % = 0; 10-25 % = 1; 26-50 % = 2; >50 % = 3)
- Tubuläre Atrophie (<10 % = 0; 10-25 % =1; 26-50 % = 2; >50 % = 3)
- Interstitielle Fibrose (<10 % = 0; 10-25 % = 1; 26-50% = 2; >50 % = 3)
- Arteriosklerose (Intimadicke ≥ Mediadicke = 1)

Score	Punkte
Minimal	0-1
Mild	2-4
Moderat	5-7
Schwer	≥8

Tab. 7.8: Mayo Clinic/Renal Pathology Society Chronicity Score (CS) [14].

Prozentsatz an normalen Glomeruli	Punkte
N0 (>25 %)	0
N1 (10-25 %)	4
N2 (<10 %)	6
Interstitielle Fibrose und Tubulusatrophie (IFTA)	**Punkte**
T0 (≤25 %)	0
T1 (>25 %)	2
GFR zum Zeitpunkt der Diagnose	**Punkte**
G0 (>15 ml/min/1,73 m²)	0
G1 (≤15 ml/min/1,73 m²)	3

Risikogruppe	Punkte
Niedrig	0
Mittel	2-7
Hoch	8-11

Tab. 7.9: ANCA Renal Risk Score (ARRS) [13, 14].

Typische histologische Bilder einer Mitbeteiligung der Niere bei ANCA-assoziierter Vaskulitis sind in Abb. 7.6 dargestellt.

7.3.5. Therapie

Für individualisierte Therapieentscheidungen sind eine Beurteilung von Krankheitsaktivität, präexistenten Organschäden, des Risikos für Rezidive und irreversible Organschäden sowie von Gesamtmortalität und Lebensqualität erforderlich. Die EUVAS-Einteilung in 5 Stadien anhand von Aktivität und Krankheitsschwere hat sich bewährt. Im klinischen Alltag wird jedoch häufig nur nach dem Vorliegen oder Fehlen eines schweren Organbefalls bzw. drohenden Organverlustes unterschieden. Dabei ist jede Nierenbeteiligung mit Einschränkung der Nierenfunktion als organbedrohend anzusehen. Während für die Behandlung von Patienten mit GPA und MPA gute Studiendaten vorliegen, ist die Therapie der EGPA weniger evidenzbasiert, so dass im Folgenden auf die Therapie der GPA und MPA eingegangen wird.

Die Therapie der AAV ist biphasisch. Ziel der initialen Phase (Induktionstherapie für 3 bis 6 Monate) ist eine rasche und effektive Kontrolle der Krankheitsaktivität. Die folgende Phase mit weniger starker Immunsuppression dient dem Erhalt der Remission und der Verhinderung von Rezidiven. Aktuelle Leitlinien von KDIGO, ERA, EULAR

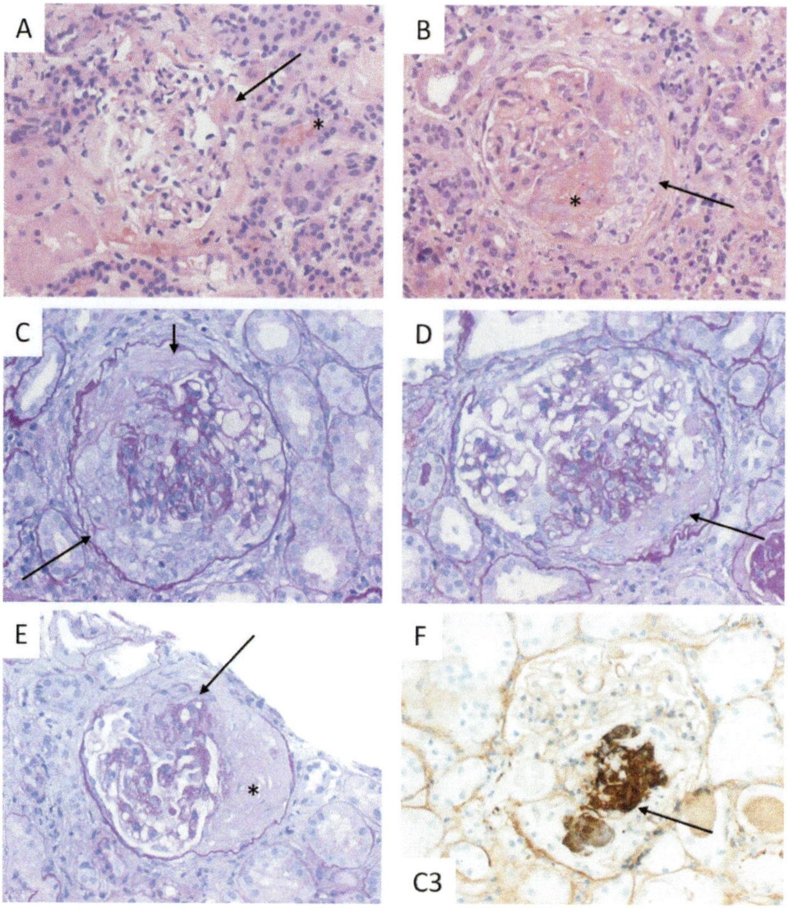

Abb. 7.7: **Pauci-immune Glomerulonephritis bei Mitbeteiligung der Niere bei ANCA-assoziierter Vaskulitis.**

A: Glomerulus mit frischer, winziger isolierter fibrinoider Schlingennekrose (Pfeil) bei ansonsten strukturell unauffälligem Glomerulus. Daneben ein Tubulus mit Erythrozytenzylinder (*) als Zeichen der glomerulären Erythrozyturie, HE, 400×.

B: Glomerulus mit frischem, zellreichem extrakapillärem Proliferat (Pfeil) mit assoziierter fibrinoider Schlingennekrose (*) und leichter umgebender interstitieller Begleitentzündung, HE, 400×.

C: Glomerulus mit überwiegend frischem, zellulärem (langer Pfeil) und abschnittsweise etwas älterem, fibrozellulärem (kurzer Pfeil) extrakapillärem Proliferat und kollabiertem Kapillarkonvolut, PAS, 400×.

D: Glomerulus mit älterem, fibrozellulärem Halbmond (Pfeil) mit segmental kollabiertem Kapillarkonvolut, PAS, 400×.

E: Glomerulus mit altem, fibrösem Halbmond (*) und assoziierter segmentaler Sklerosierung (Pfeil), PAS, 400×.

F: C3-Färbung mit Komplementablagerungen im Bereich einer segmental ausgeprägten fibrinoiden Schlingennekrose (Pfeil), keine C3-Ablagerungen in dem noch erhaltenen Glomerulusabschnitt, passend zu einem pauciimmunem Befund, C3-Immunhistochemie, 400×.

oder ACR geben detaillierte Hilfestellung (Therapiealgorithmus ☞ Abb. 7.8).

Zur Remissionsinduktion bei einer AAV mit Glomerulonephritis werden Cyclophosphamid (CYC) oder der CD20-Antikörper Rituximab (RTX) in Kombination mit Glukokortikoiden (GC) eingesetzt (☞ Abb. 7.7). Die intravenöse Puls- und die orale Dauer-CYC-Therapie sind hinsichtlich Effektivität und Nebenwirkungen vergleichbar. Die Pulstherapie benötigt nur ~50 % der kumulativen CYC-Dosis der Dauertherapie und geht mit einer geringeren Mortalität, aber mit einer höheren Rezidivrate einher [17, 18]. Aufgrund der Akkumulation der CYC-Metabolite bei eingeschränkter Nierenfunktion sollte eine Dosisreduktion nach Nierenfunktion und Alter erfolgen [4].

RTX war CYC in zwei randomisierten kontrollierten Studien (RAVE, RITUXVAS) nicht unterlegen [19, 20]. Die zugelassene Dosierung für RTX beträgt 4 × 375 mg/m² im wöchentlichen Abstand. Anhand nicht-randomisierter Studien kann eine vergleichbare Effektivität von 2 × 1000 mg RTX im Abstand von 2 Wochen angenommen werden ("Rheuma-Schema", jedoch off-label). Mycophenolat (MMF) wird für nicht lebensbedrohliche AAV ohne RPGN als Alternative diskutiert (MYCYC). Allerdings muss bei mit CYC vergleichbarer Remissionsrate im Verlauf mit vermehrten Rezidiven gerechnet werden [21]. Eine Therapie mit MTX ist bei eingeschränkter Nierenfunktion kontraindiziert.

RTX wird für Patienten mit Kinderwunsch, Kinder sowie gebrechliche ältere Menschen, Patienten mit Tumorerkrankung, mit hoher kumulativer CYC-Dosis, PR3-ANCA+-Patienten, Patienten mit Rezidiv sowie unter CYC-Therapie refraktäre Patienten empfohlen. CYC und RTX sind gleichwertig bei Patienten mit MPO-ANCA-Positivität bzw. Diagnose einer MPA. CYC wird bevorzugt bei ANCA-negativen Patienten (aufgrund des Fehlens von Studien), Hepatitis B-positiven Patienten (wegen des Risikos einer Reaktivierung) und für unter RTX-Therapie refraktäre Patienten. MMF stellt eine Therapiealternative dar bei Patienten ohne lebensbedrohliche Manifestationen, mit organbedrohenden Manifestationen, wenn MPO-ANCA+ und für Patienten mit Kontraindikationen für CYC und RTX [4, 6].

Bisher kann auf den Einsatz von GC in der Induktionstherapie nicht verzichtet werden. Die in der Praxis häufig angewandte i.v. Methylprednisolon-Pulstherapie mit 0,5 oder 1 g an drei aufeinanderfolgenden Tagen ist nicht evidenzbasiert, jedoch oft Bestandteil der Initialtherapie der alveolären Hämorrhagie und/oder RPGN. Da sie zur Steroidtoxizität beiträgt sollte sie begründeten Ausnahmen vorbehalten bleiben. Die orale Steroidtherapie, beginnend mit 1 mg/kg Prednisolon/d (Be-

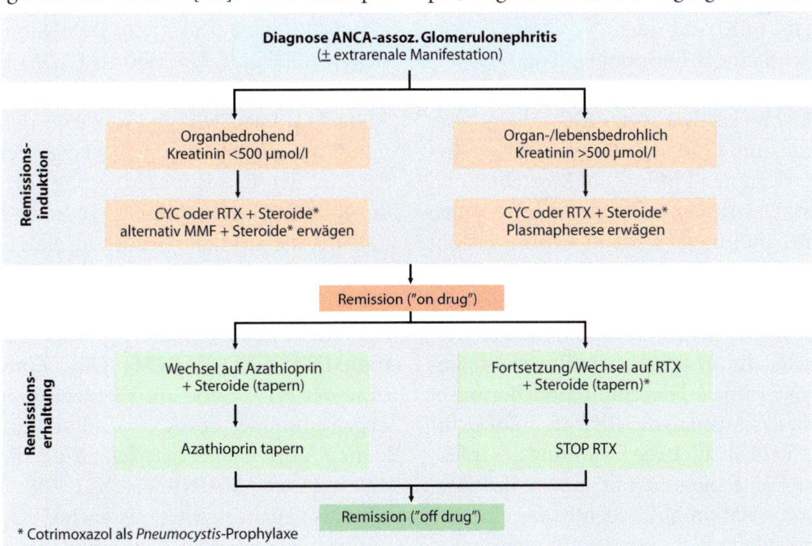

Abb. 7.8: Flowchart zur Therapie der ANCA-assoziierten Glomerulonephritis mit/ohne extrarenale Manifestation entsprechend der KDIGO-Leitlinie 2021 [6, 16]. CYC: Cyclophosphamid; RTX: Rituximab: MMF: Mycophenolat.

grenzung der Maximaldosis auf 50-75 mg/d), sollte bis Behandlungswoche 15-19 auf 5 mg/d reduziert werden. In der PEXIVAS-Studie [22] hat sich diese schnelle Steroidreduktion gegenüber dem bisherigen Standard als nicht unterlegen erwiesen mit geringerer Infektionsrate im 1. Behandlungsjahr.

Ein neuer therapeutischer Ansatz zur GC-Einsparung stellt die Therapie mit dem C5a-Rezeptor-Inhibitor Avacopan (CCX168) dar. In einer randomisierten Studie (ADVOCATE) zeigte Avacopan (2 × 30 mg) eine vergleichbare Remissionsrate zur GC-Therapie nach 26 Wochen (non-inferior) und eine signifikant höhere Rate anhaltender Remission nach 52 Wochen [23]. Avacopan war auch mit einem verbesserten renalen Ansprechen (bezogen auf eGFR und Albuminurie) sowie der Fatigue-Symptomatik verbunden [23, 24]. Die reduzierte GC-Dosierung zeigte signifikant weniger GC-assoziierten Nebenwirkungen. Daten zu Subgruppen-Analysen und zur Therapiedauer über 12 Monate hinaus fehlen jedoch, sodass der endgültige Stellenwert dieser Therapie noch unklar ist.

Die Indikation zum additiven Einsatz der Plasmapherese wird anhand neuer Studiendaten zurückhaltend gestellt und kontrovers diskutiert. In der PEXIVAS-Studie [22] konnte ein zusätzlicher Nutzen von 7 Plasmapheresen begleitend zur Induktionstherapie mit CYC oder RTX für AAV-Patienten mit eingeschränkter Nierenfunktion (eGFR <50 ml/min) und/oder alveolärer Hämorrhagie hinsichtlich des Endpunktes Tod oder terminale Niereninsuffizienz nicht belegt werden. Eine aktuelle Metaanalyse unter Einschluss dieser Daten kommt zum Ergebnis, dass die Plasmapherese keinen relevanten Einfluss auf Mortalität und Rezidive hat. Das Risiko für schwere Infektionen im ersten Behandlungsjahr ist signifikant erhöht [25]. Für Patienten mit pulmonaler Hämorrhagie ergibt sich kein signifikanter Benefit, während der Einsatz der Plasmapherese das Risiko für eine Dialysepflichtigkeit im ersten Behandlungsjahr senken kann. Die initiale Nierenfunktion bestimmt dabei sowohl das Ausmaß der Risikoreduktion für die Dialysepflicht als auch die Erhöhung des Infektionsrisikos. Für Patienten mit einem Baseline-Kreatinin von >500 µmol/l bedeutet das eine Reduktion der Dialysepflicht von 16,0 %, verbunden mit einem Anstieg der Infektionen um 13,5 % [25]. Damit bleibt der Einsatz der Plasmapherese eine individuelle Rescue-Therapie, die bei Patienten mit sehr schnell steigendem Kreatinin (RPGN), drohender Dialysepflichtigkeit und/oder diffuser alveolärer Hämorrhagie mit Hypoxämie erwogen werden kann [6, 16]. Dagegen ist die Plasmapherese bei doppelt positiven Patienten mit Nachweis von ANCA und Anti-GBM-Antikörpern fester Bestandteil der Initialtherapie, im Sinne einer Therapie der Anti-GBM-Erkrankung.

Ein Therapieversagen tritt mit den aktuellen Therapieprotokollen nur noch selten auf (<10 %). Eine auf die initiale Therapie refraktäre AAV-Erkrankung kann mittels Steigerung der Steroiddosis, Kombination von RTX und CYC und/oder Plasmapherese behandelt werden. Unter einer Kombinationstherapie von CYC und RTX muss mit einer anhaltenden B-Zell-Depletion und einem potenziell erhöhten Infektionsrisiko gerechnet werden [26]. Vor allem bei infektiösen Komplikationen stellt die i.v. Immunglobulingabe eine sinnvolle und verträgliche Alternative dar (Einzeldosis 2 g/kg KG oder 0,5 g/kg KG für 4 Tage), allerdings ohne länger anhaltenden Therapieeffekt.

Sollte bei einem AAV-Patienten nach 3 Monaten keine Dialysefreiheit erreicht werden, kann die Immunsuppression beendet werden, wenn keine Indikation für eine andere Organmanifestation besteht.

Ohne Remissions-erhaltende Therapie ist das Rezidivrisiko stark erhöht. Zur Remissionserhaltung stehen RTX und Azathioprin (AZA) kombiniert mit niedrig dosierten Steroiden zur Verfügung (☞ Abb. 7.7). Die Therapie erfolgt in der Regel für mindestens 2 Jahre. AZA galt lange Zeit als Standard in der Remissionserhaltung. In einer randomisierten Studie mit CYC-Induktion war RTX (500 mg alle 6 Monate) jedoch AZA als Erhaltungstherapie überlegen (MAINRITSAN) [27]. Gleiches gilt für Patienten mit rezidivierender AAV (hier RTX 1000 mg alle 4 Monate) nach RTX-Induktion (RITAZAREM) [28]. Eine Orientierung der RTX-Gabe am Wiederauftreten der B-Zellen und/oder des ANCA zeigte keinen signifikanten Vorteil und hat sich in der Praxis nicht durchgesetzt (MAINRITSAN2) [29]. MMF war AZA als Erhaltungstherapie nach CYC-Induktion unterlegen und stellt damit nur eine alternative Therapieoption dar [30]. MTX war in zwei Studien vergleichbar erfolgreich, wird aber aufgrund der

Kontraindikation bei Niereninsuffizienz nicht eingesetzt.

Eine längere Dauer der Erhaltungstherapie bedeutet weniger Rezidive. So war eine 4-jährige Therapie für den Erhalt der Remission und der Nierenfunktion signifikant effektiver als eine 2-jährige Therapie – das gilt sowohl für AZA [31] als auch für RTX [32]. Zu beachten bleibt, dass eine längere Therapiedauer auch mit einem potenziell erhöhten Risiko für Nebenwirkungen verknüpft ist. Es gibt bisher keine systematischen Untersuchungen zu optimaler Dosis (0,5-1 g), Infusionsabständen (4-6 Monate) sowie Dauer der RTX-Therapie. Auch zu Dauer und Dosis der Steroide in der Erhaltungstherapie kann keine einheitliche Empfehlung gegeben werden. Ein vollständiges Absetzen der GC ist möglich, jedoch mit einem erhöhten Rezidivrisiko verknüpft. Der Stellenwert für Avacopan in der Langzeittherapie ist durch Studien bisher nicht untersucht.

Das Rezidivrisiko sollte für die Remissionserhaltung sowohl in der Auswahl des Medikaments als auch der Therapiedauer berücksichtigt werden. So wird diskutiert, bei Patienten mit MPO-ANCA und einer RTX-Induktion auf eine Erhaltungstherapie zu verzichten. RTX sollte zur Remissionserhaltung bei Patienten mit Rezidiv, PR3-ANCA, AZA-Unverträglichkeit und nach einer RTX-Induktion bevorzugt werden [4, 6].

Die Therapie der EGPA ist weniger evidenzbasiert und beinhaltet GC, Immunsuppressiva je nach Erkrankungsschwere und zunehmend Biologika (IL-5-Hemmung, Rituximab).

Supportive Maßnahmen

In den letzten Jahren ist die Bedeutung präventiver Maßnahmen in den Fokus gerückt, insbesondere sind Infektionen, kardiovaskuläre Ereignisse und Malignome von Bedeutung. Hervorzuheben sind:

- Hepatitis B-Screening vor RTX-Gabe
- Uroprotektion und Erhalt der Fertilität unter CYC
- *Pneumocystis jirovecii*-Prophylaxe (1. Wahl Trimethoprim/Sulfamethoxazol) für die Dauer der Remissionsinduktion mit CYC, RTX und/oder eine höher dosierte GC-Therapie (>10-15 mg Prednisolon-Äquivalent/d)
- Monitoring von Immunglobulinen
- Knochendichtemessung entsprechend der Osteoporose-Leitlinie der DVO und ggf. Einleitung einer osteospezifischen Therapie

Impfungen sollten entsprechend der STIKO-Empfehlungen erfolgen. Die Rezidivrate wird durch die Impfungen nicht erhöht. Allerdings kann die Wirksamkeit einer Impfung in Abhängigkeit von der Intensität der immunsuppressiven Therapie (insbesondere unter RTX) stark eingeschränkt sein.

Für AAV-Patienten ist ein erhöhtes Risiko für thromboembolische Ereignisse beschrieben [2]. Eine Antikoagulation wird bei Patienten empfohlen, die zusätzliche Risikofaktoren aufweisen (z.B. thromboembolisches Ereignis in der Anamnese, Immobilisation etc.).

Alle Patienten mit Nierenbeteiligung sollten eine konservative Therapie mit Salzrestriktion, Blutdruckeinstellung (primär ACE-Hemmer oder Angiotensin-Rezeptor 1-Blocker), Statin und Diuretika bei Ödemen erhalten. Ob der Einsatz von SGLT2-Hemmern bei AAV-Patienten die kardiovaskuläre Morbidität und Mortalität sowie die Progression der Nierenfunktionseinschränkung positiv beeinflussen kann, muss in zukünftigen Studien beurteilt werden.

7.3.6. Prognose

Bessere Diagnosemöglichkeiten und effektive immunsuppressive Therapien haben die einstmals fatale Prognose dramatisch verbessert. Von einer 90%igen Mortalität der unbehandelten GPA in den ersten 2 Jahren stieg die 5-Jahres-Überlebensrate auf 70-80 % und erreicht in einigen Kohorten das Niveau der Normalbevölkerung [33]. Insbesondere Infektionen, kardiovaskuläre Ereignisse und Malignome sind kurz- bzw. langfristig von Bedeutung. Im ersten Jahr nach Diagnosestellung besteht weiterhin eine deutlich erhöhte Frühmortalität (11 %), wobei therapieassoziierte Nebenwirkungen als Ursache für ein Versterben im ersten Jahr der Behandlung 3-mal wahrscheinlicher sind als die direkten Folgen der Vaskulitis [34]. Risikofaktoren für eine erhöhte Mortalität sind höheres Lebensalter, Nierenfunktionseinschränkung, pulmonale Hämorrhagien, hohe initiale Krankheitsaktivität im BVAS, Rezidivhäufigkeit, Infektionen und Vorliegen chronischer Organschäden im VDI. Auch der FFS korreliert mit der Prognose, da die erfassten Parameter, Alter, Niereninsuffizienz, kardiale Manifestation, gastrointestinale Manifestation und Fehlen einer HNO-Beteiligung mit der Mortalität korrelieren [2].

Die renale Prognose wird vom Ausmaß der akuten Nierenmanifestation (Histologie, Nierenfunktion), dem Ansprechen auf die Therapie und insbesondere dem vorhandenen chronischen Schaden bestimmt. Histologische Klassifikationen der AAV korrelieren mit dem renalen Outcome: Je mehr Glomerulosklerose, desto schlechter, je mehr normale Glomerula, desto besser [12, 13]. Während das Risiko für eine Dialysepflichtigkeit im ersten Behandlungsjahr bei einem initialen Kreatinin <200 µmol/l mit <2,5 % niedrig ist, steigt es auf >25 % bei Präsentation mit einem Kreatinin >500 µmol/l.

Trotz guter Erfolge der Remissionsinduktion erleidet mindestens die Hälfte der AAV-Patienten im Verlauf der Erkrankung ein Rezidiv. Es wird von Faktoren wie Krankheitsentität, ANCA-Subtyp, klinische Manifestation, und gewählter Therapie beeinflusst. Faktoren für ein höheres Rezidivrisiko sind ein PR3-ANCA, eine Beteiligung des oberen Respirationstraktes/HNO, eine bessere Nierenfunktion, ein früheres Rezidiv, ein erneut positiver ANCA nach Remissionsinduktion und in geringerem Maß ein persistierender ANCA bzw. ein ANCA-Titer-Anstieg, eine geringere kumulative CYC-Dosis und eine kürzere Dauer der Remissions-erhaltenden Therapie. Generell gilt: Längere Therapie bedeutet weniger Rezidive, jedoch mehr Nebenwirkungen. Auch nach Therapieende sind regelmäßige Verlaufskontrollen im Follow-up notwendig.

Literatur

1. Jennette JC et al. 2012 revised International Chapel Hill Consensus Conference Nomenclature of Vasculitides. Arthritis Rheum 2013;65(1):1-11.

2. Kitching AR et al. ANCA-associated vasculitis. Nat Rev Dis Primers 2020;6(1):71.

3. Herlyn K et al. Doubled prevalence rates of ANCA-associated vasculitides and giant cell arteritis between 1994 and 2006 in northern Germany. Rheumatology 2014;53(5):882-9.

4. Schönermarck U, V Vielhauer. [Strategies for effective treatment of ANCA-associated vasculitides with fewer side effects]. Nephrologe 2021;30:1-12.

5. Bossuyt X et al. Position paper: Revised 2017 international consensus on testing of ANCAs in granulomatosis with polyangiitis and microscopic polyangiitis. Nat Rev Rheumatol 2017;13(11):683-92.

6. Kidney Disease: Improving Global Outcomes (KDIGO) Glomerular Diseases Work Group. KDIGO 2021 Clinical Practice Guideline for the Management of Glomerular Diseases. Kidney Int 2021;100:S1–S276.

7. Grayson PC et al. 2022 American College of Rheumatology/European Alliance of Associations for Rheumatology Classification Criteria for Eosinophilic Granulomatosis with Polyangiitis. Ann Rheum Dis 2022;81(3):309-14.

8. Robson JC et al. 2022 American College of Rheumatology/European Alliance of Associations for Rheumatology classification criteria for granulomatosis with polyangiitis. Ann Rheum Dis 2022;81(3):315-20.

9. Suppiah R et al. 2022 American College of Rheumatology/European Alliance of Associations for Rheumatology classification criteria for microscopic polyangiitis. Ann Rheum Dis 2022;81(3):321-6.

10. Schönermarck U et al. Pathogenesis of anti-neutrophil cytoplasmic antibody-associated vasculitis: challenges and solutions 2014. Nephrol Dial Transplant 2015;30Suppl 1:i46-52.

11. Xiao H et al. Alternative complement pathway in the pathogenesis of disease mediated by anti-neutrophil cytoplasmic autoantibodies. Am J Pathol 2007;170(1):52-64.

12. Berden AE et al. Histopathologic classification of ANCA-associated glomerulonephritis. J Am Soc-Nephrol 2010;21(10):1628-36.

13. Brix SR et al. Development and validation of a renal risk score in ANCA-associated glomerulonephritis. Kidney Int 2018;94(6):1177-88.

14. Kronbichler A, DRW Jayne. ANCA Renal Risk Score: is prediction of end-stage renal disease at baseline possible? Kidney Int 2018;94(6):1045-7.

15. Schönermarck U. Der Patient mit aktiver ANCA-Vaskulitis – was tun? DGfN Mitteilungen, 2019. Heft 04: p. 4-13.

16. de Groot K et al. [KDIGO 2021 guideline glomerulonephritis - focus on ANCA-associated vasculitides and anti-glomerular basement membrane glomerulonephritis].Dtsch Med Wochenschr 2021;146(23):1552-8.

17. de Groot K et al. Pulse versus daily oral cyclophosphamide for induction of remission in antineutrophil cytoplasmic antibody-associated vasculitis: a randomized trial. Ann Intern Med 2009;150(10):670-80.

18. Harper L et al. Pulse versus daily oral cyclophosphamide for induction of remission in ANCA-associated

vasculitis: long-term follow-up. Ann Rheum Dis 2012; 71(6):955-60.

19. Jones RB et al. Rituximab versus cyclophosphamide in ANCA-associated renal vasculitis. N Engl J Med 2010; 363(3):211-20.

20. Stone JH et al. Rituximab versus cyclophosphamide for ANCA-associated vasculitis. N Engl J Med 2010; 363(3):221-32.

21. Jones RB et al. Mycophenolatemofetil versus cyclophosphamide for remission induction in ANCA-associated vasculitis: a randomised, non-inferiority trial. Ann Rheum Dis 2019;78(3):399-405.

22. Walsh M et al. Plasma exchange and glucocorticoids in severe ANCA-associated Vasculitis. N Engl J Med 2020; 382(7):622-31.

23. Jayne DRW et al. Avacopan for the treatment of ANCA-associated vasculitis. N Engl J Med 2021;384(7): 599-609.

24. Jayne DRW et al. Randomized trial of C5a receptor inhibitor avacopan in ANCA-associated vasculitis. J Am Soc Nephrol 2017;28(9):2756-67.

25. Walsh M et al. The effects of plasma exchange in patients with ANCA-associated vasculitis: an updated systematic review and meta-analysis. BMJ 2022;376: e064604.

26. Hellmich B. ANCA-associated vasculitides: State of the art. Z Rheumatol 2019;78:518-28.

27. Guillevin L et al. Rituximab versus azathioprine for maintenance in ANCA-associated vasculitis. N Engl J Med 2014;371(19): 1771-80.

28. Smith RM et al. Rituximab as therapy to induce remission after relapse in ANCA-associated vasculitis. Ann Rheum Dis 2020;79(9):1243-9.

29. Charles P et al. Comparison of individually tailored versus fixed-schedule rituximab regimen to maintain ANCA-associated vasculitis remission: results of a multicentre, randomised controlled, phase III trial (MAINRITSAN2). Ann Rheum Dis 2018;77(8):1143-9.

30. Hiemstra TF et al. Mycophenolatemofetil vs azathioprine for remission maintenance in antineutrophil cytoplasmic antibody-associated vasculitis: a randomized controlled trial. JAMA 2010;304(21):2381-8.

31. Karras A et al. Randomised controlled trial of prolonged treatment in the remission phase of ANCA-associated vasculitis. Ann Rheum Dis 2017;76(10):1662-8.

32. Charles P et al. Long-term rituximab use to maintain remission of antineutrophil cytoplasmic antibody-associated vasculitis: A randomized trial. Ann Intern Med 2020;173(3):179-87.

33. Flossmann O et al. Long-term patient survival in ANCA-associated vasculitis. Ann Rheum Dis 2011; 70(3):488-94.

34. Little MA et al. Early mortality in systemic vasculitis: relative contribution of adverse events and active vasculitis. Ann Rheum Dis 2010;69(6):1036-43.

7.4. Goodpasture-Syndrom (Anti-GBM-Erkrankung)

Alexander Zorob

Das Goodpasture-Syndrom ist eine seltene Autoimmunerkrankung, welche zum Formenkreis der Kleingefäßvaskulitiden zählt und sich klinisch als pulmorenales Syndrom manifestieren kann. Die Inzidenz der Erkrankung liegt lediglich im Bereich von 0,5-1,8 pro 1.000.000 Einwohner pro Jahr [1]. Bedingt durch zirkulierende Autoantikörper, die sich gegen Kollagen IV der glomerulären Basalmembran (GBM) und der alveolären Basalmembran richten können, führt die Erkrankung in der überwiegenden Mehrheit der Fälle zu einer rapid progressiven Glomerulonephritis und nicht selten zu alveolären Hämorrhagien. Aufgrund der rasch progredienten und häufig schweren klinischen Ausprägung stellt das Goodpasture-Syndrom einen nephrologischen Notfall dar.

7.4.1. Ätiologie und Pathogenese

Zielantigen

Die Pathogenese des Goodpasture-Syndroms liegt in zirkulierenden Antikörpern begründet, die sich gegen ein spezifisches Zielantigen innerhalb der glomerulären sowie der alveolären Basalmembran richten. In näherer Betrachtung handelt es sich bei diesem Antigen um Kollagen IV, welches von den humanen Genen *COL4A1* bis *COL4A6* kodiert wird. Jedes dieser Gene kodiert jeweils für eine der sechs homologen α-Ketten, welche die Untereinheiten des Kollagen IV-Strukturproteins bilden. Diese α-Ketten können sich ihrerseits als spezifische Heterotrimere zusammenlagern. Obwohl hierbei eine zumindest theoretische Vielfalt an verschiedenen Kombinationsmöglichkeiten besteht, haben sich *in vivo* jedoch bisher nur 3 Kombinationen finden lassen: α1α1α2-, α3α4α5- und α5α5α6-Heterotrimere. Diese heterotrimeren Kollagen IV-Moleküle können miteinander interagieren und supramolekulare Strukturen höherer Ordnung bilden, also die Grundlage für mehr-

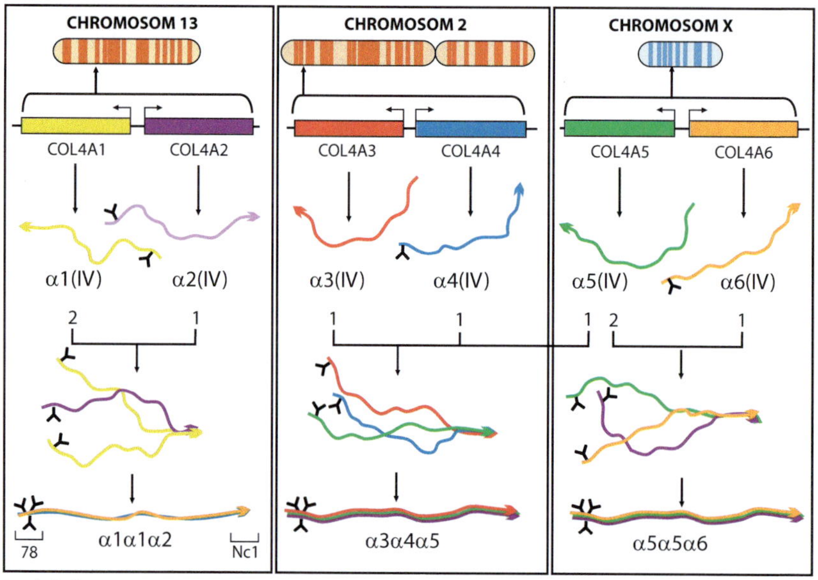

Abb. 7.9: Genlokalisation, Formierung und Organisation von 6 Isoformen der menschlichen Kollagen IV-Ketten (adaptiert von "Mammalian Collagen IV" – Khoshnoodi et al. 2008, Microsc Res Tech).

dimensionale Kollagennetzwerke [2] (☞ Abb. 7.9). In Bezug auf das Goodpasture-Syndrom zielen spezielle Autoantikörper auf die NC1-Domäne als Neoepitop der α3-Kette ab. Die Kollagennetzwerke, die das α3α4α5-Heterotrimer enthalten, kommen fast ausschließlich in der glomerulären sowie alveolären Basalmembran vor und bedingen somit die Organspezifität der Erkrankung. Die Interaktion zwischen Autoantikörper und Antigen zieht eine Konformationsänderung innerhalb der Kollagen IV-Matrix nach sich, die eine Autoimmunantwort hervorruft. Durch die konsekutive Strukturstörung der Basalmembranen, vermittelt über verschiedene immunologische Mechanismen, entsteht das typische klinische Bild einer Glomerulonephritis mit Halbmondbildung und alveolären Hämorrhagien [3-5]. Laut jüngeren Untersuchungen, scheint neben der α3-Kette außerdem Laminin-521 ein Ziel der Autoantikörper zu sein [6] und neben humoralen Faktoren wird ebenfalls eine T-Zell-vermittelte Komponente des glomerulären Schadens diskutiert, was die Komplexität der Krankheitsentstehung deutlich ausweitet [7].

Autoantikörper

Die genaue Ätiologie der Autoantikörperbildung bleibt zum aktuellen Zeitpunkt unklar. Auf Grund von Studien, die eine örtliche und zeitlich umschriebene Mehrung von Fällen demonstrieren konnten, bestehen Hinweise, dass Umweltfaktoren wie Infektionen z.B. mit COVID-19 in genetisch anfälligen Individuen eine Rolle spielen könnten [8-10]. Diesbezüglich zeigt sich eine enge Assoziation zu HLA, insbesondere besteht eine erhöhte Suszeptibilität für Patienten mit HLA-DR15 und HLA-DRB1 [11, 12]. Weitere in der Literatur beschriebene Triggerfaktoren umfassen inhalativen Nikotinkonsum [13] und eine bei Multipler Sklerose begonnene Vortherapie mit dem monoklonalen Antikörper Alemtuzumab [14]. Die gebildeten Autoantikörper gehören in erster Linie der IgG-Familie an und sind meist polyklonaler Natur. Hierunter findet man hauptsächlich Antikörper der IgG1- und IgG3-Subgruppe im Serum und in den Glomeruli von Patienten [15], in selteneren Fällen können jedoch auch IgG4-Antikörper und Antikörper aus der IgA-Familie an der Krankheitsentstehung beteiligt sein [16, 17]. Vereinzelte Fallstudien berichten darüber hinaus von zirkulierenden monoklonalen IgG1κ-Antikörpern, welche ein Goodpasture-Syndrom ausgelöst haben [18].

7.4.2. Klinik

Anti-GBM-Erkrankung

Etwa 80 % der Patienten mit Anti-GBM-Erkrankung haben klinische Zeichen einer rapid progressiven Glomerulonephritis (RPGN) einhergehend mit Halbmondbildung in den Glomeruli und akutem Nierenversagen unterschiedlicher Ausprägung. Laborchemisch zeigen sich meist eine Proteinurie, die sich vornehmlich außerhalb des nephrotischen Bereiches bewegt, sowie eine glomeruläre Hämaturie im Sinne eines aktiv-nephritischen Sedimentes. Diese Patienten haben häufig bei Erstvorstellung eine hochgradig eingeschränkte Nierenfunktion und es besteht oft eine Indikation zur Akutdialyse. Bis zu 60 % dieser Patienten fallen zusätzlich mit alveolären Hämorrhagien bzw. Hämoptysen auf. Diesbezüglich sind Patienten vor allem durch eine konsekutive respiratorische Insuffizienz und Blutverlust unmittelbar vital bedroht [19]. In weniger häufigen Fällen kommt es zu einer isolierten Lungenerkrankung ohne nennenswerte Nierenbeteiligung [20]. Auch insgesamt mildere oder gar atypische Verlaufsformen ohne typisches RPGN-Muster in der Nierenbiopsie mit nur mäßiger Einschränkung der Nierenfunktion sowie fehlenden alveolärer Hämorrhagien sind in der Literatur gut beschrieben und machen etwa 10 % aller Fälle aus. Letztere sind typischerweise mit einer besseren Prognose vergesellschaftet [9, 21]. Nebst charakteristischen Symptomen ist auch eine breite Palette an unspezifischen Allgemeinsymptomen wie Fieber, Arthralgien, Gewichtsverlust und Abgeschlagenheit häufig [22].

Doppelt positive Patienten mit ANCA- und Anti-GBM-Antikörpern

Besondere Aufmerksamkeit gilt einem Patientenkollektiv, welches doppelt positiv für anti-Neutrophile cytoplasmatische Antikörper (ANCA) sowie Anti-GBM-Antikörper ist. Studien zeigen, dass dieses Phänomen überzufällig häufig in Erscheinung tritt. Die Inzidenz einer solchen Doppelpositivität wird auf ungefähr 0,5 pro 1.000.000 Einwohner geschätzt [23]. Hervorzuheben ist, dass ungefähr ein Drittel der Patienten mit Anti-GBM-Glomerulonephritis ANCA-positiv sind und etwa 5 % aller Patienten mit ANCA-assoziierter Vaskulitis nachweisbare Anti-GBM-Antikörper in sich tragen [24]. Es ist zu bedenken, dass diese Patienten sowohl mit schleichenden Symptomen einer ANCA-assoziierten Vaskulitis (AAV) als auch mit schwersten Symptomen eines eher rasch einsetzenden Goodpasture-Syndroms vorstellig werden können. Doppelt positive Patienten haben häufiger eine hochgradig eingeschränkte Nierenfunktion und Dialysepflicht als Patienten die nur ANCA-Antikörper haben. Andererseits sind doppelt positive Patienten etwa gleichhäufig von Dialysepflicht und Hämoptysen betroffen wie singulär positive Patienten mit Anti-GBM-Antikörpern. Weiterführend leiden doppelt positive Patienten häufiger an extrarenalen Manifestationen, wie etwa einer HNO-Beteiligung oder kutanen Symptomen [25, 26]. Bezüglich der Antikörper-Spezifität lässt sich bei doppelt positiven Patienten zusätzlich ein vermehrter Trend zu Anti-MPO-Antikörpern beobachten. Die therapeutischen Konsequenzen, die sich aus der Doppelpositivität ergeben, liegen in der wesentlich höheren Wahrscheinlichkeit begründet, ein Rezidiv zu erleiden [26]. Doppelt positive Patienten benötigen dementsprechend eine Erhaltungstherapie, während bei Patienten mit isolierter Anti-GBM-Erkrankung meist auf die Etablierung einer Langzeittherapie verzichtet werden kann. Detaillierte Informationen bezüglich der verschiedenen Therapiekonzepte sind dem Abschnitt 7.4.5. zu entnehmen.

Assoziation zur membranösen Glomerulonephritis

Neben einer Assoziation zu ANCA-assoziierten Vaskulitiden ist in der Literatur außerdem ein vermehrtes Auftreten der Anti-GBM-Erkrankung mit der membranösen Glomerulonephritis beschrieben. Man geht davon aus, dass durch die Störung der glomerulären Strukturintegrität – ausgelöst durch eine der beiden Erkrankungen – versteckte Epitope freigelegt werden können, die als "Steigbügelhalter" für die jeweils andere Erkrankung dienen können [9]. Fallserien, die das Outcome der simultan auftretenden Erkrankungen untersuchten, konnten ein schlechtes renales Überleben feststellen [27].

Goodpasture-Syndrom in Folge einer Nierentransplantation bei Alport-Syndrom

Als weiterer Sonderfall muss das Goodpasture-Syndrom in Folge einer Nierentransplantation bei Alport-Patienten angesprochen werden. Dieses Szenario tritt bei etwa 2-3 % aller Patienten mit

Alport-Syndrom auf, die sich einer Nierentransplantation unterziehen [28]. Während beim Alport-Syndrom Mutationen in den α-Ketten α3, α4 oder α5 des Kollagen IV vorliegen können und so die strukturelle Integrität der Basalmembran stören, kann es nach Transplantation von gesundem Gewebe zu einer Alloimmunreaktion kommen. Eine solche Situation hat die Bildung von Anti-GBM-Antikörpern gegenüber der gesunden Kollagen IV-Matrix innerhalb der GBM der Spenderniere zur Folge und kann auf diesem Wege eine Anti-GBM-Glomerulonephritis auslösen [9, 29].

7.4.3. Diagnostik

Diagnostische Prämisse

Grundsätzlich gilt, dass jeder Patient mit akutem Nierenversagen und nephritischem Sediment sowie Hämoptysen bis zum Beweis des Gegenteils hochverdächtig auf eine Anti-GBM-Erkrankung und damit auf eine RPGN ist. Vor dem Hintergrund der möglicherweise raschen Progression der Erkrankung einhergehend mit respiratorischer Insuffizienz sowie Dialysepflichtigkeit mit akuter vitaler Bedrohung steht die unverzügliche Diagnosestellung im Vordergrund des diagnostischen Procederes [30].

Alveoläre Hämorrhagien

Häufig können Hämoptysen mittels genauer Anamnese klinisch von Hämatemesis abgegrenzt werden. Zwar kann eine Bronchoskopie und bronchoalveoläre Lavage die Diagnose der alveolären Hämorrhagie sichern, die Diagnose sollte jedoch üblicherweise klinisch gestellt und mittels High-Resolution Computertomographie der Lunge bestätigt werden. Dieses Vorgehen ist gegenüber der Bronchoskopie keineswegs benachteiligt. Häufig kommt eine Bronchoskopie als diagnostisches Mittel auf Grund des klinischen Patientenzustandes erst gar nicht in Frage [30, 31].

Urindiagnostik

Schnelle Hinweise bei Verdacht auf eine glomeruläre Beteiligung lassen sich in der Regel bei erhaltener Nierenfunktion und Urinausscheidung über die Analyse von Spontanurin generieren. Neben einem Urinstatus empfiehlt sich die zügige Durchführung eines Urinsedimentes zur Evaluation eines aktiven nephritischen Sedimentes, welches die Verdachtsdiagnose einer RPGN maßgeblich substanziieren kann. Auch die Frage nach einer möglicherweise begleitenden Harnwegsinfektion kann mit dem Nachweis von Leukozyten und Mikroorganismen beantwortet werden. Neben Urinstatus und -sediment sollte auch an eine quantitative und qualitative Analyse der Proteinurie, die sich meist im subnephrotischen Bereich bewegt, gedacht werden.

Blutuntersuchungen

Entscheidend für die Diagnosestellung einer Anti-GBM-Erkrankung ist der Nachweis von zirkulierenden Anti-GBM-Antikörpern. Zur Verfügung stehen die indirekte Immunfluoreszenz und ein Enzyme-Linked Immunosorbent Assay (ELISA). Zu beachten ist, dass der serologische Nachweis von Anti-GBM-Antikörpern in bis zu 10 % der Fälle trotz in der Biopsie nachweisbaren Antikörperablagerungen nicht gelingt. Dies hängt unter anderem mit seltenen krankheitsauslösenden Antikörpern zum Beispiel aus der Gruppe der IgA-Familie zusammen. Deswegen kann auf eine Nierenbiopsie zur Diagnosestellung grundsätzlich nicht verzichtet werden. Zur Vervollständigung der serologischen Untersuchung bei Verdacht auf eine RPGN sollten neben antinukleären Antikörpern außerdem ANCA-Antikörper bestimmt werden [9, 16, 30, 32].

Nierenbiopsie

Wie bereits zu Beginn des Unterkapitels beschrieben, zielt das diagnostische Procedere auf die rasche Diagnosestellung der Erkrankung ab. Hierfür sollte die Nierenbiopsie einschließlich pathologischer Aufarbeitung und Immunfluoreszenzfärbungen innerhalb von 24 Stunden nach initialer Vorstellung des Patienten erfolgen [30].

7.4.4. Pathologie und Immunpathologie

Das histologische Bild entspricht einer rapid progressiven Glomerulonephritis. In der Lichtmikroskopie findet man diffuse extrakapilläre Proliferation mit unterschiedlich alten Halbmonden in allen Glomeruli. In der direkten Immunfluoreszenz findet man eine lineare IgG-Fluoreszenz an der glomerulären Basalmembran. Typische Befunde der Nierenbiospie bei Anti-GBM-Glomerulonephritis sind in Abb. 7.10 dargestellt.

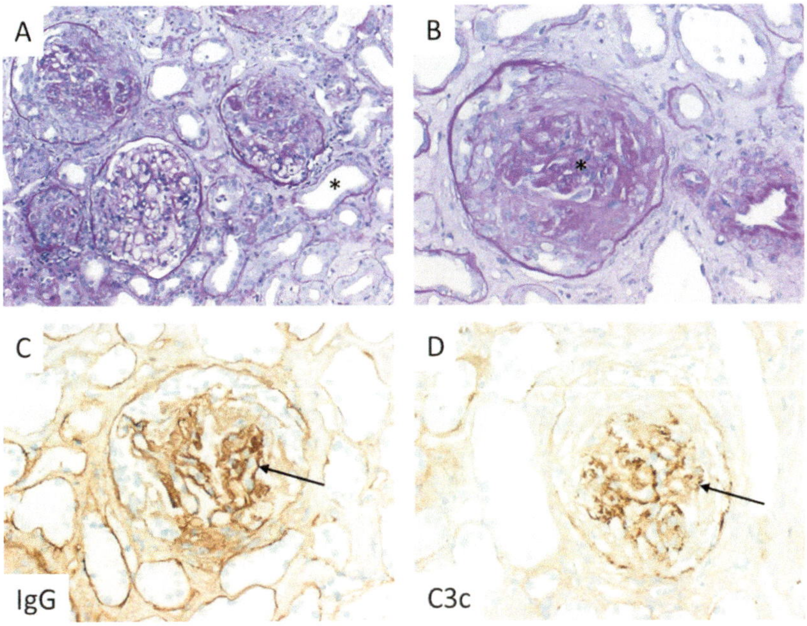

Abb. 7.10: **Anti-GBM-Glomerulonephritis.**
A: 4 Glomeruli mit diffuser extrakapillärer Proliferation mit unterschiedlich alten Halbmonden in allen Glomeruli, bei ansonsten strukturell unauffälligen Glomeruli. Die angrenzenden Tubuli mit Zeichen der akuten Tubulusepithelschädigung mit dilatierten Lichtungen, abgeflachten Epithelien und Verlust der Bürstensäume (*), PAS, 200×.
B: Glomerulus mit globalem fibrozellulärem Kapselproliferat und noch schattenhaft erkennbarem, kollabiertem Kapillarkonvolut (*), PAS, 400×.
C: Lineare, globale Anfärbung der glomerulären Basalmembranen in der IgG-Färbung (Pfeil), IgG-Immunhistochemie 400×.
D: Lineare, etwas segmental akzentuierte Anfärbung der glomerulären Basalmembranen in der C3-Färbung (Pfeil), C3-Immunhistochemie 400×.

7.4.5. Therapie

Therapiekonzept, Indikation und Therapiebeginn

Generell wird den meisten Patienten mit Anti-GBM-Erkrankung eine Therapie bestehend aus Glukokortikoiden, Cyclophosphamid (CYC) und Plasmapherese empfohlen. Diese Therapieregime sollen die Entzündung innerhalb des Gewebes eindämmen, die Nachbildung von Antikörpern verhindern und aktiv zirkulierende Antikörper aus dem Körper entfernen. Ausgenommen von dieser Empfehlung sind alle Patienten, die bereits bei Erstvorstellung dialysepflichtig sind und 100 % Halbmonde oder mehr als 50 % globale Vernarbungen in der Nierenbiopsie aufweisen und keine alveolären Hämorrhagien haben. Dieses Patientenkollektiv hat trotz rasch eingeleiteter Therapie nur eine geringe Chance, im weiteren Verlauf eine autonome Nierenfunktion wiederzuerlangen oder gar langfristig aufrechtzuerhalten. Vor diesem Hintergrund muss genau evaluiert werden, ob der Patient überhaupt von einer solchen Dreifach-Therapie profitiert, bevor die Entscheidung zur Therapieeinleitung einschließlich aller Konsequenzen und Nebenwirkungen getroffen wird. Wie bereits angesprochen besteht bei alveolären Hämorrhagien immer eine Therapieindikation. In Bezug auf den Zeitpunkt der Therapieeinleitung muss vor allem dem potenziell rapiden Krankheitsverlauf Rechnung getragen werden. Angesichts dessen sollte bereits bei hochgradigem Verdacht auf eine Anti-GBM-Erkrankung ohne Verzögerung und innerhalb von 24 Stunden mit der Therapie begonnen werden. Ein abwartendes Verhalten in Hinblick auf die Ergebnisse der Nierenbiopsie vor Therapiebeginn wird explizit nicht empfohlen [30].

Plasmapherese

Die Plasmapherese ist ein fester Bestandteil des Therapiekonzeptes der Anti-GBM-Erkrankung. Die Literatur ist sich einig, dass die Kombinationstherapie aus Immunsuppression und Plasmapherese einer alleinigen Immunsuppression überlegen ist [33, 34]. Mit Hilfe der Plasmapherese sollen die zirkulierenden Antikörper schnellstmöglich aus dem Körper entfernt werden, denn die Höhe der Antikörper-Titer korreliert gerade zu Beginn der Erkrankung bei nicht-dialysepflichtigen Patienten direkt mit dem Serum-Kreatinin und der damit verbundenen Nierenfunktion. Insgesamt sollte die Plasmapherese im Falle einer alveolären Hämorrhagie immer mit gefrorenem Frischplasma erfolgen, in anderen Fällen kann der Austausch auch gegen Albumin vorgenommen werden. Die Therapiedauer orientiert sich daran, wie lange Anti-GBM-Antikörper im Serum nachweisbar sind, was normalerweise etwa zwei Wochen entspricht [30, 35].

Immunsuppression mit Glukokortikoiden und Cyclophosphamid

Zur breiten Inhibition von Gewebeinflammation kommen Glukokortikoide, z.B. in Form von Prednisolon zum Einsatz. Bei Therapiebeginn sollte eine Prednisolon-Dosierung von 1 mg/kg KG täglich gewählt werden, anschließend erfolgt innerhalb von 6 Wochen nach Therapiebeginn ein Tapering auf 20 mg pro Tag. Insgesamt sollte die Therapie mit Glukokortikoiden für 6 Monate fortgeführt werden. Prinzipiell kann eine orale Administration erfolgen, da keine Studien einen Vorteil für eine intravenöse Behandlung zeigen konnten. Es ist anzumerken, dass für den Formenkreis der ANCA-assoziierten Vaskulitiden die PEXIVAS-Studie herausarbeiten konnte, dass ein dosisreduziertes Glukokortikoid-Therapieschema einem Hochdosis-Therapieschema in Bezug auf das Outcome nicht unterlegen war und gleichzeitig mit deutlich geringeren Raten an infektiologischen Komplikationen einherging. Eine solche Untersuchung existiert jedoch für die Anti-GBM-Erkrankung noch nicht und die Ergebnisse können daher nicht analog angewendet werden [30, 36, 37].

Cyclosphosphamid (CYC) als letzter Baustein des Therapieregimes soll über zytotoxische Effekte die Nachbildung von Antikörpern verhindern. Die Standarddosierung von CYC liegt bei etwa 2-3 mg/kg KG täglich und sollte bei Leukopenie reduziert oder gar pausiert werden. Durch große Metastudien (CYCLOPS) aus dem ANCA-Vaskulitis-Formenkreis weiß man, dass intravenöse Pulstherapien mit CYC einer kontinuierlichen oralen Gabe nicht unterlegen sind, wohl aber mit deutlich weniger Nebenwirkungen vergesellschaftet sind. In diesem Zusammenhang ziehen mittlerweile viele Behandlungszentren eine intravenöse Pulstherapie dem oralen Schema vor. KDIGO-Empfehlung bleibt jedoch zunächst die tägliche, orale Administration [30]. Bei allen Patienten, bei denen sich eine Krankheitspersistenz über 3 Monate hinaus abzeichnet, kann eine Fortsetzung der Therapie anstelle von CYC mit Azathioprin (AZA) oder Mycophenolat – beides in Kombination mit Prednisolon – erwogen werden. Bedingt durch die hohen Raten an infektiösen Komplikationen im Rahmen der Behandlung mit CYC ist eine *Pneumocystis*-Prophylaxe mit Cotrimoxazol zu empfehlen. Alle unter Therapie stehenden Patienten die zusätzlich wegen einer schweren Infektion behandelt werden müssen, können unter Umständen additiv mit Immunglobulinen therapiert werden [30, 38, 39].

Erhaltungstherapie

Bei Patienten, die unter einer reinen Anti-GBM-Erkrankung ohne Doppelpositivität für ANCA-Antikörper leiden, sind Rezidive gar nicht oder nur sehr selten zu erwarten. Daher wird nach aktuellen Erkenntnissen für dieses Patientenkollektiv keine Erhaltungstherapie empfohlen. Rauchern sollte jedoch wegen erhöhter Rezidivgefahr dringend zur Nikotinentwöhnung geraten werden [26, 30, 40].

Therapierefraktäre Anti-GBM-Erkrankung

Insgesamt spricht die überwiegende Mehrheit aller Patienten (ca. 90 %) auf das traditionelle Therapieschema an und geht in Remission. Dennoch verbleibt ein kleiner Teil mit therapierefraktärer Erkrankung. In diesen Fällen kann der B-Zell-depletierende Antikörper Rituximab erwogen werden, die Datenlage stützt sich hierbei jedoch auf kleinere Fallserien. Auch eine Remissionsinduktion mit Mycophenolat ist beschrieben [30, 41-43]. Neu am therapeutischen Horizont erschienen ist Imlifidase. Dieses Enzym wird aus *Streptococcus pyogenes* gewonnen und gehört zur Familie der Cysteinproteasen. Es ist in der Lage, humanes IgG zu spalten und damit die antikörpervermittelte Zytotoxizität

Behandlung	Dosierung	Behandlungsdauer
Plasma-austausch	• 40-50 ml/kg Idealgewicht gegen 5 % Albumin austauschen • Zusätzlich FFP am Ende des Austauschs bei Patienten mit alveolärer Hämorrhagie und/oder nach Nierenbiopsie	Bis zirkulierende Anti-GBM-Antikörper nicht mehr nachweisbar sind; generell 2 Wochen
Cyclophos-phamid	• 2-3 mg/kg oral (bei Patienten >55 Jahre auf 2 mg/kg reduzieren); die Erfahrung mit i.v. Pulstherapie mit CYC ist limitiert und die Wirksamkeit ungewiss • Bei Leukopenie Dosis reduzieren oder pausieren • Bei Intoleranz oder Nichtansprechen auf CYC, können Rituximab oder Mycophenolat probiert werden, aber Erfahrung ist limitiert und die Wirksamkeit ungewiss	3 Monate
Gluko-kortikoide	• Methylprednisolon-Pulstherapie kann initial bis zu 100 mg/d an 3 aufeinanderfolgenden Tagen gegeben werden • Prednison 1 mg/kg oral • Innerhalb 6 Wochen auf 20 mg/d reduzieren	6 Monate

Tab. 7.10: Empfehlungen zur Therapie der Anti-GBM-Erkrankung (adaptiert nach KDIGO – Glomerular Diseases Guidelines 2021, Kidney Int).

zu hemmen. Diesbezüglich konnten bei einem kleinen Patientenkollektiv bereits nach einer Einmalgabe alle Anti-GBM-Antikörper eliminiert werden. Keiner der Patienten gewann jedoch eine autonome Nierenfunktion zurück. Dementsprechend müssen Nützlichkeits- und Sicherheitsstudien zunächst die klinische Einsatzfähigkeit des Enzyms prüfen, eine Therapieempfehlung besteht derzeit nicht. Kommt es im Verlauf trotz Therapie zu einer terminalen Niereninsuffizienz, sollte in Hinblick auf eine mögliche Nierentransplantation zumindest so lange abgewartet werden, bis Anti-GBM-Antikörper für mindestens 6 Monate unter der Nachweisgrenze bleiben, bevor man sich zu einem solchen Schritt entschließt [30, 44].

Behandlung bei doppelt positiven Patienten mit Anti-GBM- und ANCA-Antikörpern

Patienten, die positiv für ANCA- und Anti-GBM-Antikörper sind, sollten zunächst dem Therapieregime für eine Anti-GBM-Erkrankung zugeführt werden. Im Rahmen der deutlich erhöhten Wahrscheinlichkeit für ein Relapse, dessen Auftretenswahrscheinlichkeit sich ungefähr an der einer ANCA-assoziierten Vaskulitis orientiert, sollten doppelt positive Patienten eine Erhaltungstherapie nach AAV-Schema erhalten. Die genauen Schemata werden an anderer Stelle in diesem Buch erörtert [30].

7.4.6. Prognose

Grundsätzlich ist die unbehandelte Anti-GBM-Erkrankung mit einer hohen Morbidität und Mortalität vergesellschaftet. Vor Einführung der Immunsuppressiva in das Behandlungskonzept lag die Mortalitätsrate bei etwa 96 %, im US-amerikanischen Raum ist die intrahospitale Mortalitätsrate unter Therapie mittlerweile auf etwa 7,7 % abgefallen und viele Patienten sterben in diesem Zusammenhang an respiratorischer Insuffizienz oder infektiologischen Komplikationen. Das renale 5-Jahres-Überleben liegt bei etwa 34 % und hat sich in den letzten Jahren stark verbessert. Prädiktoren für eine terminale Niereninsuffizienz sind Dialysepflichtigkeit bei Vorstellung, das Ausmaß der interstiellen Infiltrate und der prozentuale Anteil von normalen Glomeruli in der Nierenbiopsie. Auch die Verwendung der Plasmapherese zusätzlich zur Immunsuppression sollte als positiver Einflussfaktor sowohl auf Patienten- als auch Organüberleben ein weiteres Mal genannt werden [30, 34, 45-47].

Literatur

1. Shiferaw B et al. Goodpasture's Disease: An uncommon disease with an atypical clinical course. Journal of Clinical Medicine Research 2016;8(1):52-55.

2. Khoshnoodi J, V Pedchenko, BG Hudson. Mammalian collagen IV. Microscopy research and technique 2008; 71(5):357-370.

3. Pedchenko V et al. Molecular architecture of the Goodpasture autoantigen in anti-GBM nephritis. The New England Journal of Medicine 2010;363(4):343-354.

4. Pedchenko V, AR Kitching, BG Hudson. Goodpasture's autoimmune disease - A collagen IV disorder. Matrix Biology 2018;71-72:240-249.

5. Pokidysheva EN et al. Collagen IV(α345) dysfunction in glomerular basement membrane diseases. I. Discovery of a COL4A3 variant in familial Goodpasture's and Alport diseases. J Biol Chem 2021;296:100590.

6. Shen CR et al. Laminin-521 is a novel target of autoantibodies associated with lung hemorrhage in anti-GBM disease. J Am Soc Nephrol 2021;32(8):1887-1897.

7. Dean EG et al. Experimental autoimmune Goodpasture's disease: a pathogenetic role for both effector cells and antibody in injury. Kidney Int 2005;67(2):566-75.

8. Prendecki M et al. Anti-glomerular basement membrane disease during the COVID-19 pandemic. Kidney Int 2020;98(3):780-781.

9. McAdoo SP, CD Pusey. Anti-glomerular basement membrane disease. Clin J Am Soc Nephrol 2017;12(7): 1162-1172.

10. Canney M et al. Spatial and temporal clustering of anti-glomerular basement membrane disease. Clin J Am Soc Nephrol 2016;11(8):1392-9.

11. Huynh M et al. HLA-DR15-specific inhibition attenuates autoreactivity to the Goodpasture antigen. J Autoimmun 2019;103:102276.

12. Fisher M et al. Susceptibility to anti-glomerular basement membrane disease is strongly associated with HLA-DRB1 genes. Kidney Int, 1997;51(1):222-9.

13. Donaghy M, AJ Rees. Cigarette smoking and lung haemorrhage in glomerulonephritis caused by autoantibodies to glomerular basement membrane. Lancet 1983; 2(8364):1390-3.

14. Clatworthy MR, EF Wallin, DR Jayne. Anti-glomerular basement membrane disease after alemtuzumab. N Engl J Med 2008;359(7):768-9.

15. Henderson SR, AD Salama. Diagnostic and management challenges in Goodpasture's (anti-glomerular basement membrane) disease. Nephrol Dial Transplant 2018;33(2):196-202.

16. Moulis G et al. IgA-mediated anti-glomerular basement membrane disease: an uncommon mechanism of Goodpasture's syndrome. Clinical Kidney Journal 2012; 5(6):545-548.

17. Ohlsson S et al. Circulating anti-glomerular basement membrane antibodies with predominance of subclass IgG4 and false-negative immunoassay test results in anti-glomerular basement membrane disease. Am J Kidney Dis 2014;63(2):289-93.

18. Vankalakunti M et al. Circulating Monoclonal IgG1-kappa Antibodies Causing Anti-glomerular Basement Membrane Nephritis. Indian Journal of Nephrology 2017;27(4):327-329.

19. Ittrich H et al. The diagnosis and treatment of hemoptysis. Dtsch Arztebl Int 2017;114(21):371-381.

20. Polman J et al. An uncommon presentation of a rare disease: A case of anti-glomerular basement membrane disease without renal involvement. Respir Med Case Rep 2020;31:101282.

21. Nasr SH et al. The clinicopathologic characteristics and outcome of atypical anti-glomerular basement membrane nephritis. Kidney Int 2016;89(4):897-908.

22. Kluth DC, AJ Rees. Anti-glomerular basement membrane disease. J Am Soc Nephrol 1999;10(11):2446-53.

23. Zoysa JDE, TaylorD, Thein H, Yehia M. Incidence and features of dual anti-GBM-positive and ANCA-positive patients. Nephrology (Carlton) 2011;16(8):725-9.

24. Levy JB et al. Clinical features and outcome of patients with both ANCA and anti-GBM antibodies. Kidney Int 2004;66(4):1535-40.

25. Philip R et al. ANCA and anti-glomerular basement membrane double-positive patients: A systematic review of the literature. Autoimmun Rev 2021;20(9):102885.

26. McAdoo SP et al. Patients double-seropositive for ANCA and anti-GBM antibodies have varied renal survival, frequency of relapse, and outcomes compared to single-seropositive patients. Kidney International 2017; 92(3):693-702.

27. Ahmad SB et al. Concurrent anti-glomerular basement membrane antibody disease and membranous nephropathy: A case series. Am J Kidney Dis 2021;78(2): 219-225.e1.

28. Kashtan CE. Renal transplantation in patients with Alport syndrome: patient selection, outcomes, and donor evaluation. International Journal of Nephrology and Renovascular Disease 2018;11:267-270.

29. Kashtan C. Autotopes and allotopes. Journal of the American Society of Nephrology 2005;16(12):3455-3457.

30. KDIGO 2021 Clinical Practice Guideline for the Management of Glomerular Diseases. Kidney Int 2021; 100(4s):S1-s276.

31. He D et al. The efficacy of bronchoscopy versus computerised tomography in initial identification of patients with hemoptysis. J Coll Physicians Surg Pak 2021;31(12): 1459-1467.

32. Salama AD et al. Goodpasture's disease in the absence of circulating anti-glomerular basement membrane antibodies as detected by standard techniques. Am J Kidney Dis 2002;39(6):1162-7.

33. Johnson JP et al. Therapy of anti-glomerular basement membrane antibody disease: analysis of prognostic significance of clinical, pathologic and treatment factors. Medicine (Baltimore) 1985;64(4):219-27.

34. Cui Z et al. Anti-glomerular basement membrane disease: outcomes of different therapeutic regimens in a large single-center Chinese cohort study. Medicine (Baltimore) 2011;90(5):303-311.

35. Savage CO et al. Antiglomerular basement membrane antibody mediated disease in the British Isles 1980-4. Br Med J (Clin Res Ed) 1986;292(6516):301-4.

36. Shin JI et al. Anti-glomerular basement membrane disease (Goodpasture disease): From pathogenesis to plasma exchange to IdeS. Ther Apher Dial 2022;26(1):24-31.

37. Walsh M et al. Plasma exchange and glucocorticoids in severe ANCA-associated vasculitis. New England Journal of Medicine 2020;382(7):622-631.

38. de Groot K et al. Pulse versus daily oral cyclophosphamide for induction of remission in antineutrophil cytoplasmic antibody-associated vasculitis: a randomized trial. Ann Intern Med 2009;150(10):670-80.

39. Yates M et al. EULAR/ERA-EDTA recommendations for the management of ANCA-associated vasculitis. Annals of the Rheumatic Diseases 2016;75(9):1583.

40. Gu B, AB Magil, SJ Barbour. Frequently relapsing anti-glomerular basement membrane antibody disease with changing clinical phenotype and antibody characteristics over time. Clinical Kidney Journal 2016;9(5):661-664.

41. García-Cantón C et al. Goodpasture's syndrome treated with mycophenolate mofetil. Nephrol Dial Transplant 2000;15(6):920-2.

42. Heitz M et al. Use of rituximab as an induction therapy in anti-glomerular basement-membrane disease. BMC Nephrology 2018;19(1):241.

43. Touzot M et al. Rituximab in anti-GBM disease: A retrospective study of 8 patients. Journal of Autoimmunity 2015;60:74-79.

44. Soveri I et al. The IgG-degrading enzyme of Streptococcus pyogenes causes rapid clearance of anti-glomerular basement membrane antibodies in patients with refractory anti-glomerular basement membrane disease. Kidney Int 2019;96(5):1234-1238.

45. Kaewput W et al. Inpatient burden and mortality of Goodpasture's syndrome in the United States: Nationwide inpatient sample 2003-2014. J Clin Med 2020;9(2).

46. Wilson CB, FJ Dixon. Anti-glomerular basement membrane antibody-induced glomerulonephritis. Kidney International 1973;3(2):74-89.

47. van Daalen EE et al. Predicting outcome in patients with anti-GBM glomerulonephritis. Clin J Am Soc Nephrol 2018;13(1):63-72.

7.5. Infektionsassoziierte Glomerulonephritis

Susanne Fleig

Die infektionsassoziierte Glomerulonephritis (GN) gehört zur Gruppe der Immunkomplex-assoziierten Glomerulonephritiden [1]. Alle Arten von Infektionen – bakteriell, viral, Pilz- und parasitäre Infekte – können mit einer GN einhergehen. Grundsätzlich kann man anhand der Zeitachse zwei Entitäten unterscheiden: die postinfektiöse Glomerulonephritis, die 1-6 Wochen nach einer Infektion auftritt, und die Form, die im Rahmen einer aktiven Infektion nachweisbar ist.

Die postinfektiöse Glomerulonephritis (PIGN) tritt am häufigsten nach Infektion mit beta-hämolysierenden Streptokokken der Gruppe A (auch bekannt als *Streptococcus pyogenes*) auf, analog zu anderen Autoimmunphänomenen wie dem Rheumatischen Fieber, und wird manchmal auch synonym mit "Post-Streptokokken"-GN bezeichnet. Am häufigsten tritt sie in der Kindheit nach bakteriellen Infekten der oberen Atemwege auf.

Die häufigste im Rahmen einer aktiven bakteriellen Infektion auftretende GN ist Staphylokokken-assoziiert (SAGN) [1]. Auch Viren können mit infektassoziierten Glomerulonephritiden einhergehen, allerdings ist bei Viren die GN immer mit aktiver Virusreplikation verbunden [2] und daher nicht "post-infektiös": Hepatitis A, B und C können immunkomplexassoziierte GN verursachen, mit HIV sind mehr als fünf verschiedene Glomerulonephritis-Formen bekannt (*HIV-immune complex disease of the kidney*, HIVICK) [3]. Akute Immunkomplexnephritiden können aber u.a. auch durch CMV, EBV, VZV, Parvovirus B19, Coxsackie B, Dengue und Hantaviren verursacht werden [2].

Die infektassoziierte Glomerulonephritis tritt am häufigsten in der Kindheit nach auf mit oft subklinischem Verlauf und guter Prognose. Ein zweiter Häufigkeitsgipfel liegt im Alter (>65 Jahre) und betrifft vor allem immunkompromittierte Patienten (Diabetes, Alkoholismus, Malignom). Bei Erkrankung im Erwachsenenalter ist die renale Prognose wesentlich schlechter [4].

7.5.1. Ätiologie und Pathogenese

Der postinfektiösen Glomerulonephritis geht typischerweise ein Infekt mit "nephritogenen" Streptokokken voraus (typischerweise beta-hämolysierende Streptokokken der Gruppe A); die Infektfoki sind typischerweise Rachen oder Haut.

Ursachen für eine postinfektiöse oder eine infektassoziierte Glomerulonephritis können ebenfalls andere bakterielle Erreger (z.B. *Staphylokokken*, *E. coli* u.v.m.) sowie andere Infektionsorte sein, beispielsweise eine Endokarditis, Endoprotheseninfekte, Enterokolitiden, Pneumonien, ZVK-Infekte [1] u.v.m.; für bakterielle Infekte finden Sie eine Zusammenstellung der ursächlichen Keime bzw. Infektfoki je nach Altersgruppe in Tab. 7.11 und 7.12 (bei niedrigen veröffentlichten Fallzahlen kann hier ein Selektionsbias bestehen).

Neben bakteriellen Infekten können auch virale Infekte (u.a. Virushepatitiden, HIV; EBV, CV, EBV, PVB19), Pilzinfekte (Histoplasmose, Coccidiomycose) oder Parasiten ursächlich sein; bei letzteren sind Malaria, Schistosomiasis, Leishmaniose und Toxoplasmose zu nennen [5, 6].

Risikofaktoren sind zum einen Infektionsausbrüche, bei Streptokokken z.B. häufiger dort, wo viele Menschen auf engem Raum aufeinandertreffen, oder in schlechten hygienischen Verhältnissen. Zum anderen scheint es eine gewisse genetische Prädisposition zu geben – in 40 % der Fälle ist die Familienanamnese positiv [5, 6].

Infektassoziierte Glomerulonephritis ist typischerweise eine Konsequenz der Formierung von Antigen-Antikörper-Komplexen (Immunkomplexen), die sich in der glomerulären Basalmembran ablagern. Ob die Immunkomplexe sich im Körper formieren und über die Zirkulation in den Glomeruli ablagern, oder ob sie sich "*in situ*" formieren, ist nicht abschließend geklärt [5]. Denkbar ist einerseits eine Reaktion vorhandener Antikörper gegen ein sich in der glomerulären Basalmembran befindliches bakterielles Antigen, oder aber eine Kreuzreaktion von Antikörpern gegen z.B. ein

Alter 40 ± 15 J (n=501, davon 6 % >65 J) [8]	Alter 16 bis >65 J (n=86, davon 33 % >65 J) [9]	Alter >65 J (n=109) [4]
• Streptokokken (39 %) • *E. coli* (9 %) • *Staphylococcus aureus* (4 %)	• Streptokokken (28 %) • Staphylokokken (24 %) • *Pseudomonas, Enterococcus, Propionibacterium, Candida* (je 1 %)	• Staphylokokken (46 %) (meist *S. aureus*) • Streptokokken (16 %) • *E. coli* (5 %), *Pseudomonas* (2 %) • *Acinetobacter, Serratia marcescens, Proteus, Klebsiella, Enterobacter, Candida* (je 1 %)
• Kein Keimnachweis (30 %)	• Kein Keimnachweis (42 %)	• Kein Keimnachweis (34 %)

Tab. 7.11: Ursächliche Keime und Häufigkeitsverteilung nach Alter der Studienpopulation.

Alter 40 ± 15 J (n=501, davon 6 % >65 J) [8]	Alter 16 bis >65 J (n=86, davon 33 % >65 J) [9]	Alter >65 J (n=109) [4]
• Haut (22-43 %) • Oberer Respirationstrakt (14-24 %) • Harnwegsinfekt (35%)	• Oberer Respirationstrakt (23 %) • Haut (17 %) • Lunge (17 %) • Herz/Endokarditis (11 %) • Osteomyelitis (5 %) • Harnwegsinfekt (5 %) • Abszess, Phlebitis, VP-Shunt (je 1 %)	• Haut (meist Erysipel) (28 %) • Pneumonie (16 %) • Harnwegsinfekt (13 %)

Tab. 7.12: Ursächliche Infekte und Häufigkeitsverteilung nach Alter der Studienpopulation.

Streptokokken-Antigen mit Komponenten der Basalmembran [5].

Die Immunkomplexe führen zur Aktivierung des alternativen Komplementwegs; ein erniedrigtes C3 kann in über 90 % der Post-Streptokokken-GN nachgewiesen werden [5]. Erst kürzlich wurden in der akuten Phase Antikörper gegen Komplement-Faktor B identifiziert, die auch *in vitro* die Aktivität der C3-Konvertase steigern und somit pathogen sind [7].

Über die Komplementaktivierung kommt es zur Infiltration durch Leukozyten sowie zur Proliferation der Mesangialzellen; eine Beeinträchtigung der glomerulären Kapillarperfusion führt dann zur Nierenfunktionseinschränkung.

7.5.2. Klinik

Das klinische Spektrum der infektassoziierten Glomerulonephritiden ist sehr weit: Häufig (insbesondere bei Kindern) verlaufen sie subklinisch mit allenfalls zufällig diagnostizierter, vorübergehender Hämaturie und Proteinurie sowie vorübergehendem Bluthochdruck; Ödeme, insbesondere periorbital, sind häufig [6]. Allerdings können infektassoziierte Glomerulonephritiden auch stark symptomatisch subakut bis akut verlaufen mit nephritischem (Proteinurie, glomeruläre Hämaturie, arterielle Hypertonie) oder nephrotischem Syndrom (Proteinurie, Ödeme, Hyperlipidämie) bis hin zur seltenen, rapid progressiven GN Verläufen [2, 3]. Bei Kindern mit Bluthochdruck und eingeschränkter kardialer Funktion sollte eine postinfektiöse Glomerulonephritis vermutet werden [6].

7.5.3. Diagnostik

Während bei Kindern aufgrund der Häufigkeit und des oft benignen Verlaufs die Labordiagnostik im Vordergrund steht, würde man beim Erwachsenen bei V.a. Glomerulonephritis niederschwelliger eine Nierenbiopsie durchführen.

Im Urin findet man typischerweise ein "aktives Sediment" – sprich eine glomeruläre Hämaturie (mikroskopisch oder makroskopisch, mit dysmorphen Erythrozyten), Erythrozytenzylinder und eine (unterschiedlich stark ausgeprägte) Proteinurie.

Laborchemisch ist C3 in mehr als 90 % der PSGN-Fälle erniedrigt [5], häufig ist dieser Parameter auch schon positiv, bevor spezifische Antikörper nachgewiesen werden können.

Spezifische Antikörper sind beispielsweise Antistreptolysin/Antistaphylolysin als Nachweis einer vorangegangenen Streptokokken-/Staphylokokkeninfektion; bei Streptokokkeninfekten auch Antikörper gegen DNase B.

Bei V.a. Glomerulonephritis sollte immer eine aktive virale Hepatitis ausgeschlossen werden.

7.5.4. Pathologie und Immunpathologie

Die Diagnose kann über eine Nierenbiopsie gesichert werden. Lichtmikroskopisch zeigt sich bei der "typischen" infektassoziierten Glomerulonephritis ein diffus proliferatives Bild mit Hyperzellularität der Glomeruli aufgrund der Proliferation von Mesangial- und Endothelzellen sowie des Influx von Leukozyten inklusive neutrophiler Granulozyten [1]. In seltenen Fällen lassen sich Halbmonde nachweisen; dies ist bei Staphylokokken-assoziierter GN häufiger [1].

In der Immunfluoreszenz lassen sich IgG und C3 in den meisten Fällen nachweisen; die Färbung zeigt häufig ein "girlandenförmiges" Verteilungsmuster entlang der Kapillarwände, kann aber auch zufällig verteilt und feingranulär sein. Bei Staphylokokken-assoziierter GN ist auch IgA stark präsent, häufig spricht man hier von einer IgA-dominanten infektassoziierten GN.

Elektronenmikroskopisch sind sogenannte subepitheliale "*humps*" charakteristisch; dabei handelt es sich um elektronendichte Ablagerungen auf der subendothelialen Seite nahe der glomerulären Basalmembran.

Dies beschreibt nur den typischen Fall, Infektionen können (seltener) auch andere histologische Bilder verursachen, bei HIV unterscheidet man z.B. fünf verschiedene Formen der glomerulären Pathologie; aus Kapazitätsgründen verweisen wir hier auf die Literatur [2, 3].

Zur Diagnose der postinfektiösen Glomerulonephritis sollen mindestens drei der fünf folgenden Kriterien erfüllt sein:

- klinische oder laborchemischer Nachweis einer Infektion vor Beginn der Glomerulonephritis
- niedriges C3 im Serum

- endokapilläre Proliferationen lichtmikroskopisch
- C3-dominantes oder kodominantes Muster in der Immunfluoreszenz
- höckerförmige subepitheliale Deposits ("humps") in der Elektronenmikroskopie

Für die Diagnose einer virusassoziierten GN müssen folgende Kriterien erfüllt sein: Nachweis einer messbaren Virämie (über PCR), Nachweis von Virusprotein oder -nukleinsäuren (DNA/RNA) im Nierengewebe oder in dort abgelagerten Immunkomplexen sowie Regression der glomerulären Schädigung unter antiviraler Therapie [3].

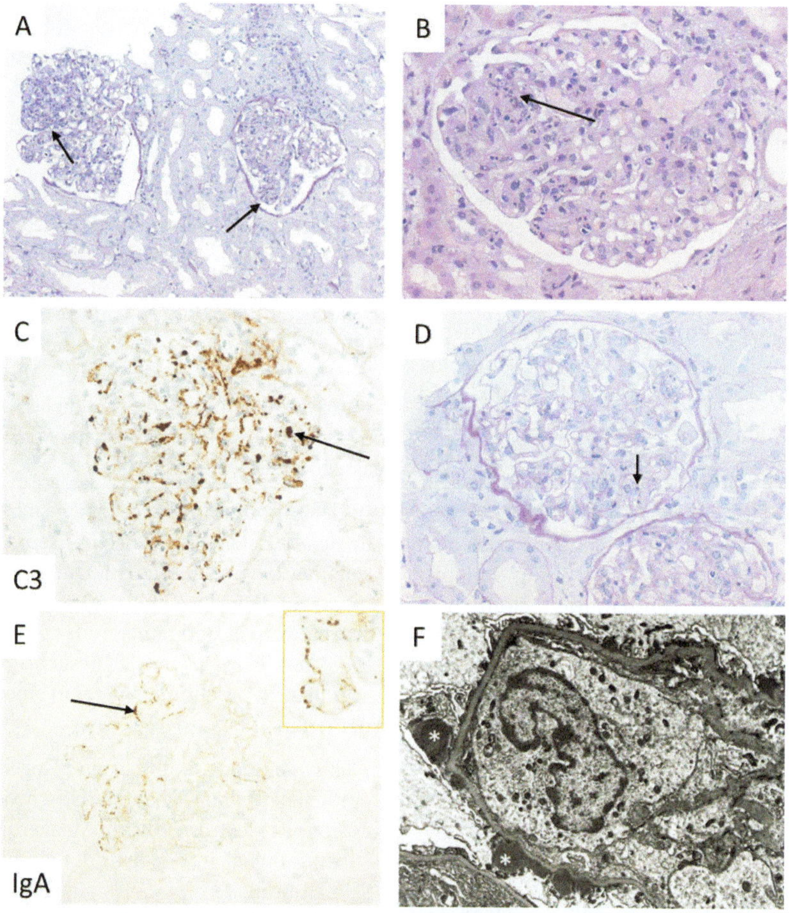

Abb. 7.11: **Infekt-assoziierte Glomerulonephritis-Pathologie**, Immunhistochemie und EM.
A: Glomeruli mit segmentaler intrakapillärer Hyperzellularität/Proliferation (Pfeil), PAS, 200×.
B: Segmentale intrakapillärer Hyperzellularität mit deutlicher exsudativer Komponente mit intrakapillär gelegenen neutrophilen Granulozyten (Pfeil), HE, 400×.
C: Mesangiokapilläre, teils grob-granuläre Positivität für C3, wobei die grob-granulären Ablagerungen (Pfeil) das Korrelat für die elektronenmikroskopisch nachweisbaren "humps" sind, C3-Immunhistochemie, 400×;
D: Glomeruli mit diskreter intrakapillärer Hyperzellularität/Proliferation mit nur minimaler exsudativer Komponente mit einzelnen intrakapillär gelegenen Granulozyten (Pfeil), PAS, 400×.
E: IgA-Positivität bei IgA-dominanter Infekt-assoziierter Glomerulonephritis mit segmental akzentuierter, granulärer kapillärer Reaktivität, welche teils auch grob-granuläre Ablagerungen an den Außenseiten der Basalmembranen zeigt (Pfeil und Inlay), IgA-Immunhistochemie, 400×.
F: Glomeruläre Kapillarschlingen mit mehreren subepithelialen osmiophilen Ablagerungen (*), entsprechend sogenannten "humps". Daneben eine intrakapilläre Hyperzellularität mit Verlegung der Lichtung durch Entzündungszellen und geschwollene Endothelzellen, Elektronenmikroskopie, 5000×.

Typische Befunde der Nierenbiopsie mit infektassoziierter Glomerulonephritis sind in Abb. 7.11 gezeigt.

7.5.5. Therapie

Die supportive symptomatische Therapie steht zunächst im Vordergrund: Bei Ödemen sollte neben einer Salz- und Trinkmengenrestriktion eine diuretische Therapie erfolgen (bevorzugt Schleifendiuretika); bei Hochdruck können zusätzlich Kalziumkanalblocker eingesetzt werden. Bei akuter Nierenfunktionsverschlechterung sind ACE-Hemmer/Sartane nicht erste Wahl, können aber bei stabiler Nierenfunktion und normwertigem Kalium eingesetzt werden [6].

Grundsätzlich nimmt die Inzidenz der PIGN in den Industrienationen ab, was mit der konsequenten antibiotischen Therapie von Streptokokkeninfekten korreliert; der Nutzen bleibt auch in der Metaanalyse bestehen [10]. Allerdings kann im individuellen Fall eine Antibiose die Ausbildung einer PSGN nicht verhindern; weitere Fälle von PSGN werden aber dadurch verhindert, dass die Infektion nach Antibiose nicht mehr weitergegeben werden kann. Auch das amerikanische *Center for Disease Control* (CDC) empfiehlt eine Antibiose (bei Patient und nahen Kontaktpersonen), um weitere Infektionen mit dem nephritogenen Keim zu verhindern (https://www.cdc.gov/groupastrep/diseases-hcp/post-streptococcal.html).

Bei progressiver Nierenfunktionsverschlechterung oder einem RPGN-Bild in der Nierenbiopsie können Steroide erwogen werden, allerdings wäre man bei V.a. eine infektiöse Genese sehr zurückhaltend mit Immunsuppression.

Virusassoziierte Glomerulonephritiden sind pathophysiologisch durch die aktive Virusreplikation bedingt, so dass hier die gezielte antivirale Therapie – wo möglich – auch die renale Manifestation behandelt [2, 3]. Eine Immunsuppression wäre hier kontraproduktiv und würde die Replikation ggf. noch verstärken – umso wichtiger ist es, eine virale Genese oder eine latente Virusinfektion vor Beginn einer Immunsuppression sicher auszuschließen.

7.5.6. Prognose

In der Kindheit heilt die Erkrankung in den meisten Fällen folgenlos aus, bei etwa 10 % bleibt eine Mikrohämaturie bestehen [5].

In Biopsiestudien von Kindern mit rapid progressiver GN bzw. Halbmondbildung lag der Anteil mit infektiösem Auslöser bei 5 % [11] bis 16 % [12], allerdings kann aus diesen Zahlen kein Rückschluss auf die Häufigkeit der Erkrankung oder den Anteil der Heilung gezogen werden.

Für das mittlere Erwachsenenalter liegt eine Studie aus Südindien vor mit 501 bioptisch gesicherten Fällen einer mit bakterieller Infektion assoziierten Glomerulonephritis [8]. Bei etwa 60 % der Fälle gab es ein Follow-up von >3 Monaten; das mittlere Alter lag bei 40±15 Jahren. 15 % der Patienten entwickelten ein terminales Nierenversagen. Die in dieser Studie identifizierten Risikofaktoren waren eine parainfektiöse GN (häufig nicht Streptokokken, häufig multiresistente Keime), eine eGFR <30 ml/min bei Erstkontakt, das Fehlen einer Therapie mit RAAS-Blockern sowie moderate bis schwere interstitielle Fibrose und Tubulusatrophie in der Biopsie [8].

Im Alter ist die renale Prognose wesentlich schlechter: in einer Studie mit 109 Patienten >65 Jahren mit bioptisch gesicherter postinfektiöser Glomerulonephritis hatten nur 22 % eine komplette Remission, 44 % behielten eine chronische Nierenschädigung, und bei einem Drittel kam es zur Dialysepflichtigkeit [4]. Prädiktoren für ein schlechtes renales Outcome waren (ähnlich wie bei der letzten Studie) die Diagnose eines Diabetes mellitus, ein erhöhtes Kreatinin oder Dialysepflichtigkeit zum Biopsiezeitpunkt sowie ein hoher Anteil tubulärer Atrophie / interstitieller Fibrose oder (diabetischer) Glomerulosklerose im Biopsat [4].

Literatur

1. Sethi S, De Vriese AS, Fervenza FC. Acute glomerulonephritis. Lancet 2022;399:1646-1663.

2. Kupin WL. Viral-Associated GN: Hepatitis B and other viral infections. Clin J Am Soc Nephrol 2017;12: 1529-1533.

3. Kupin WL. Viral-Associated GN: Hepatitis C and HIV. Clin J Am Soc Nephrol 2017;12:1337-1342.

4. Nasr SH et al. Postinfectious glomerulonephritis in the elderly. J Am Soc Nephrol 2011;22:187-195.

5. VanDeVoorde RG 3rd. Acute poststreptococcal glomerulonephritis: the most common acute glomerulonephritis. Pediatr Rev 2015;36:3-12.

6. Rawla P, Padala SA, Ludhwani D. in Stat Pearls 2022.

7. Chauvet S et al. Anti-factor B antibodies and acute postinfectious GN in children. J Am Soc Nephrol 2020;31: 829-840.

8. John EE et al. Latency, anti-bacterial resistance Pattern, and Bacterial Infection-Related Glomerulonephritis. Clin J Am Soc Nephrol 2021;16:1210-1220.

9. Nasr SH et al. Acute postinfectious glomerulonephritis in the modern era: experience with 86 adults and review of the literature. Medicine (Baltimore) 2008;87:21-32.

10. Bateman E et al. Examining the efficacy of antimicrobial therapy in preventing the development of postinfectious glomerulonephritis: A systematic review and meta-analysis. Infect Dis Rep 2022;14:176-183.

11. Maliakkal JG et al. Renal survival in children with glomerulonephritis with crescents: A Pediatric Nephrology Research Consortium Cohort Study. J Clin Med 2020;9.

12. Mayer U, Schmitz J, Brasen JH, Pape L. Crescentic glomerulonephritis in children. Pediatr Nephrol 2020; 35:829-842.

8. Glomerulonephritis in der Schwangerschaft

Janina Müller-Deile

Während der Schwangerschaft kommt es physiologischer Weise zu einer Adaptation der Nieren. Aufgrund des erhöhten Herzzeitvolumens mit erhöhtem renalen Blutfluss und einer NO-vermittelten Vasodilatation der renalen Gefäße resultiert ein bis zu 40-50%iger Anstieg der glomerulären Filtrationsrate. Dies äußert sich laborchemisch an einem Abfall des Serumkreatins in den ersten Schwangerschaftswochen. Am Tubulussystem kommt es zu veränderten Readsorptionsprozessen verschiedener Aminosäuren, Glukose und Proteinen. Eine Proteinurie von bis zu 500 mg/d bzw. 500 mg/g Kreatinin ist in der Schwangerschaft physiologisch. Auch der Elektrolythaushalt ändert sich und anatomisch kommt es zu einer Größenzunahme der Niere von bis zu 1 cm und einer Dilatation des Nierenbeckenkelchsystems [1]. Etwas mehr als 3 % schwangerer Frauen haben eine chronische Niereninsuffizienz oder eine Glomerulonephritis.

Bei Frauen mit glomerulären Erkrankungen und Kinderwunsch muss das Risiko einer Schwangerschaft für den Patienten, für den Fetus und für den Verlauf der renalen Grunderkrankungen individuell und multidisziplinär betrachtet werden.

Nephrologen, Gynäkologen und Pädiater sowie ggf. Genetiker sollten hier bei der Betreuung der Patienten eng zusammenarbeiten.

Bei chronischer Niereninsuffizienz ist der menstruelle Zyklus gestört. Durch Akkumulation kommt es zu erhöhten LH-Spiegeln ohne LH-Peak und somit zum Ausbleiben der Ovulation. Durch die fehlende Ausbildung eines Corpus luteum fehlt in der Folge dann auch die Progesteronbildung. Somit ist eine Infertilität bei chronischer Niereninsuffizienz keine Seltenheit [2].

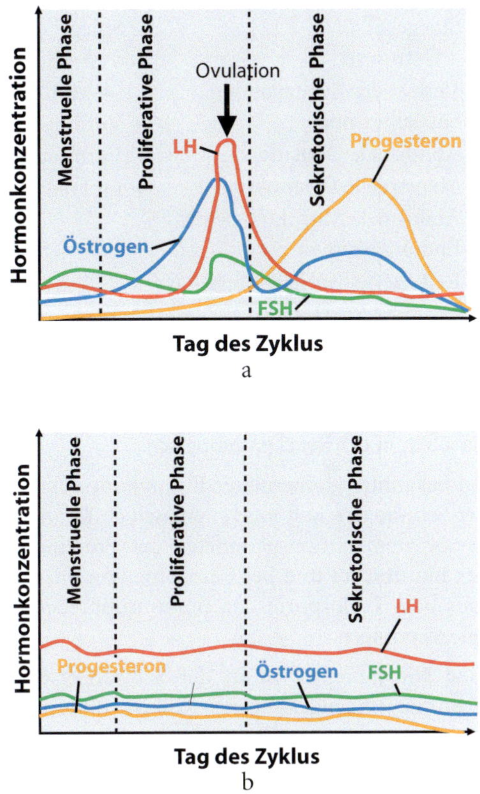

Abb. 8.1a+b: **a:** Physiologischer Menstruationszyklus; **b:** Menstruationszyklus bei CKD (modifiziert nach [2]).

Faktoren, die die Fertilität bei chronischer Niereninsuffizienz beeinträchtigen, sind in Tab. 8.1 dargestellt.

Das Thema Kinderwunsch und Verhütung wird von Nephrologen allerdings kaum mit den Patienten besprochen wird. Dabei ist eine gute Aufklärung und Planung für einen positiven Verlauf extrem wichtig.

8.1. Diagnostik von glomerulären Erkrankungen in der Schwangerschaft

Aufgrund der Steigerung der GFR und des effektiven Plasmaflusses sinkt das Kreatinin normalerweise auf 0,4-0,5 mg/dl und der Harnstoff auf ca. 18 mg/dl während der Schwangerschaft ab. Somit

Weibliche Faktoren	Männliche Faktoren	Faktoren der Patienten-versorgung
• Abnormale Sexualhormon-Spiegel (↑ FSH, ↑ LH, ↓ Östrogen) • Verlust der Zyklizität der Sexualhormone • Abnormale Ovulation • Menstruelle Dysfunktion • Abnormale Morphologie des Endometriums • Reduzierte ovarielle Kapazität • Verminderter Libido	• Abnormale Sexualhormon-Spiegel (↑ LH, ↓ Testosteron) • Verminderte Spermienqualität (↓ Motilität, ↓ Reifungsgrad) • Verminderte Spermienzahl • Verminderter Libido • Erektile Dysfunktion	• Fehlende Aufklärung • Rat nicht schwanger zu werden

Tab. 8.1: Faktoren, die die Fertilität bei Niereninsuffizienz beeinträchtigen.

ist ein Kreatinin über 0,8 mg/dl ist in der Schwangerschaft in der Regel pathologisch.

Bei bekannter glomerulärer Erkrankung sollte in der Schwangerschaft eine engmaschige Kontrolle der Nierenretentionsparameter, der Proteinurie, des Blutdruckes und bei Einnahme von Tacrolimus oder Ciclosporin der Immunsuppressionsspiegel erfolgen.

Eine Nierenbiopsie ist in der Schwangerschaft zwar möglich, angesichts der Risiken (Blutungen, Verletzungen etc.) sollte die Indikation zur Nierenbiopsie in der Schwangerschaft aber sehr kritisch hinterfragt und ggf. bis post partum gewartet werden.

Relevante Komplikationen durch eine Nierenbiopsie in der Schwangerschaft wurden in ca. 7 % der Patientinnen berichtet im Vergleich zu 1 % relevanter Komplikationen einer Nierenbiopsie nach der Entbindung. Das höchste Komplikationsrisiko einer Eigenneirenbiospie scheint um die 25. Schwangerschaftswoche zu liegen. Sollten sich aus der Nierenbiopsie jedoch relevante therapeutische Indikationen ergeben, ist diese nach ausführlciher Aufklärung und Abwägung von Vor- und Nachteilen allerdings nicht absolut kontraindiziert [3, 4].

8.2. Risikoschwangerschaft bei Glomerulonephritis

Je ausgeprägter die Niereninsuffizienz desto risikoreicher die Schwangerschaft. Ein Kreatinin <1,5 mg/dl führt in 25 % zu Schwangerschaftskomplikationen und in 95 % zu einer erfolgreichen Geburtsrate. Bei einem Serum-Kreatinin >3 mg/dl kommt es in bis zu 90 % zu Schwangerschaftskomplikationen und nur in durchschnittlich 50 % zu einer erfolgreichen Geburt. Je besser die Grunderkrankung kontrolliert ist, je besser die Nierenfunktion und je geringer die Proteinurie desto besser der Verlauf der Schwangerschaft [5, 6]. Verschiedene Studien konnten unabhängig voneinander zeigen, dass jedoch das Risiko für Präeklampsie, *small for gestational age* (SAG) <5 %, Frühgeburtlichkeit, neonatale Intensivpflichtigkeit und Verschlechterung der mütterlichen Nierenfunktion mit dem Grad der vorbestehenden Niereninsuffizienz der Mutter korreliert [7-9].

In einer retrospektiven Studie mit 178 Schwangerschaften bei 159 Frauen mit CKD 3-5 gab es eine Lebendgeburtenrate von 98 %. 26 % der Schwangerschaften wurden jedoch vor der 34 Schwangerschaftswoche beendet und in 36 % kam es zu einem niedrigen Geburtsgewicht [9].

Eine Studie von Piccoli et al. konnte zeigen, dass das Risiko für ein schlechteres Schwangerschafts-Outcome bei Patienten mit Glomerulonephritis auch in Remission im Vergleich zu gesunden Kontrollen generell erhöht ist. Auch in dieser Studie waren eine Proteinurie und eine verminderte Nierenfunktion jedoch die Hauptrisikofaktoren unabhängig von der Grunderkrankung [10]. Die IgA-Nephropathie ist die häufigste glomeruläre Nierenerkrankung bei Schwangeren. Bei einer GFR 70 ml/min scheint jedoch nur ein gering erhöhtes Risiko zu bestehen.

Eine aktive Lupus-Nephritis hat unter den glomerulären Erkrankungen in der Schwangerschaft das größte Risiko sowohl für die Progression der Grunderkrankung als auch für Schwangerschaftskomplikationen und Frühgeburtlichkeit. Besonders ein Vorhandensein eines Lupus-Antikoagulanz, eine arterielle Hypertonie, höhere Krankheitsaktivität und eine Thrombozytopenie steigern das Risiko. Bei Vorliegen eines positiven Lupus-Antikoagulanz steigt das Komplikationsrisiko in der Schwangerschaft auf bis zu 58 % und die fetale oder neonatale Mortalität liegt bei 22 % [11].

In einer systematischen Metaanalyse zum Schwangerschafts-Outcome bei Patienten mit systemischem Lupus erythemathodes und Lupus-Nephritis wurde ein Lupus-Schub mit einer Rate von 25,6 % berichtet. Arterielle Hypertension trat mit einer Häufigkeit von 16,3 %, Präeklampsie mit einer Rate von 7,6 %, spontaner Abort zu 16 %, intrauterine Wachstumsretardierung zu 12,7 % und Frühgeburt mit einer Häufigkeit von 39,4 % bei schwangeren Lupus-Patienten auf [12].

Eine stabile Grunderkrankung ist somit insbesondere bei Lupus erythematodes vor einer Schwangerschaft entscheidend. Somit wird empfohlen, eine Schwangerschaft nur nach mindestens nach 6 Monate Rezidiv-freier Zeit zu planen. Vor der geplanten Schwangerschaft sollte eine allgemeine Risikostratifizierung (ANA, dsDNA-AK, Komplement, anti-Ro, anti-La, Anti-Phospholipid-AK, arterieller Hypertonus, Kreatinin, Harnstoff, eGFR, Urinsediment, Proteinurie) erfolgen. Die Therapie sollte, wenn möglich, auf Hydroxychloroquin, Prednisolon, Tacrolimus und Azathioprin umgestellt werden.

8.3. Effekte einer Schwangerschaft auf eine Glomerulonephritis und die Nierenfunktion

Während die Studienlage zu fetalen Komplikationen und Risikoschwangerschaft relativ einheitlich ist, ist der Effekt einer Schwangerschaft auf die Nierenfunktion in der Literatur nicht ganz eindeutig. In einem systematischen Review und einer Metaanalyse von Studien zwischen 1946 und 2014 mit Berücksichtigung von 506.340 Schwangerschaften wurden, konnte kein Zusammenhang zwischen der Verschlechterung der Nierenfunktion und einer Schwangerschaft gefunden werden. Subgruppenanalysen zeigten des Weiteren, dass weder Publikationsjahr, Studiengröße, Ursache der Niereninsuffizienz, Proteinurie oder CKD-Stadium das renale Outcome modifizierten [13]. Diese Studien hatten jedoch nur Niereninsuffizienzen im CKD 1-3 eingeschlossen.

Im Gegensatz dazu wurde in einer anderen prospektiven kleineren Studie, die zwischen 2000 und 2009 durchgeführt wurde ein erhöhtes Risiko für eine Verschlechterung von Proteinurie und Nierenfunktion 1 Monat nach der Entbindung festgestellt, die bereits bei Patienten mit CKD 1 signifikant im Vergleich zu nierengesunden Kontrollen war [7].

Ein eindeutigeres Bild zeigt sich bei weiter fortgeschrittener Niereninsuffizienz CKD 3-5. Schwangere mit diesen Graden der chronischen Niereninsuffizienz hatten in einer britischen retrospektiven Studie, die 2020 veröffentlicht wurde, ein Risiko von 48 % ein Jahr nach der Schwangerschaft einen 25%igen Verlust an eGFR zu erleiden oder eine Nierenersatztherapie zu benötigen. Der Verlust an eGFR post partum war 1,7 Jahre bei CKD3a, 2,1 Jahre bei CKD 3b und 4,9 Jahre bei CKD 4-5 [9]. Eine chronische arterielle Hypertonie und ein fehlender physiologischer Abfall von >10 % der Ausgangs-eGFR sind mit einer Frühgeburt und einem größeren Schwangerschafts-assoziierten Verlust der eGFR korreliert [9].

In der italienischen Rorino-Cagliari Observational Study (TOCOS) wurden 504 Schwangere mit CKD und 836 Schwangere ohne CKD zwischen 2000 und 2013 eingeschlossen. Bezüglich des renalen Outcomes gab es einen Trend zu einem höheren Risiko für neu aufgetretenen Hypertonus (7,9 % bei CKD 1,50 % bei CKD 4-5), Verschlechterung der Proteinurie (20,5 % bei CKD 1; 86,5 % bei CKD 3 und 70% bei CKD 4-5) und einen Trend zu einer Verschlechterung der CKD-Kategorie bei schwangeren Patienten mit vorbestehender CKD [14].

Zusammenfassend kann man somit feststellen, dass insbesondere bei höheren Stadien der Niereninsuffizienz das Risiko für einen schnelleren eGFR-Verlust nach einer Schwangerschaft erhöht scheint.

Bezüglich des Verlaufes spezifischer Nierengrunderkrankungen – insbesondere Glomerulonephritiden – und Schwangerschaft gibt es wenig Daten. Die IgA-Nephropathie ist die häufigste glomeruläre Nierenerkrankung bei Schwangeren. Bei einer GFR 70 ml/min und Fehlen von Proteinurie scheint jedoch nur ein gering erhöhtes Risiko für eine Nierenfunktionsverschlechterung zu bestehen.

Die Erstdiagnose eines Lupus erythematodes wird in bis zu 35 % in der Schwangerschaft gestellt.

Hormonelle Trigger werden vermutet. Ein Lupus in der Schwangerschaft ist insbesondere dadurch verkompliziert, dass die Medikamente der ersten Wahl Cyclophosphamid und Mycophenolatmofetil (MMF) beide in der Schwangerschaft kontraindiziert sind. Das klinische Spektrum von systemischem Lupus erythematodes in der Schwangerschaft unterscheidet sich außerdem zum Teil von einer Erkrankung außerhalb der Schwangerschaft. Fieber, Arthritis, Arthralgien, Alopezie und Ulzerationen treten weniger häufig auf auch der Komplementverbrauch ist häufig weniger stark ausgeprägt. Lupus-Nephritis und Thrombozytopenie sind jedoch in der Schwangerschaft bei Lupus-Nephritis häufiger [15]. Eine Erstdiagose einer Lupus-Nephritis und ein Lupus-Schub müssen differenzialdiagnostisch von einer Präeklampsie abgegrenzt werden. Bei letzterer sind Urinsediment, Komplement und Lupus-spezifische AK negativ. Therapiemöglichkeiten des systemischen Lupus erythematodes und der Lupus-Nephritis in der Schwangerschaft sind Hydroxychloroquin, Steroide, Tacrolimus und Azathioprin.

Sollte eine rapid progressive Glomerulonephritis (RPGN) während der Schwangerschaft auftreten, muss eine Therapie mit Cyclophosphamid/Rituximab eingeleitet werden und ein Schwangerschaftsabbruch in Erwägung gezogen werden.

8.4. Medikamente bei Glomerulonephritiden in der Schwangerschaft

Einige Medikamente, die zur Behandlung von Glomerulonephritiden eingesetzt werden, wie ACE-Hemmer, Cyclophosphamid und MMF sind in der Schwangerschaft aufgrund des Risikos von Fehlbildungen kontraindiziert und sollten möglichst schon bei bestehendem Kinderwunsch noch vor der Konzeption auf für den Embryo unbedenkliche Medikamente umgestellt werden.

Oligohydramnion, RSD, intrauterine Wachstumsstörung und kardiale Komplikationen beim Kind wurden bei Einnahme von ACE-Hemmer und Angiotensin-Rezeptorblockern in der Schwangerschaft beschrieben [16, 17].

Mittel der 1. Wahl bei arterieller Hypertonie in der Schwangerschaft sind Methyldopa, Dihydralazin und Nifedipin retard. Mittel der 2. Wahl Metoprolol und Verapamil. Hypertensive Krisen können am besten mit Dihydralazin, Urapidil und Nifedipin behandelt werden. Diuretika sollten nicht zur Blutdrucktherapie eingesetzt werden [18].

Cyclophosphamid hat in hohen Dosen auch Auswirkungen auf die Fertilität. Eine Dosis von 10 g sollte bei Patienten mit Kinderwunsch nicht überschritten werden [19].

Methylphenolat sollte mindestens 6 Wochen und Cyclophosphamid mindestens 3 Monate vor einer Schwangerschaft beendet werden. Somit ist eine sichere Kontrazeption während der Einnahme dieser Medikamente bei sexuell aktiven Patienten sehr wichtig und sollte auf jeden Fall empfohlen werden. Als Methode der Wahl werden Progesteronimplantate zur Kontrazeption bei Patienten mit glomerulären Erkrankungen empfohlen. Diese Methode hat eine ungeplante Schwangerschaftsrate von 0,05 %. Zu bedenken ist, dass östrogenhaltige Präparate prinzipiell bei Lupus, venösen Thrombosen oder Vaskulitis kontraindiziert sind [3].

Kortison passiert die Plazentaschranke. 90 % der maternalen Dosis wird in der Plazenta metabolisiert. Es gibt keine Evidenz für eine Assoziation zwischen Kortison und Risiko für kongenitale Malformation. Es gibt auch keine Evidenz, dass das Risiko für Gestationsdiabetes oder Lippen-Kiefer-Gaumenspalte höher ist als in der Normalbevölkerung [20]. Nach oraler Einnahme von Ciclosporin A können hohe Konzentrationen von Ciclosporin A-Metaboliten in der Plazenta nachgewiesen werden. Nabelschnurblut kann bis zu 62 % der Ciclosporin A-Konzentration der Mutter enthalten. Fetale Blutkonzentrationen betragen allerdings nur 6 % der maternalen Ciclosporin A-Konzentration [21]. Eine Metaanalyse mit 15 Studien und 410 Patienten konnte zeigen, dass die Prävalenz von schweren Malformationen sich nicht von der in der generellen Bevölkerung unterscheidet [22]. Bei Männern kann es unter Ciclosporin A zu einer verminderten Spermiogenese kommen. Auch Tacrolimus passiert die Plazentaschranke. Die uterine Exposition beträgt etwa 71 % der maternalen Blutkonzentration. Ein aktiver Efflux vom Fetus zur Mutter durch P-Glykoprotein reduziert jedoch die Exposition des Feten [23, 24]. In einer Analyse mit 100 Schwangerschaften, die aufgrund einer Nierentransplantation eine Therapie mit Tacrolimus erhielten zeigte sich unter dieser Therapie insgesamt ein günstiges Outcome mit jedoch einer Entbindungsrate vor der 37. SSW von 59 % [25]. Aufgrund von verändertem Metabolismus sollten in der Schwangerschaft engmaschige Tacrolimus-Spiegelkontrollen erfolgen.

MMF kann strukturelle Malformationen insbesondere des Gesichtes verursachen! Während und mindestens 6 Wochen nach MMF-Exposition sollte somit keine Schwangerschaft eintreten [26]. MMF sollte bei Kinderwunsch auf Azathioprin umgestellt werden. Beim Mann kann MMF eine verminderte Spermiogenese bewirken. Fehlbildungen beim Kind nach väterlicher Exposition von MMF sind nicht ganz auszuschließenden. Aktuell gibt es keinen Hinweis, dass Azathioprin mit kongenitaler Malformität, spontanem Abort oder Totgeburt assoziiert ist. Es gibt jedoch generell wenige Daten. Wahrscheinlich besteht ein gering erhöhtes Risiko für ASD und VSD nach Azathioprin-Exposition. Eine Therapie mit Erythropoetin und intravenösem Eisen ist in der Schwangerschaft möglich [27]. Der Ziel-Hämoglobin-Wert liegt in der Schwangerschaft bei >11 mg/dl.

Eine hilfreiche Datenbank über Medikamente, die in der Stillphase eingenommen werden können ist LactMed® (https://www.ncbi.nlm.nih.gov/books/NBK501922/).

8.5. Präeklampsie bei Patientinnen mit glomerulären Erkrankungen

Eine Präeklampsie ist definiert als neu aufgetretene arterielle Hypertonie (systolischer Blutdruck >140 mmHg oder diastolisch >90 mmHg) nach der 20. SSW und Proteinurie >0,3 g/24 h *oder* UPCR >0,3 g/g Kreatinin, *oder* Thrombopenie <100.000/μl *oder* Serum-Kreatinin >1,1 mg/dl bzw. Verdopplung *oder* erhöhte Transaminasen (zweifach) *oder* pulmonales Ödem *oder* visuelle Symptome *oder* Kopfschmerzen [28]. Eine Proteinurie oder Ödeme sind somit aktuell nicht mehr zwingend notwendig für die Diagnose einer Präeklampsie solange ein anderes der genannten Kriterien erfüllt ist.

Die Ursachen für eine Präeklampsie sind nicht eindeutig geklärt. Diskutiert wird eine gestörte Implantation des Trophoblasten, was zur Folge hat, dass die Blutgefäße in der Dezidua nicht so umgebaut und erweitert werden wie in einer normalen Schwangerschaft. Das inkomplette Remodelling der Spiralarterien führt zur plazentaren Ischämie und auch zur Dysregulation von Angiogenesefaktoren. So kommt es zu einer vermehrten Bildung von sFlt1, das zirkulierendes VEGF und PIGF-1 bindet. Der folgende Mangel von Angiogenesefaktoren führt zur Endotheliose mit resultierenden typischen Symptomen und Organmanifestationen der Präeklampsie [29].

Die Inzidenz einer Präeklampsie liegt in der Allgemeinbevölkerung bei ca. 5 %. Ein erhöhtes Risiko für Präeklampsie besteht bei stattgehabter Präeklampsie, Diabetes mellitus, chronische arterielle Hypertonie, Mehrlingsschwangerschaft, Nierenerkrankung sowie Autoimmunerkrankung mit potentiellen vaskulären Komplikationen [30].

Auch Patientinnen mit glomerulären Erkrankungen haben ein erhöhtes Risiko für die Entwicklung einer Präeklampsie. Populationsbezogen machen jedoch sonst gesunde Patienten mit Erstschwangerschaft und Patienten mit erhöhtem BMI das größte Kollektiv an Patienten mit Präeklampsie aus [30]. Paradoxerweise ist Rauchen in verschiedenen Studien mit einer Risikoreduktion für Präeklampsie assoziiert [31, 32].

Eine Eklampsie ist eine schwere Präeklampsie mit tonisch-klonischen Krämpfen und Bewusstseinsstörung und das HELLP-Syndrom eine schwere Präeklampsie mit Hämolyse, erhöhten Transaminasen und Thrombozytopenie.

Sowohl ein HELLP-Syndrom, eine akute Fettleber in der Schwangerschaft (AFLP), eine thrombotisch-thrombozytopene Purpura (TTP), ein hämolytisch-urämisches Syndrom (HUS) oder eine Exazerbation eines systemischen Lupus erythematodes können eine Präeklampsie imitieren und sollten abgegrenzt werden. Eine Hilfestellung zur Unterscheidung gibt Tab. 8.2.

Lange Zeit wurde nach klinischen Markern gesucht, die das Risiko für die Entwicklung einer

Symptome	HELLP	AFLP	TTP	HUS	SLE
Arterielle Hypertonie	85 %	50 %	20-75 %	80-90 %	80 %
Proteinurie	90-95 %	30-50 %	mit Hämaturie	80-90 %	100 % bei Nephritis
Fieber	–	35-32 %	20-50 %	unbekannt	häufig
Ikterus	5-10 %	40-90 %	selten	selten	–
Übelkeit und Erbrechen	40 %	50-80 %	oft	oft	Bei positiven Anti-Phospholipid-AK
Abdominelle Schmerzen	60-80 %	35-60 %	oft	oft	Bei positiven Anti-Phospholipid-AK
Zentralnervöse Beschwerden	40-60 %	30-40 %	60%	70%	Bei positivenAnti-Phospholipid-AK

Tab. 8.2: Merkmale zur klinischen Unterscheidung von HELLP, AFLP, TTP, HUS und SLE (nach Sibai et al. [33]).

Präeklampsie hervorsagen können, oder die sich als Diagnosemarker eignen.

In einer im *New England Journal of Medicine* veröffentlichten Studie konnte gezeigt werden, dass sFlt1-Konzentrationen im Blut bei Präeklampsie-Patienten erhöht sind und dass ein sFlt1-Anstieg einer Präeklampsie um 5 Wochen vorausgeht [34].

In einer weiteren Studie aus dem *New England Journal of Medicine* wurde für eine sFlt-1:PlGF-Ratio ≤38 ein negativer prädiktiver Wert von 99,3 % für den Ausschluss Präeklampsie in der nächsten Woche gefunden. Der positive prädiktive Wert für eine sFlt-1:PlGF-Ratio >38 lag für die Diagnose jedoch nur bei 36, 7%, mit 66,2 % Sensitivität und 83,1 % Spezifität [35]. Somit eignet sich die sFlt-1:PlGF-Ratio ≤38 insbesondere zum Ausschluss einer Präeklampsie, nicht jedoch zur sicheren Diagnosestellung.

In der Klinik kann das Risiko für Präeklampsie mittels einer Kombination von Anamnese, mittlerem arteriellen Blutdruck, Pulsindex in der Uterinarterie und Serum-PLGF (oder PAPP-A) berechnet werden. Ein entsprechender Algorithmus wurde von der Fetal Medicine Foundation entwickelt und die Parameter können in einen Kalkulator online eingegeben werden: https://www.fetalmedicine.org/research/assess/preeclampsia/First.

Die einzige kausale Therapie der Präeklampsie ist die Entbindung. Diese sollte bei vitaler Gefährdung von Mutter oder Kind im Idealfall in einem Konsens von Gynäkologen, Pädiatern und Nephrologen erfolgen. Als grobe Anhaltpunkte für eine Entbindung bei Präeklampsie wurden vorgeschlagen:38+0 bis 39+6 SSW bei arterieller Hypertonie ohne Indikation zur Blutdrucktherapie, 37+0 bis 39+6 SSW bei medikamentös kontrollierter arterieller Hypertonie, 36+0 bis 37+6 SSW bei schwerer arterieller Hypertonie, ab 34+0 SSW bei schwerer Präeklampsie [36].

Eine vaginale Entbindung ist in den meisten Fällen bei Patientinnen mit glomerulären Erkrankungen möglich und sollte angestrebt werden. Während der Entbindung sollten Patientinnen, die Steroide einnehmen, eine Hydrokortison-Stressdosis erhalten. Bei Frühgeburtlichkeit ist an die Induktion einer Lungenreife mit Dexametason zu denken.

Neuerdings sind auch Apheresеverfahren bei Präeklampsie erfolgreich in Studien eingesetzt worden. Hierbei wurden entwerde Lipidapheresen (H.E.L.P.) oder Apheren mit Dextransulfatcellulose (DSC)-Säulen eingesetzt. Mit beiden Verfahren konnte eine Verlängerung der Schwangerschaftsdauer bei Patienten mit Präeklampsie erzielt werden, ohne dass es zu relevanten Nebenwirkungen kam [37-39].

Aufgrund der limitierten Therapiemöglichkeiten ist die Prävention der Präeklampsie sehr bedeutsam. In der ASPRE-Studie konnte multizentrisch und doppelblind an 1776 Schwangeren gezeigt werden, dass ASS 150 mg zwischen der 11. und 36. SSW das Risiko für die Entstehung einer Präeklampsie signifikant senken konnte. Deswegen sollten alle Patientinnen mit einem erhöhten Risiko für Präeklampsie inklusive Patienten mit glomerulären Erkrankungen spätestens ab der 16. Schwangerschaftswoche eine Prophylaxe mit ASS erhalten und engmaschig bezüglich Proteinurie und Blutdruck überwacht werden [40, 41]. In Deutschland sind allerdings anders als im amerikanischen Raum eher 100 mg als 150 mg ASS üblich. Statine konnten in einer doppelblinden, placebokontrollierten Studie mit 1.120 Schwangeren mit Hochrisiko eine Präeklampsie hingegen nicht verhindern [42].

In der Vergangenheit wurde die Blutdruckeinstellung in der Schwangerschaft viel diskutiert. Vor einer zu engen Blutdruckeinstellung wurde oft aus Sorge vor fetaler Minderversorgung zurückgeschreckt. In den letzten Jahren sind jedoch zwei große Studien veröffentlicht worden, die zeigen, dass es einen Trend hin zu weniger maternalen Komplikationen bei gleichzeitig unverändertem Risiko für das Kind bei einer strengeren Blutdruckeinstellung gibt. Somit sollte auch bei Schwangerschaft eine Blutdrucktherapie bei Werten >140/90 mmHg erfolgen [43, 44].

Der Blutdruck sollte bei Schwangeren mit Methyldopa und/oder Nifidepin retard (*First line*-Medikamente) auf einen Ziel-RR von 130/90 mmHg eingestellt werden [18].

Eine Präeklampsie erhöht das Langzeitrisiko für diverse kardiovaskuläre und renale Erkrankungen: Eine terminale Niereninsuffizienz trat bei 477 von 570.433 Frauen 17 Jahren nach der Schwangerschaft mit einer Präeklampsie auf. Das relative Risiko für terminale Niereninsuffizienz lag bei einer Schwangerschaft mit Präeklampsie bei 4,7 und bei ≥2 Schwangerschaften mit Präeklampsie bei 15,5 [45]. Auch das Risiko für Herzinfarkte, Schlaganfälle, arterielle Hypertonie, Diabetes mellitus, Thrombembolien und Hypothyreose ist nach stattgehabter Präeklampsie erhöht [46].

In einer Metaanalyse mit 3.488.160 Frauen, von denen 198.252 von Präeklampsie betroffen waren, wurde ein relatives Langzeitrisiko für Schlaganfall nach stattgehabter Präeklampsie von 1,4 bís 2,3 gefunden. Das relative Risiko für arterielle Hypertonie lag bei durchschnittlich 3,7 und das für ischämische Herzkrankheit bei 2,2 [47]. Somit benötigen Frauen mit Präeklampsie in der Schwangerschaft eine lebenslange renale und kardiovaskuläre Verlaufskontrolle.

Literatur

1. Odutayo A, M Hladunewich. Obstetric nephrology: renal hemodynamic and metabolic physiology in normal pregnancy. Clin J Am Soc Nephrol 2012;7(12):073-80.

2. Wiles KS, C Nelson-Piercy, K Bramham. Reproductive health and pregnancy in women with chronic kidney disease. Nature Reviews Nephrology 2018;14(3):165-184.

3. Piccoli GB et al. Kidney biopsy in pregnancy: evidence for counselling? A systematic narrative review. BJOG 2013;120(4):412-27.

4. Wiles K, L Lightstone. Glomerular disease in women. Kidney International Reports 2018;3(2):258-270.

5. Davison JM, AI Katz, MD Lindheimer. Kidney disease and pregnancy: Obstetric outcome and long-term renal prognosis. Clinics in Perinatology 1985;12(3):497-519.

6. Jungers P et al. Chronic kidney disease and pregnancy. Advances in nephrology from the Necker Hospital 1986; 15:103-141.

7. Piccoli GB et al. Pregnancy and chronic kidney disease: a challenge in all CKD stages. Clin J Am Soc Nephrol 2010;5(5):844-55.

8. Piccoli GB et al. Risk of adverse pregnancy outcomes in women with CKD. J Am Soc Nephrol 2015;26(8):2011-22.

9. Wiles K et al. The impact of chronic kidney disease stages 3-5 on pregnancy outcomes. Nephrol Dial Transplant 2020.

10. Piccoli GB et al. Maternal-foetal outcomes in pregnant women with glomerulonephritides. Are all glomerulonephritides alike in pregnancy? Journal of Autoimmunity 2017;79:91-98.

11. Buyon JP et al. Predictors of pregnancy outcomes in patients with lupus: A cohort study. Annals of Internal Medicine 2015;163(3):153-163.

12. Smyth A et al. A systematic review and meta-analysis of pregnancy outcomes in patients with systemic lupus erythematosus and lupus nephritis. Clin J Am Soc Nephrol 2010;5(11):2060-8.

13. Zhang J-J et al. A systematic review and meta-analysis of outcomes of pregnancy in CKD and CKD outcomes in pregnancy. Clinical Journal of the American Society of Nephrology 2015;10(11):1964-1978.

14. Piccoli GB et al. Risk of adverse pregnancy outcomes in women with CKD. JASN 2015;26(8):2011-2022.

15. Zhao C et al. New-onset systemic lupus erythematosus during pregnancy. Clinical Rheumatology 2013; 32(6):815-822.

16. Hegde AU et al. Angiotensin converting enzyme inhibitor fetopathy. Indian Pediatr 1999;36(1):79-82.

17. Piper JM, WA Ray, FW Rosa. Pregnancy outcome following exposure to angiotensin-converting enzyme inhibitors. Obstet Gynecol 1992;80(3 Pt 1):429-32.

18. Unger T et al. 2020 International Society of Hypertension Global Hypertension Practice Guidelines. Hypertension 2020;75(6):1334-1357.

19. Rovin BH et al. Executive summary of the KDIGO 2021 Guideline for the Management of Glomerular Diseases. Kidney Int 2021;100(4):753-779.

20. Bandoli G et al. A review of systemic corticosteroid use in pregnancy and the risk of select pregnancy and birth outcomes. Rheum Dis Clin North Am 2017;43(3): 489-502.

21. Paziana K et al. Ciclosporin use during pregnancy. Drug Saf 2013;36(5):279-94.

22. Bar Oz B et al. Pregnancy outcome after cyclosporine therapy during pregnancy: a meta-analysis. Transplantation 2001;71(8):1051-5.

23. Hebert MF et al. Interpreting tacrolimus concentrations during pregnancy and postpartum. Transplantation 2013;95(7):908-15.

24. Zheng S et al. Tacrolimus placental transfer at delivery and neonatal exposure through breast milk. Br J Clin Pharmacol 2013;76(6):988-96.

25. Kainz A et al. Review of the course and outcome of 100 pregnancies in 84 women treated with tacrolimus. Transplantation 2000;70(12):1718-21.

26. Alsebayel MM et al. Congenital esophageal atresia and microtia in a newborn secondary to mycophenolate mofetil exposure during pregnancy: A case report and review of the literature. Am J Case Rep 2018;19:523-526.

27. Tariq N et al. Parenteral iron therapy in the treatment of iron deficiency anemia during pregnancy: a randomized controlled trial. J Coll Physicians Surg Pak 2015; 25(3):193-7.

28. Gestational Hypertension and Preeclampsia: ACOG Practice Bulletin, Number 222. Obstet Gynecol 2020; 135(6):e237-e260.

29. Phipps E et al. Preeclampsia: Updates in pathogenesis, definitions, and guidelines. Clin J Am Soc Nephrol 2016;11(6):1102-13.

30. Bartsch E et al. Clinical risk factors for pre-eclampsia determined in early pregnancy: systematic review and meta-analysis of large cohort studies. BMJ 2016;353: i1753-i1753.

31. Cnattingius S et al. The paradoxical effect of smoking in preeclamptic pregnancies: smoking reduces the incidence but increases the rates of perinatal mortality, abruptio placentae, and intrauterine growth restriction. Am J Obstet Gynecol 1997;177(1):156-61.

32. Marcoux S, J Brisson, J Fabia. The effect of cigarette smoking on the risk of preeclampsia and gestational hypertension. American Journal of Epidemiology 1989; 130(5):950-957.

33. Sibai BM. Imitators of severe preeclampsia. Obstet Gynecol 2007;109(4):956-66.

34. Levine RJ et al. Circulating angiogenic factors and the risk of preeclampsia. N Engl J Med 2004;350(7):672-83.

35. Zeisler H et al. Predictive value of the sFlt-1:PlGF ratio in women with suspected preeclampsia. New England Journal of Medicine 2016;374(1):13-22.

36. Guida JPS et al. Preterm preeclampsia and timing of delivery: A systematic literature review. Rev Bras Ginecol Obstet 2017;39(11):622-631.

37. Winkler K et al. Treatment of very preterm preeclampsia via heparin-mediated extracorporeal LDL-precipitation (H.E.L.P.) apheresis: The Freiburg preeclampsia H.E.L.P.-Apheresis study. Pregnancy Hypertens 2018;12:136-143.

38. Thadhani R et al. Removal of soluble Fms-Like tyrosine kinase-1 by dextran sulfate apheresis in preeclampsia. J Am Soc Nephrol 2016;27(3):903-13.

39. Contini C et al. Apheresis as emerging treatment option in severe early onset preeclampsia. Atheroscler Suppl 2019;40:61-67.

40. Henderson JT et al. Aspirin use to prevent preeclampsia and related morbidity and mortality: Updated evidence report and systematic review for the US Preventive Services Task Force. JAMA 2021;326(12):1192-1206.

41. Duley L et al. Antiplatelet agents for preventing preeclampsia and its complications. Cochrane Database Syst Rev 2019;2019(10).

42. Döbert M et al. Pravastatin versus placebo in pregnancies at high risk of term preeclampsia. Circulation 2021;144(9):670-679.

43. Tita AT et al. Treatment for mild chronic hypertension during pregnancy. N Engl J Med 2022;386(19): 1781-1792.

44. Magee LA et al. Less-tight versus tight control of hypertension in pregnancy. N Engl J Med 2015;372(5):407-17.

45. Vikse BE et al. Preeclampsia and the risk of end-stage renal disease. New England Journal of Medicine 2008; 359(8):800-809.

46. Williams D. Long-term complications of preeclampsia. Seminars in Nephrology 2011;31(1):111-122.

47. Bellamy L et al. Pre-eclampsia and risk of cardiovascular disease and cancer in later life: systematic review and meta-analysis. BMJ 2007;335(7627):974.

9. Rezidiv von Glomerulonephritiden nach Nierentransplantation

Janina Müller-Deile

Die Diagnose eines "echten" Rezidivs einer Glomerulonephritis im Nierentransplantat bedarf einer Biopsie der Eigenniere (in der Vergangenheit) und der Transplantatniere. Die histologische Diagnose der terminalen Niereninsuffizienz der Eigennieren fehlt jedoch häufig. Außerdem kann eine Rekurrenz der Grunderkrankung im Transplantat als "chronische Rejektion" fehlgedeutet werden, wenn keine Biopsie durchgeführt wird oder in der Biopsie kann aufgrund von ausgeprägten chronischen Veränderungen eine eindeutige Diagnose mehr gestellt werden. Neben dem Rezidiven müssen auch *De novo*-Glomerulonephritiden im Transplantat abgegrenzt werden. Nicht zuletzt ist das Rezidivrisiko verschiedener Glomerulonephritiden sehr unterschiedlich und nicht nur primäre, sondern auch sekundäre Glomerulonephritiden können in der Transplantatniere wieder auftreten [1]. Deswegen schwanken die Angaben zur Häufigkeit von Rezidiven der Grunderkrankung im Nierentransplantat zwischen 7 und 55 %. Dennoch bleibt ein Rezidiv einer Glomerulonephritis nach Nierentransplantation eine wichtige Ursache für ein Transplantatversagen [2]. Somit ist das Wissen über die Wahrscheinlichkeit eines Rezidivs der Glomerulonephritis im Transplantat, die Aufklärung des Patienten und das Management und die Therapie eines Rezidivs in der Transplantatniere bedeutsam. Auf die Rekurrenz einiger primärer Glomerulonephritiden nach der Nierentransplantation soll deswegen im Folgenden näher eingegangen werden.

Die Wahrscheinlichkeit der Entwicklung einer Glomerulonephritis steigt nach der Nierentransplantation über die Zeit an. Die kumulative Inzidenz einer Glomerulonephritis im Nierentransplantat bei Patienten, die zuvor keine bekannte Glomerulonephritis gehabt haben (*De novo*-Glomerulonephritis), versus der kumulativen Inzidenz einer Rekurrenz einer bekannten Glomerulonephritis im Nierentransplantat zeigt Abb. 9.1.

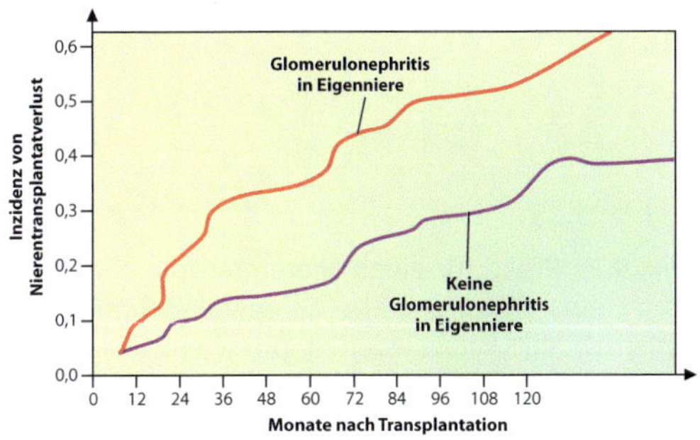

Abb. 9.1: Risiko für Transplantatglomerulonephritis. Die kumulative Inzidenz einer Glomerulonephritis im Nierentransplantat bei Patienten, die zuvor keine bekannte Glomerulonephritis gehabt haben (lila, *De novo*-Glomerulonephritis) versus der kumulativen Inzidenz einer Rekurrenz einer bekannten Glomerulonephritis im Nierentransplantat (rot). Modifiziert nach [3].

Generell unterscheiden sich die Wahrscheinlichkeiten für ein Rezidiv bei den verschiedenen Glomerulonephritiden bedeutsam. Das größte Risiko eines Frührezidivs in der Transplantiere besteht bei primärer fokal-segmentaler Glomerulosklerose (FSGS) und membranoproliferativer Glomerulonephritis (MPGN)[2].

Abb. 9.2 zeigt das Risiko für einen Nierentransplantatverlust durch eine Rekurrenz der Glomerulonephritis bei Patienten mit verschiedenen primären Glomerulonephritiden in der Eigenniere. Verglichen mit Patienten mit der gleichen primären Glomerulonephritis aber ohne Rekurrenz im Transplantat hat insbesondere die Rekurrenz einer MPGN, die Rekurrenz einer FSGS und die Rekurrenz einer IgA-Glomerulonephritis ein erhöhtes Risiko für Nierentransplantatversagen.

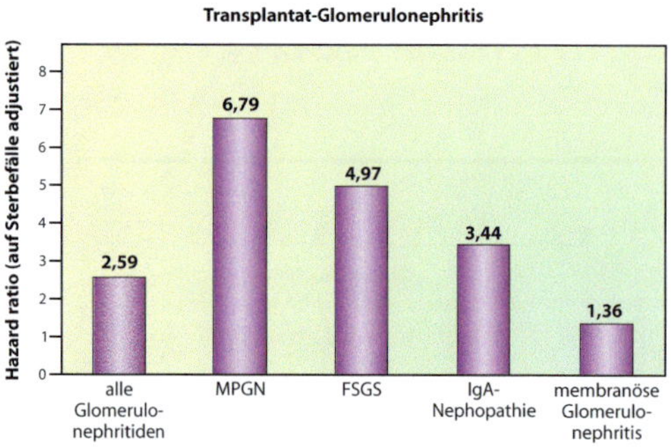

Abb. 9.2: Risiko für einen Nierentransplantatverlust durch eine Rekurrenz der Glomerulonephritis bei Patienten mit verschiedenen primären Glomerulonephritiden. Modifiziert nach [3].

Klinisch manifestiert sich ein Rezidiv der Glomerulonephritis in der Transplantatniere häufig mit Proteinurie, Hämaturie und Verschlechterung der Nierenfunktion und lässt sich klinisch somit meist nicht von einer Abstoßung unterscheiden. Somit ist die Transplantatnierenbiopsie die einzige Möglichkeit, eine Rekurrenz der Glomerulonephritis im Transplantat eindeutig zu diagnostizieren.

9.1. Rekurrenzrisiko bei fokal-segmentaler Glomerulosklerose

Das Rezidivrisiko einer primären FSGS wird in der Literatur mit bis zu 60 % angegeben wohingegen eine genetische FSGS im Transplantat nicht wieder auftritt [4]. Die Pathogenese des Rezidivs bei primärer FSGS ist weiterhin unbekannt, da der ursächliche zirkulierende Faktor bislang weiterhin nicht sicher identifiziert werden konnte und möglicherweise auch verschiedene Faktoren bei den Patienten vorliegen. Der histologische Subtyp der FSGS (collapsing, tip lesion, cellular, perihilar lesion, not otherwise specified) hat wahrscheinlich keinen Einfluss auf die Rezidivwahrscheinlichkeit. Eine genetische Diagnostik bezüglich Mutationen in podozytärer Gene oder Kollagen IV sollte vor einer Nierentransplantation insbesondere bei Kindern und Jugendlichen erfolgen, um das Rezidivrisiko abzuschätzen. Abbott et al. haben gezeigt, dass das Rekurrenzrisiko für FSGS bei Lebendnierenspende höher ist als bei postmortaler Nierenspende [5]. Weitere Risikofaktoren, die mit einem erhöhten Risiko für FSGS-Rekurrenz assoziiert zu sein scheinen, sind junges Alter des Empfängers, rasche Verschlechterung der Nierenfunktion der Eigennieren, Mesangioproliferation in den Eigennieren, Steroidresistenz, bilaterale Nephrektomie (Eigennieren scheinen den unbekannten Permeabilitätsfaktor zu adsorbieren), älterer Spender und Rezidiv in einem vorherigen Transplantat [1]. Eine prophylaktische Therapie mit Plasmapherese und oder Rituximab zur Verhinderung eines FSGS-Rezidivs im Nierentransplantat wurde in der Vergangenheit viel diskutiert. Die Datenlage ist relativ gering. Wahrscheinlich hat allerdings eine prophylaktische Plasmapherese keinen Stellenwert zur Verhinderung eines FSGS-Rezidivs. Aktuell laufen Studien zum präventiven Einsatz von Rituximab, Bleselumab (Anti-CD40-Antikörper) oder adrenokortikotropen Hormonen zur Verhinderung einer FSGS-Rekurrenz (NCT03763643, NCT02921789, NCT02683889). Das höchste Risiko einer FSGS-Rekurrenz im Transplantat liegt in den ersten Wochen nach der Nierentransplantation. Somit wird in den ersten Wochen ein tägliches Monitoring der Proteinurie empfohlen, das in den folgenden Wochen von der Frequenz her reduziert werden kann [6]. Bei der Interpretation der Proteinurie muss die Restausscheidung und somit die Proteinurie der Eigennieren berücksichtigt werden. Zeigt sich anhand der Proteinurie-Messungen ein Anhalt für ein Rezidiv der FSGS im Transplantat sollte eine Transplantatnierenbiopsie erfolgen, um eine akute Rejektion auszuschließen, und bei Bestätigung des Rezidives umgehend eine Plasmapherese-Therapie mit oder ohne Rituximab eingeleitet werden [4]. Für den Erfolg einer solchen Therapie gibt es aktuell die beste Evidenz, wenn auch hier wieder anzumerken ist, dass die Studienlage generell recht gering ist. Je früher die Therapie gestartet wird, desto besser ist in der Regel das Ansprechen.

9.2. Rekurrenzrisiko bei membranöser Glomerulonephritis

Ein detektierbarer PLA2R-Antikörper vor der Transplantation ist mit einer Rekurrenz der membranösen Glomerulonephritis nach der Transplantation assoziiert. Die Höhe des Antikörpers scheint mit der Wahrscheinlichkeit zu korrelieren [7]. Eine Rekurrenz einer membranösen Glomerulonephritis im Transplantat ist in der Regel relativ mild und langsam progredient. Die beste Datenlage zur Therapie besteht für Rituximab. Ein Überschreiten einer Proteinurie von über 1 g/d trotz maximaler RAAS-Blockade wurde als Cut-off für die Initiierung einer Rituximab-Therapie bei Rezidiv einer membranösen Glomerulonephritis vorgeschlagen [8].

9.3. Rekurrenzrisiko bei IgA-Glomerulonephritis

Die Rekurrenz einer IgA-Glomerulonephritis im Transplantat ist relativ häufig, tritt allerdings in der Regel erst im Verlauf mehrere Jahre nach der Nierentransplantation auf. Viele Patienten mit rekurrenter IgA-Nephritis haben keine Symptome und die Diagnose wird als Zufallsbefund z.B. bei einer Protokollbiopsie gestellt. Dennoch verlieren bis zu 40 % der nierentransplantierten Patienten mit IgA-Glomerulonephritis ihr Transplantat an einem Rezidiv der Erkrankung [9]. Wenn Symptome auftreten, dann meist in Form von Proteinurie und weniger häufig mit Mikrohämaturie wie für die IgA-Glomerulonephritis der Eigennieren charakteristisch [10]. Verschiedene Risikofaktoren für ein Rezidiv der IgA-Glomerulonephritis nach der Nierentransplantation wurden Beschrieben. Hierzu gehören ein junges Alter, ein Full-House Match, Lebendspende, Beendigung der Steroidgabe nach der Transplantation, Verzicht auf ATG-Induktionstherapie, verschiedene HLA-Subtypen und rapid progredienter Verlauf der IgA-Nephropathie in den Eigennieren [9, 11-14]. Das optimale Vorgehen zur Verhinderung eines IgA-Rezidivs im Transplantat beziehungsweise der Therapie bei Rekurrenz ist nicht bekannt. Die meisten Zentren vermeiden steroidfreie Immunsuppressionsschema nach der Transplantation und favorisieren ein optimales konservatives anti-proteinurisches Management mit Blutdruckeinstellung, gesundem Lebensstil und maximaler RAAS-Blockade.

9.4. Rekurrenzrisiko bei atypischem hämolytisch-urämischem Syndrom

Eine Rekurrenz eines atypisch hämolytisch-urämischen Syndroms (aHUS) nach der Nierentransplantation kann je nach genetischer Ursache zwischen 20-100 % der Patienten betreffen. Pateinten mit Mutationen in membangebundenen Komplementfaktoren wie beispielsweise MCP haben ein geringes Risiko für eine Rekurrenz. Im Gegensatz dazu können Mutationen in zirkulierenden Komplementfaktoren eine Rekurrenz von bis zu 100 % nach Transplantation aufweisen. Das höchste Risiko haben Patienten mit Mutationen in CFH, CFI, C3 und CFB. Das Risiko einer Rekurrenz bei Nachweis bei Anti-FH-Antikörpern scheint mit der Antikörper-Höhe zu korrelieren [15]. Eine genetische Testung auf Komplementmutationen sollte vor einer Nierentransplantation erfolgen, um das Rezidivrisiko abzuschätzen. In einer Kohorte, die eine Eculizumab-Prophylaxe mit keiner Prophylaxe verglich, konnte ein Rezidiv mit der Prophylaxe sehr effektiv verhindert werden. Bei 34 % der untersuchten Patienten mit aHUS in der Vorgeschichte kam es zu einem Rezidiv im Nierentransplantat. Von den Patienten mit Rezidiv hatten 4 eine Eculizumab-Prophylaxe und 39 keine [16]. Die KDIGO-Leitlinien empfehlen eine prophylaktische Therapie mit Eculizmab ab der Nierentransplantation [15]. Es ist jedoch unklar wie lange eine solche Therapie erfolgen soll und diese sollte deswegen patientenindividuell und je nach genetischem Risiko und zusätzlichen möglichen Triggern fortgesetzt werden.

9.5. Rekurrenzrisiko bei C3-Glomerulonephritis

Die Rekurrenz einer C3-Glomerulonephritis im Nierentransplantat tritt in bis zu 67-84 % im Mittel nach 14 bis 28 Monaten auf. Ca. die Hälfte der Patienten mit einer C3-Glomerulonephritis im Transplantat entwickeln eine terminale Niereninsuffizienz [17, 18]. Ähnlich wie bei aHUS wird auch bei der C3-Glomerulonephritis eine genetische und funktionale Komplementtestung vor der Nierentransplantation empfohlen, um das Risiko einer Rekurrenz abzuschätzen. Bei Hochrisikopatienten sollte eine prophylaktische Eculizumab-Therapie erwogen werden. Kommt es zu einem Rezidiv im Transplantat stellen Eculizumab, Plasmapherese oder Rituximab mögliche Therapieoptionen dar [19].

9.6. De novo-Glomerulonephritiden

Neben einer Rekurrenz einer Glomerulonephritis im Nierentransplantat kann es auch zu einer *De novo*-Glomerulonephritis im Transplantat kommen. Die Inzidenz einer *De novo*-Glomerulonephritis liegt zwischen 4 und 30 %. Die häufigsten Glomerulonephritiden sind hier die FSGS, die IgA-Nephritis und die membranöse Glomerulonephritis. Die *De novo*-Glomerulonephritiden im Transplantat zeigen häufig ein relativ mildes Krankheitsbild. Dennoch ist das Risiko eines *Graft*-Verlustes bis zu 7-Mal höher als bei Patienten ohne *De novo*-Glomerulonephritis [20].

Literatur

1. Infante B et al. Recurrent glomerulonephritis after renal transplantation: The clinical problem. International Journal of Molecular Sciences 2020;21(17):5954.

2. Lim WH, M Shingde, G Wong. Recurrent and de novo Glomerulonephritis After Kidney Transplantation. Front Immunol 2019;10:1944.

3. Cosio FG, DC Cattran. Recent advances in our understanding of recurrent primary glomerulonephritis after kidney transplantation. Kidney International 2017; 91(2):304-314.

4. Uffing A et al. Recurrence of FSGS after kidney transplantation in adults. CJASN 2020;15(2):247-256.

5. Abbott KC et al. Graft loss due to recurrent focal segmental glomerulosclerosis in renal transplant recipients in the United States. Am J Kidney Dis 2001;37(2):366-73.

6. Uffing A et al. Recurrent glomerular disease after kidney transplantation: Diagnostic and management dilemmas. Clin J Am Soc Nephrol 2021.

7. Kattah A et al. Anti-phospholipase A2 receptor antibodies in recurrent membranous nephropathy. Am J Transplant 2015;15(5):1349-59.

8. Grupper A et al. Recurrent membranous nephropathy after kidney transplantation: Treatment and long-term implications. Transplantation 2016;100(12):2710-2716.

9. Allen PJ et al. Recurrent glomerulonephritis after kidney transplantation: risk factors and allograft outcomes. Kidney Int 2017;92(2):461-469.

10. Ortiz F et al. IgA nephropathy recurs early in the graft when assessed by protocol biopsy. Nephrol Dial Transplant 2012;27(6):2553-8.

11. Clayton P, S McDonald, S Chadban. Steroids and recurrent IgA nephropathy after kidney transplantation. Am J Transplant 2011;11(8):1645-9.

12. McDonald SP, GR Russ. Recurrence of IgA nephropathy among renal allograft recipients from living donors is greater among those with zero HLA mismatches. Transplantation 2006;82(6):759-62.

13. Moroni G et al. The long-term outcome of renal transplantation of IgA nephropathy and the impact of recurrence on graft survival. Nephrol Dial Transplant 2013;28(5):1305-14.

14. Leeaphorn N et al. Recurrence of IgA nephropathy after kidney transplantation in steroid continuation versus early steroid-withdrawal regimens: a retrospective analysis of the UNOS/OPTN database. Transplant International 2018;31(2):175-186.

15. Goodship TH et al. Atypical hemolytic uremic syndrome and C3 glomerulopathy: conclusions from a "Kidney Disease: Improving Global Outcomes" (KDIGO) Controversies Conference. Kidney Int 2017; 91(3):539-551.

16. Zuber J et al. use of highly individualized complement blockade has revolutionized clinical outcomes after kidney transplantation and renal epidemiology of atypical hemolytic uremic syndrome. J Am Soc Nephrol 2019;30(12):2449-2463.

17. Regunathan-Shenk R et al. Kidney transplantation in C3 glomerulopathy: A case series. Am J Kidney Dis 2019; 73(3):316-323.

18. Zand L et al. Clinical findings, pathology, and outcomes of C3GN after kidney transplantation. J Am Soc Nephrol 2014;25(5):1110-7.

19. Gonzalez Suarez ML et al. Treatment of C3 glomerulopathy in adult kidney transplant recipients: A systematic review. Med Sci (Basel) 2020;8(4).

20. Chailimpamontree W et al. Probability, predictors, and prognosis of posttransplantation glomerulonephritis. J Am Soc Nephrol 2009;20(4):843-51.

10. Abkürzungsverzeichnis

AAV	ANCA-assoziierte Vaskulitiden
ACMG	*American College of Medical Genetics*
ACR	*American College of Rheumatology*
AFLP	Akute Fettleber in der Schwangerschaft
ANA	Anti-nukleäre Antikörper
ANCA	Anti-Neutrophile Cytoplasmatische Antikörper
ANP	Atriales natriuretisches Peptid
AT1	Angiotensin-II-Rezeptor-Subtyp-1
BVAS	*Birmingham Vaculitis Activity Score*
C3GN	C3-Glomerulonephritis
C3NeF	C3-Nephritis-Faktor
CASK	*Calcium/calmodulin-dependent serine protein kinase*
CD2AP	*CD2-associated protein*
CDC	*Center for Disease Control*
CHCC	Chapel Hill Consensus Konferenz
CKD	*Chronic kidney disease*
CNI	Calcineurin-Inhibitoren
CYC	Cyclophosphamid
DDD	*Dense Deposit Disease*
DN	Diabetische Nephropathie
dsDNA	Nukleäre Antigen-Doppelstrang-DNA
eGFR	Errechnete glomeruläre Filtrationsrate
EGPA	Eosinophile Granulomatose mit Polyangiitis
ELISA	*Enzyme-Linked Immunosorbent Assay*
EM	Elektronenmikroskopie
ENaC	Epithelialer Natriumkanal
EXT1/2	Exostosin 1/2
FSGS	Fokale segmentale Glomerulonephritis
GBM	Glomeruläre Basalmembran
GFR	Glomeruläre Filtrationsrate
GN	Glomerulonephritiden
GPA	Granulomatose mit Polyangiitis
HDL	*High-Density-Lipoproteins*
HELLP	*Haemolysis, elevated liver enzyme levels, low platelet count*
HIVICK	*HIV-immune complex disease of the kidney*
HR-CT	*High-resolution computer tomography*
HTRA1	*High-temperature recombinant protein A1*
HUS	Hämolytisch-urämisches Syndrom
IC-MPGN	Immunkomplex-vermittelte MPGN
IDL	*Intermediate-Density-Lipoproteins*
IgA-GN	IgA-Nephropathie
STAT	*Signal transducer of activation pathway*
KDIGO	*Kidney Disease: Improving Global Outcomes*
KIM-1	*Kidney Injury Molecule-1*
LDL	*Low-Density-Lipoproteins*
L-FABP	*Liver-type fatty acid binding protein*
LN	Lupusnephritis
MAGI-1	*Membrane Associated Guanylate Kinase*
MCD	*Minimal Change-Glomerulonephritis*
MGN	Membranöse Glomerulonephritis
MGRS	Monoklonale Gammopathie von renaler Signifikanz
MMF	Mycophenolat-Mofetil
MPA	Mikroskopische Polyangiitis
MPGN	Membranoproliferative Glomerulonephritis
MPO	Myeloperoxidase
MTX	Methotrexat
NCAM-1	*Neural cell adhesion molecule-1*
NELL-1	*Neural epidermal growth factor 1 protein*
NETs	*Neutrophil extracellular traps*
NGAL	Neutrophilen-Gelatinase-assoziiertes Lipocalin
NPHS1	Nephrin

PAS	*Periodic acid-Schiff stain*
PCDH7	*Protocadherin 7*
PIGN	Postinfektiöse Glomerulonephritis
PLA2R	Phospholipase-A_2-Rezeptor
PLCE1	*1-phosphatidylinositol-4,5-bisphosphate phosphodiesterase epsilon-1*
PR3	Proteinase 3
RAAS	Renin-Angiotensin-Aldosteron-System
RPGN	Rasch progrediente Glomerulonephritis
RTX	Rituximab
SAG	*Small for gestational age*
SAGN	Staphylokokken-assoziierte Glomerulonephritis
sFlt1	*Soluble Fms-like tyrosine kinase-1*
SGLT2	*Sodium Glucose Transporter 2*
SLE	Systemischer Lupus erythematodes
T1D	Typ 1-Diabetes
T2D	Typ 2-Diabetes
THSD7A	*Thrombospondin type 1 domain-containing protein 7A*
TTP	Thrombotisch-thrombozytopene Purpura
VDI	*Vasculitis Damage Index*
VEGF	*Vascular Endothelial Growth Factor*
VLDL	*Very-Low-Density-Lipoproteins*
VUS	Variante unklarer Signifikanz
VWF	Von-Willebrand-Faktor
ZO-1	Zonula occludens-1

Index

O

P

R

S

T

U

V

W

X